Thieme

Taschenatlas der Schnittbildanatomie

Computertomographie und Kernspintomographie

Band I
Kopf, Hals

Torsten B. Möller
Emil Reif

3., völlig überarbeitete und erweiterte Auflage

413 Abbildungen

Georg Thieme Verlag
Stuttgart · New York

Dr. med. Torsten B. Möller
Dr. med. Emil Reif
Gemeinschaftspraxis
Radiologie und Nuklearmedizin
Werkstraße 1
66763 Dillingen/Saar

Bibliographische Information der Deutschen Bibliothek

Die Deutsche Bibliothek verzeichnet diese Publikation in der Deutschen Nationalbibliografie; detaillierte bibliografische Daten sind im Internet über http://dnb.ddb.de abrufbar.

1. Auflage 1993
2. Auflage 1997
1. englische Auflage 1993
2. englische Auflage 2000
1. französische Auflage 1999
2. französische Auflage 2001
1. japanische Auflage 1994
2. japanische Auflage 2000
1. spanische Auflage 1995
2. spanische Auflage 2001
1. griechische Auflage 1995
2. griechische Auflage 2002
1. portugiesische Auflage (für Brasilien) 2002

Rüdigerstraße 14,
D-70469 Stuttgart,
Unsere Homepage: http://www.thieme.de
Printed in Germany

Umschlaggestaltung: Thieme Verlagsgruppe
Zeichnungen: Barbara Gay, Stuttgart
Satz: primustype R. Hurler GmbH, 73274 Notzingen, gesetzt mit UltraXML
Druck: Druckhaus Götz, 71636 Ludwigsburg

ISBN 3-13-799203-6 1 2 3 4 5 6

Unseren Eltern
Alfried und Friedel Möller
Dr. Emil und Edith Reif
in Liebe und Dankbarkeit gewidmet

Vorwort zur 1. Auflage

Dieses Buch befaßt sich mit den anatomischen Grundlagen, die man zur Interpretation moderner Schnittbilder benötigt.
Schnittbilddiagnostik erfordert ein Umdenken selbst bei topographisch geschulten Diagnostikern, und man muß sich mit dieser speziellen Form der Anatomie auseinandersetzen. Konsequent ist dabei, daß sich der »Taschenatlas der Schnittbildanatomie« mit den derzeit wichtigsten Schnittbildverfahren, der Computer- und Kernspintomographie, gleichzeitig befaßt.
Die große Bedeutung dieser Verfahren liegt unter anderem in ihrer hohen Auflösung. Deshalb war die Aufgabe dieses Buches, trotz Bezeichnung aller diagnostisch relevanten Strukturen – also quasi umfassend – übersichtlich, prägnant und kompakt zu bleiben. Eine Voraussetzung für das Gelingen war hierbei der aufwendige Vierfarbendruck. Inhaltlich sind die beiden Bände, die eine Einheit darstellen, streng gegliedert: jedem Schnittbild ist eine farbige Strichzeichnung zugeordnet, die, um Übertragungsfehler zu vermeiden und Detailgenauigkeit zu erreichen, bis hin zur Reinzeichnung selbst angefertigt sind. Sie werden durch Schemazeichnungen ergänzt, um Übersichtlichkeit und Informationsfülle gleichzeitig zu erreichen.
Alle Abbildungen wurden an Patienten oder Probanden erstellt. Für die vielfältige Mithilfe am Zustandekommen dieses Buches gebührt unseren MTRA ein herzlicher Dank, insbesondere seien Michaela Knittel, Pia Saar, Giesela Wagner, Monjuri Paul und Andrea Britz genannt. Um die Schreibarbeiten machten sich Frau Helga Bettscheider und Frau Gabi Müller verdient. Ein besonderes Dankeschön gebührt für Durchsicht, Korrektur und zahlreiche Anregungen Dr. Markus Bach, Dr. Patrick Rosar und insbesondere Frau Dr. Beate Hilpert.

Dillingen, im September 1993

Torsten B. Möller
Emil Reif

Vorwort zur 3. Auflage

Die weite Verbreitung, die der „Taschenatlas der Schnittbildanatomie“ gefunden hat, die wieder zahlreichen fremdsprachigen Übersetzungen und die vielfältige positive Resonanz und konstruktive Kritik haben uns wirklich sehr gefreut und waren wieder Ansporn auch den Band I weiter zu verbessern. Gerade im Bereich Magnetresonanztomographie hat in letzter Zeit eine technische Weiterentwicklung mit merkbaren Qualitätsverbesserungen stattgefunden, die Eingang in diesen Band fanden. Daher ist ein Großteil des Bildmaterials ausgetauscht worden. Sehr viele dieser neuen Aufnahmen sind an 3-Tesla-Geräten durchgeführt worden. Unser Dank hierfür gilt den Herstellern von Siemens und Philips.
Die höhere Detailauflösung bedingte natürlich auch eine Steigerung der Detailgenauigkeit der Beschriftung. Trotzdem wollten wir einem der wichtigsten Grundsätze der vorangegangenen Auflagen treu bleiben: trotz Informationsfülle übersichtlich zu bleiben. Wir haben uns deshalb entschlossen, bei einigen Abbildungen auf der jeweils nächsten Seite einen „vergrößerten“ Detailausschnitt mit entsprechend verfeinerter Beschriftung folgen zu lassen. Zahlreiche Anregungen kamen zur Benennung der Halsräume, die wir analog der Gefäßterritorien im Neurocranium getrennt vorgenommen haben.
Die vielen neuen Abbildungen haben diesen Kopf-Hals-Band sehr umfangreich werden lassen. Deshalb sind wir froh, dass wir die Gelenk- und Wirbelsäulenaufnahmen jetzt in einem eigenen muskuloskelettalen Band III zusammenfassen können. Auch hier greifen dann die Verbesserung der Bildqualität und die Erhöhung der Detailauflösung.
Besonderer Dank bei der Erstellung der Bilder gebührt unseren MTRA Monika Baumann, Silke Köhl, Sabine Mattil, Heike Philippi, Brigitte Schild, Petra Weber sowie Birgit Reuter und Marion Hellinger aus dem Siemens-Anlagenzentrum. Für die intensiven Diskussionen und Anregungen herzlichen Dank unseren ärztlichen Kollegen Nadine Dillinger, Heike Ringling, Sigrid Roth und insbesondere Simone Zenner.

Dillingen, im Sommer 2005

Torsten B. Möller
Emil Reif

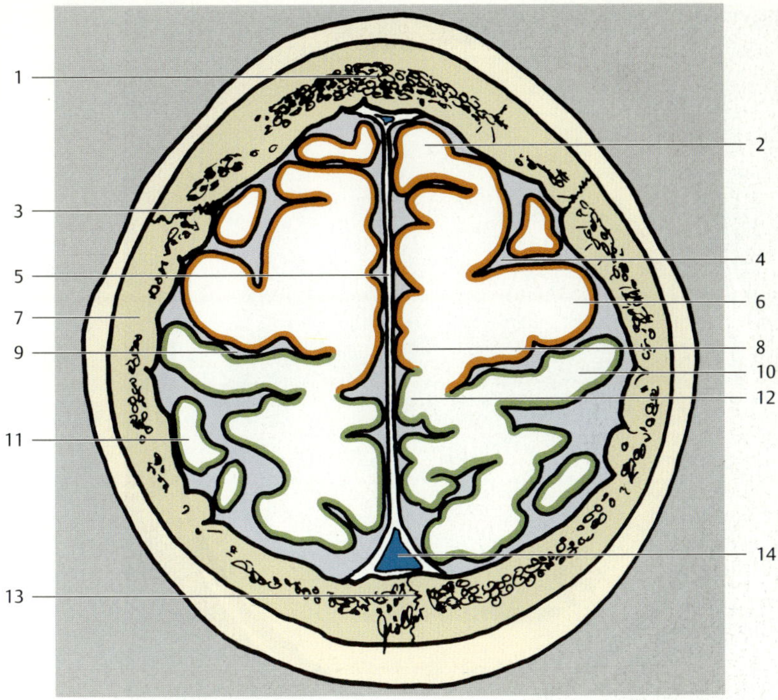

1	Os frontale	8	Lobulus paracentralis
2	Gyrus frontalis superior	9	Sulcus centralis
3	Sutura coronalis	10	Gyrus postcentralis
4	Sulcus praecentralis	11	Lobulus parietalis superior
5	Falx cerebri	12	Praecuneus
6	Gyrus praecentralis	13	Sutura sagittalis
7	Os parietale	14	Sinus sagittalis superior

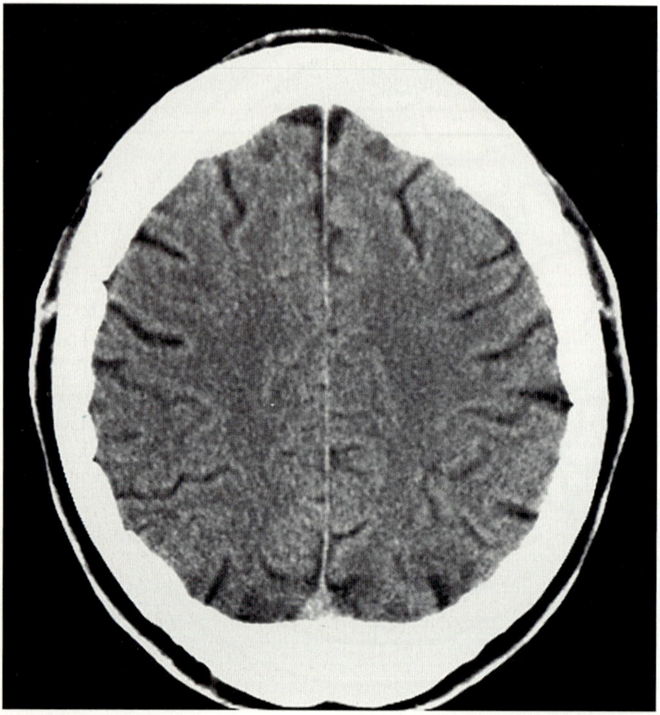

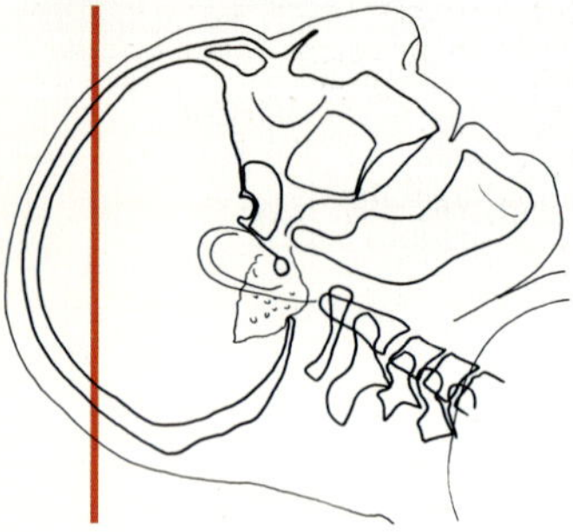

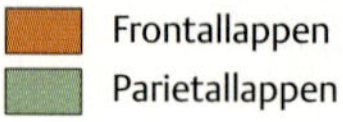
Frontallappen
Parietallappen

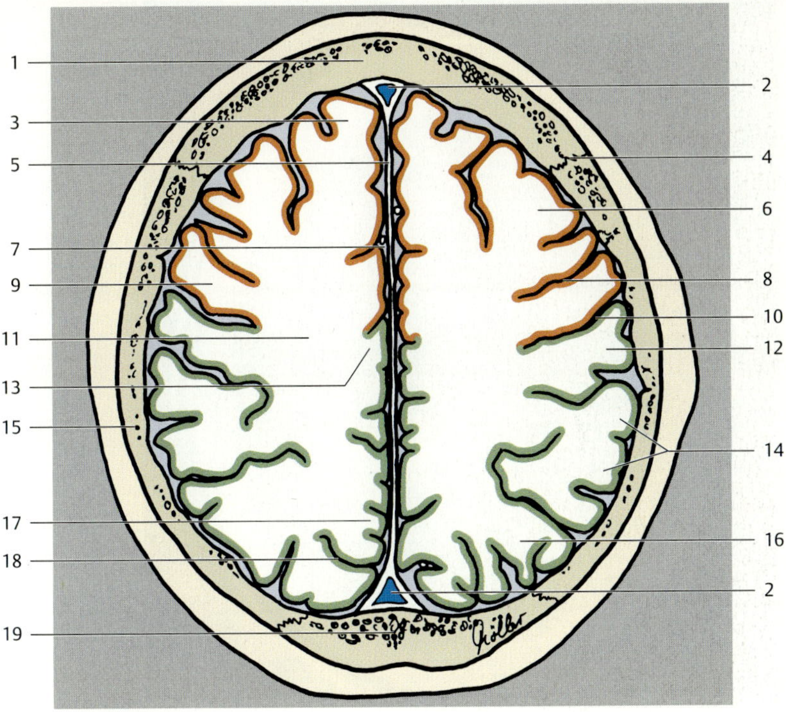

1 Os frontale
2 Sinus sagittalis superior
3 Gyrus frontalis superior
4 Sutura coronalis
5 Falx cerebri
6 Gyrus frontalis medius
7 Fissura longitudinalis cerebri
8 Sulcus praecentralis
9 Gyrus praecentralis
10 Sulcus centralis
11 Centrum semiovale
12 Gyrus postcentralis
13 Lobulus paracentralis
14 Gyrus supramarginalis
15 Os parietale
16 Lobulus parietalis inferior
17 Praecuneus
18 Sulcus parietooccipitalis
19 Os occipitale

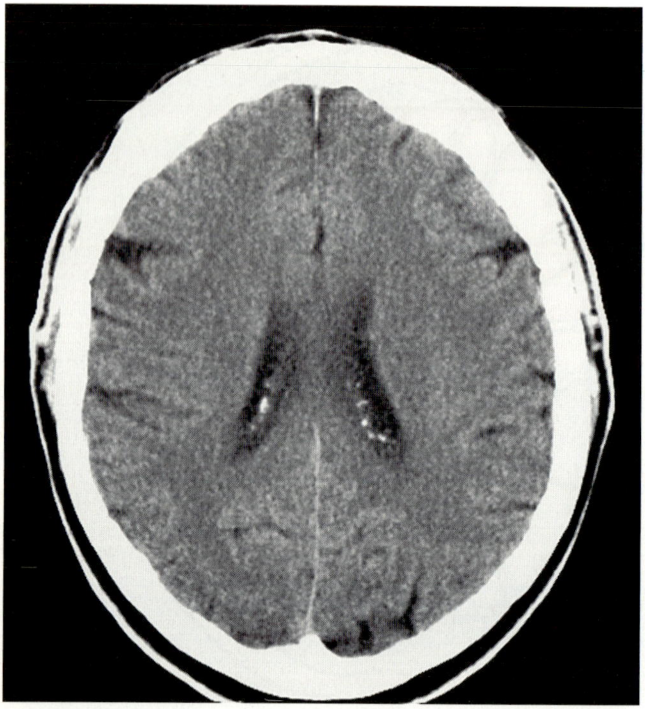

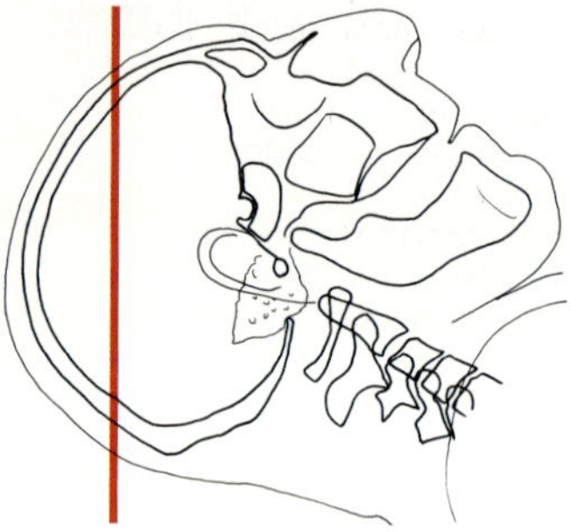

Frontallappen
Parietallappen
Okzipitallappen

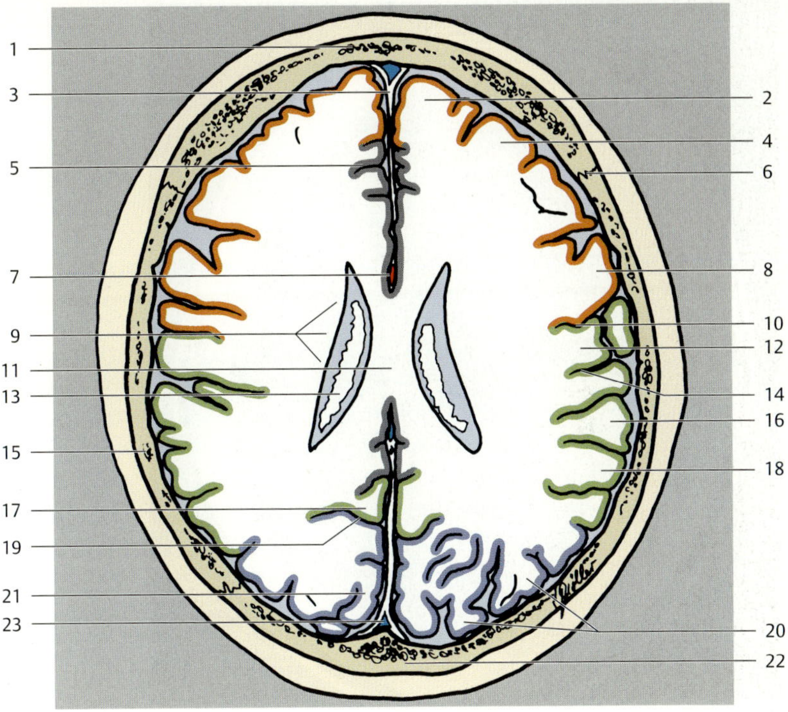

1 Os frontale
2 Gyrus frontalis superior
3 Falx cerebri
4 Gyrus frontalis medius
5 Sulcus cinguli
6 Sutura coronalis
7 A. pericallosa
8 Gyrus praecentralis
9 Corona radiata
10 Sulcus centralis
11 Balken (Corpus callosum)
12 Gyrus postcentralis
13 Seitenventrikel (Cella media)
14 Sulcus postcentralis
15 Os parietale
16 Gyrus supramarginalis
17 Praecuneus
18 Gyrus angularis
19 Sulcus parietooccipitalis
20 Gyri occipitales
21 Cuneus
22 Os occipitale
23 Sinus sagittalis superior

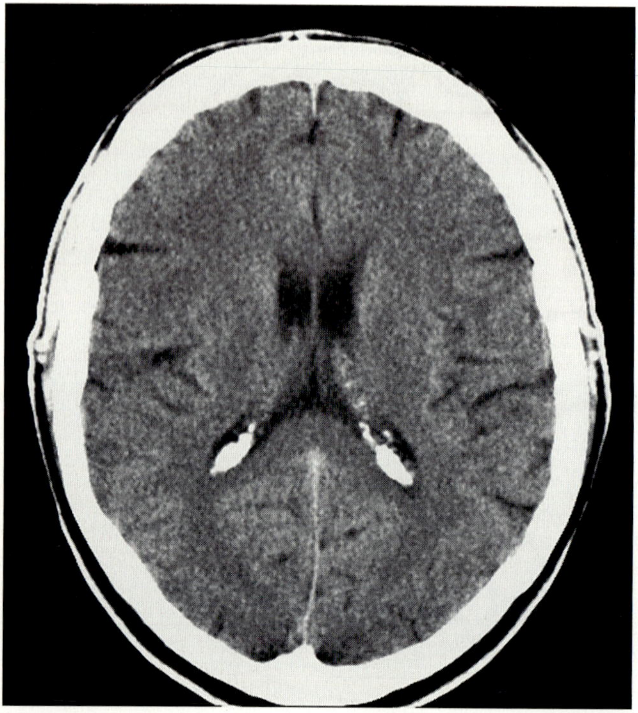

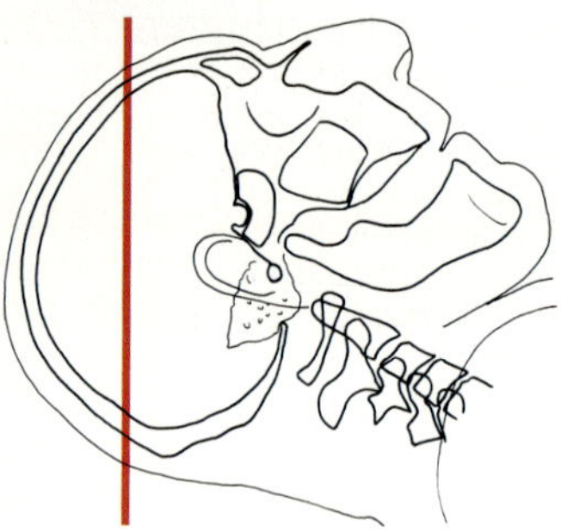

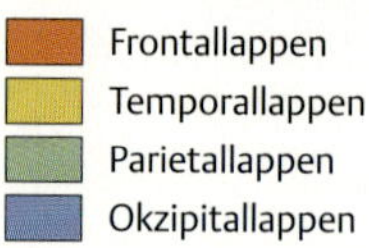
Frontallappen
Temporallappen
Parietallappen
Okzipitallappen

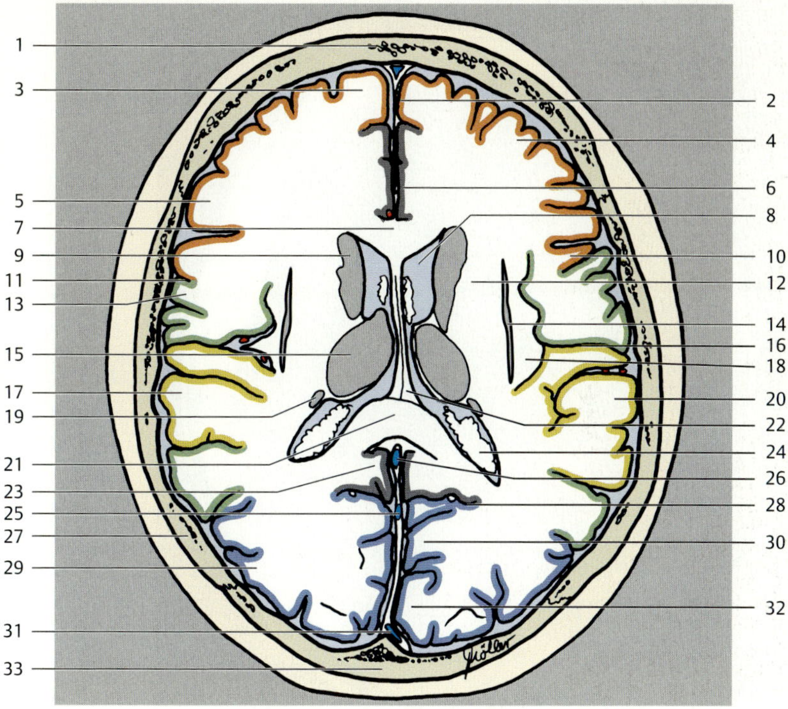

1 Os frontale
2 Falx cerebri
3 Gyrus frontalis superior
4 Gyrus frontalis medius
5 Gyrus frontalis inferior
6 Sulcus cinguli
7 Corpus callosum (Truncus)
8 Seitenventrikel (Vorderhorn)
9 Nucleus caudatus (Caput)
10 Gyrus praecentralis
11 Sulcus centralis
12 Corona radiata
13 Gyrus postcentralis
14 Claustrum
15 Thalamus
16 Sulcus lateralis
17 Operculum temporale
18 Insula
19 Nucleus caudatus (Cauda)
20 Gyrus temporalis superior
21 Corpus callosum (Splenium)
22 Fornix
23 Cingulum
24 Seitenventrikel (Trigonum collaterale, Plexus choroideus)
25 Sinus rectus
26 V. cerebri magna (Galeni)
27 Os parietale
28 Sulcus parietooccipitalis
29 Gyri occipitales
30 Cuneus
31 Sinus sagittalis superior
32 Area striata
33 Os occipitale

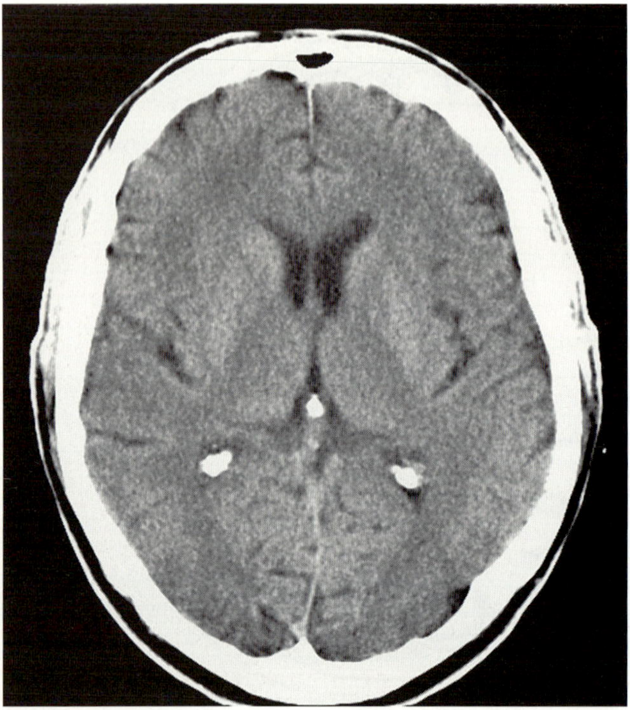

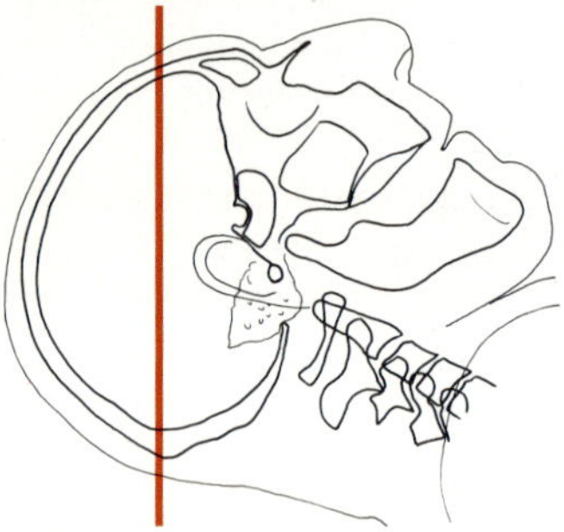

Frontallappen
Temporallappen
Parietallappen
Okzipitallappen
Zerebellum

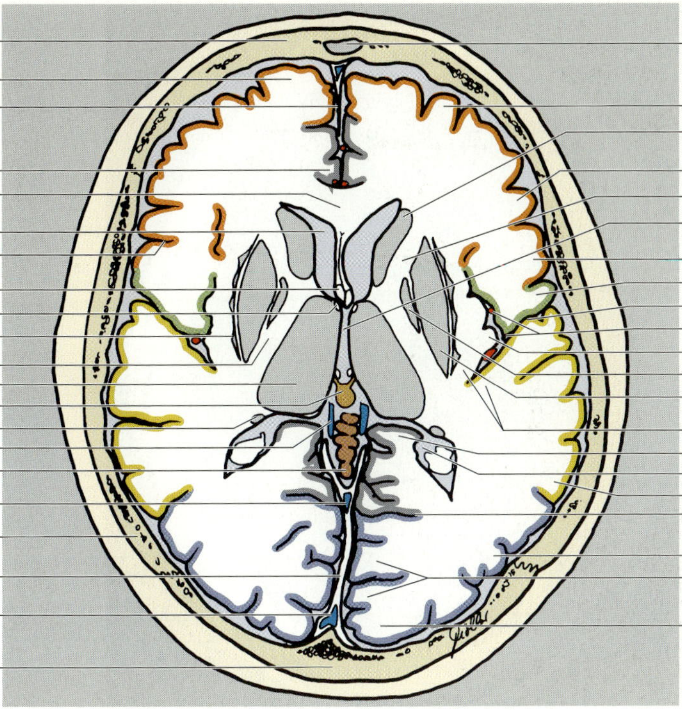

1 Os frontale
2 Sinus frontalis
3 Gyrus frontalis superior
4 Gyrus frontalis medius
5 Falx cerebri
6 Nucleus caudatus (Caput)
7 Gyrus cinguli
8 Gyrus frontalis inferior
9 Corpus callosum (Genu)
10 Capsula interna (Crus anterius)
11 Seitenventrikel (Vorderhorn)
12 III. Ventrikel
13 Sulcus centralis
14 Gyrus praecentralis
15 Fornix
16 Gyrus postcentralis
17 Foramen Monroi (interventriculare)
18 Sulcus lateralis
19 Claustrum
20 Aa. insulares in der Inselzisterne
21 Capsula interna (Crus posterius)
22 Insula
23 Thalamus
24 Globus pallidus
25 Corpus pineale
26 Putamen
27 Nucleus caudatus (Cauda)
28 Gyrus temporalis transversus (Heschl-Querwindung)
29 V. cerebri interna
30 Hippocampus
31 Vermis cerebelli
32 Seitenventrikel (Trigonum mit Plexus choroideus)
33 Sinus rectus
34 Gyrus temporalis medius
35 Os parietale
36 Sulcus parietooccipitalis
37 Sinus sagittalis superior
38 Gyri occipitales
39 Os occipitale
40 Area striata
41 Okzipitalpol

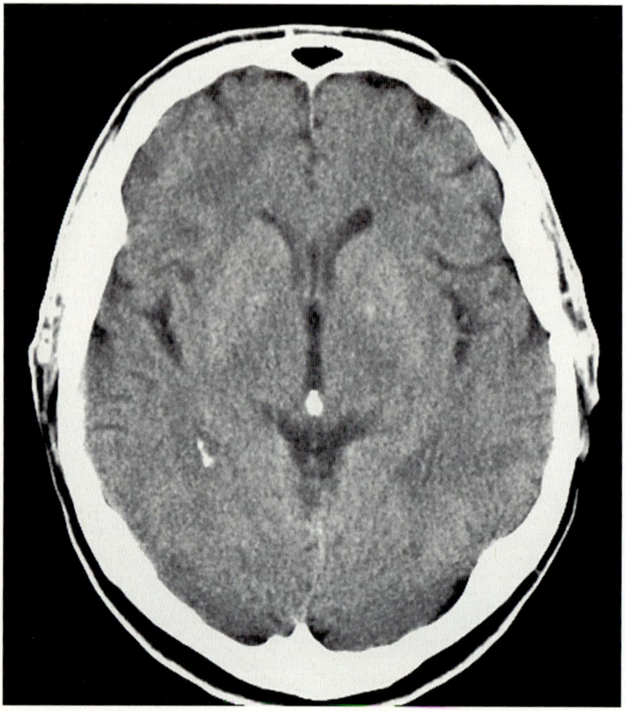

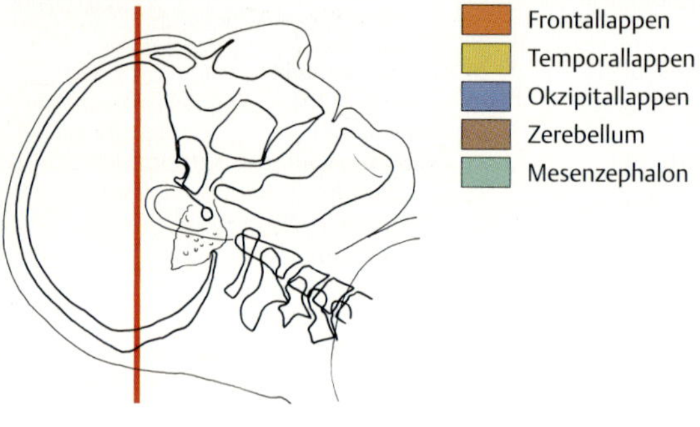
Frontallappen
Temporallappen
Okzipitallappen
Zerebellum
Mesenzephalon

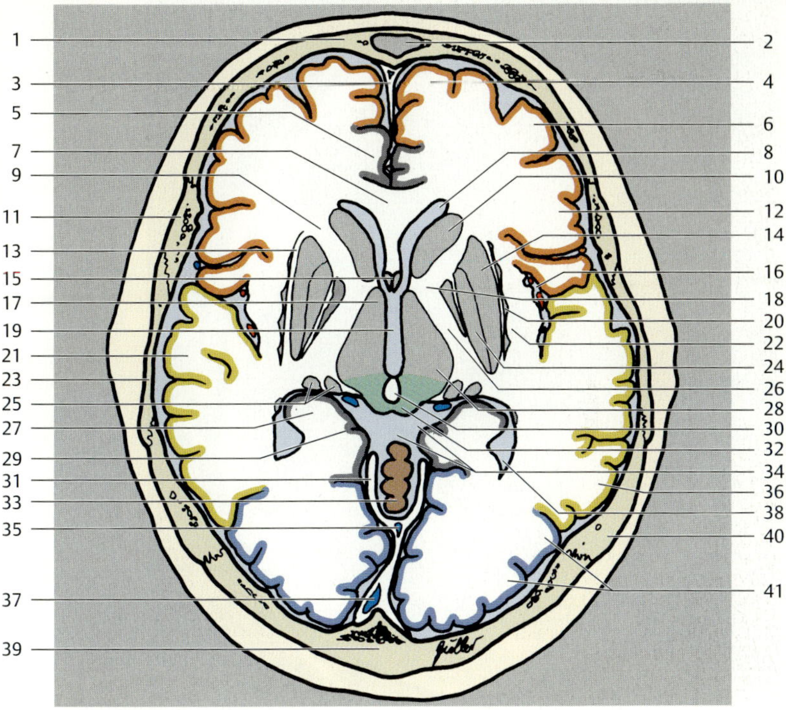

1 Os frontale
2 Sinus frontalis
3 Falx cerebri
4 Gyrus frontalis superior
5 Gyrus cinguli
6 Gyrus frontalis medius
7 Corpus callosum (Genu)
8 Seitenventrikel (Vorderhorn)
9 Capsula interna (Crus anterius)
10 Nucleus caudatus (Caput)
11 Os parietale
12 Gyrus frontalis inferior
13 Capsula externa
14 Putamen
15 Septum verum (praecommissurale)
16 Inselzisterne
17 Hypothalamus
18 Capsula interna (Genu)
19 III. Ventrikel
20 Claustrum
21 Gyrus temporalis superior
22 Capsula extrema
23 Os temporale
24 Globus pallidus
25 Corpus geniculatum
26 Capsula interna (Crus posterius)
27 Hippocampus
28 Thalamus
29 Gyrus parahippocampalis
30 Corpus pineale (verkalkt)
31 Tentorium cerebelli
32 Lamina quadrigemina (Colliculus)
33 Vermis cerebelli
34 Cisterna laminae quadrigeminae bzw. ambiens
35 Sinus rectus
36 Gyrus temporalis medius
37 Sinus sagittalis superior
38 Seitenventrikel (Trigonum)
39 Os occipitale
40 Os parietale
41 Gyri occipitales

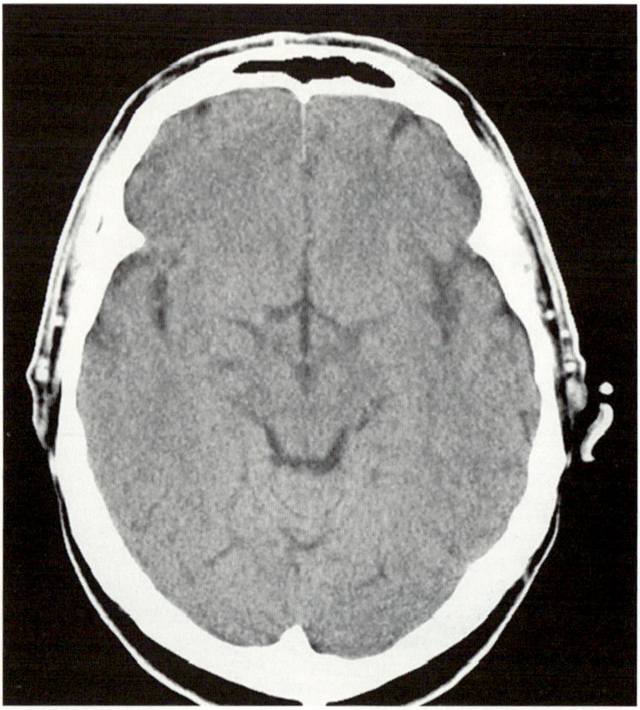

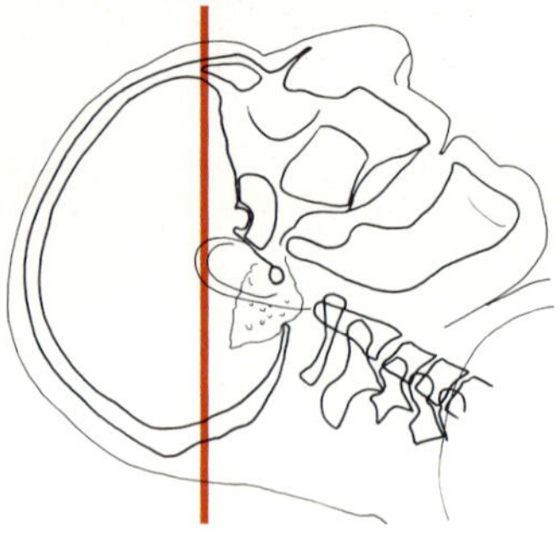

Frontallappen
Temporallappen
Okzipitallappen
Zerebellum
Mesenzephalon

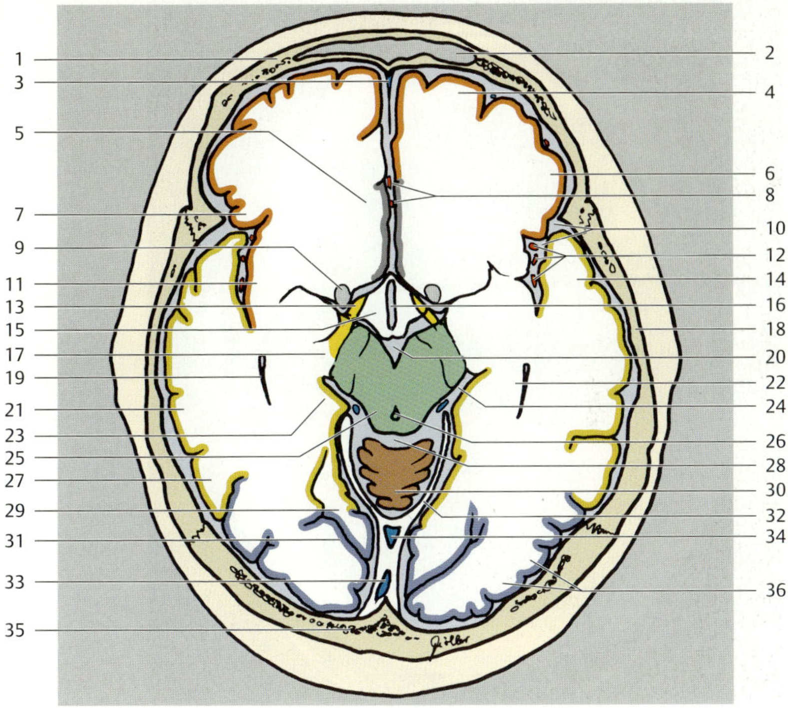

1 Os frontale
2 Sinus frontalis
3 Falx cerebri
4 Gyrus frontalis superior
5 Gyrus cinguli
6 Gyrus frontalis medius
7 Gyrus frontalis inferior
8 A. cerebri anterior
9 Striatum (Boden)
10 Sulcus lateralis (Inselzisterne)
11 Insula
12 Aa. insulares
13 Tractus opticus
14 Gyrus temporalis superior
15 Hypothalamus
16 III. Ventrikel
17 Crus cerebri (Hirnschenkel)
18 Os parietale
19 Seitenventrikel (Temporalhorn)
20 Cisterna interpeduncularis
21 Gyrus temporalis medius
22 Hippocampus
23 Gyrus parahippocampalis
24 Cisterna ambiens
25 Mesencephalon (Lamina quadrigemina)
26 Aquädukt
27 Gyrus temporalis inferior
28 Cisterna laminae quadrigeminae
29 Gyrus occipitotemporalis lateralis
30 Vermis cerebelli (Oberwurm)
31 Sulcus parietooccipitalis
32 Tentorium cerebelli
33 Sinus sagittalis superior
34 Sinus rectus
35 Os occipitale
36 Gyri occipitales

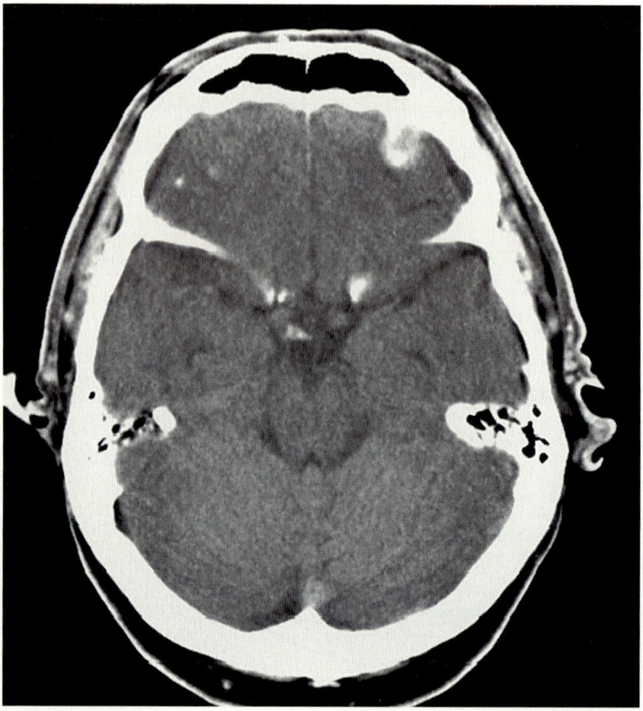

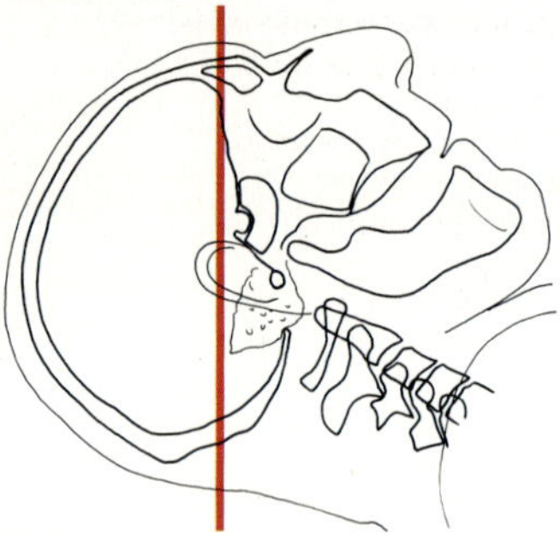

Frontallappen
Temporallappen
Zerebellum
Pons

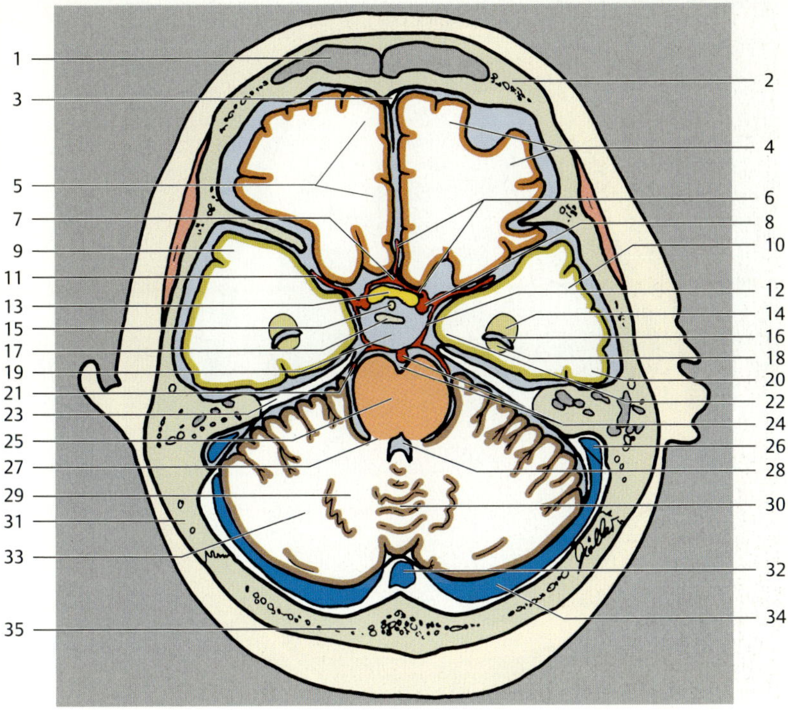

1 Sinus frontalis
2 Os frontale
3 Falx cerebri
4 Gyri orbitales
5 Gyrus rectus
6 A. cerebri anterior
7 A. communicans anterior
8 A. carotis interna
9 Gyrus temporalis superior
10 Gyrus temporalis medius
11 A. cerebri media
12 A. communicans posterior
13 Chiasma opticum
14 Corpus amygdaloideum
15 Infundibulum
16 Seitenventrikel (Temporalhorn)
17 Dorsum sellae
18 Hippocampus
19 Pentagon der Basalzisternen
20 Gyrus temporalis inferior
21 A. cerebri posterior
22 Gyrus parahippocampalis
23 Tentorium cerebelli
24 A. basilaris und Sulcus basilaris
25 Pons
26 Sinus sigmoideus
27 Pedunculus cerebellaris (medius)
28 IV. Ventrikel
29 Nucleus dentatus
30 Vermis cerebelli (Oberwurm)
31 Os temporale
32 Confluens sinuum
33 Kleinhirnhemisphäre
34 Sinus transversus
35 Os occipitale

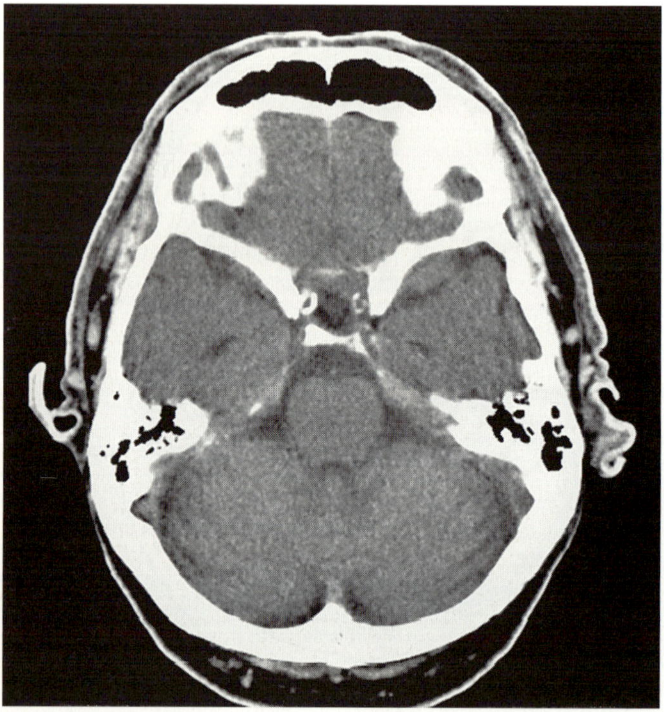

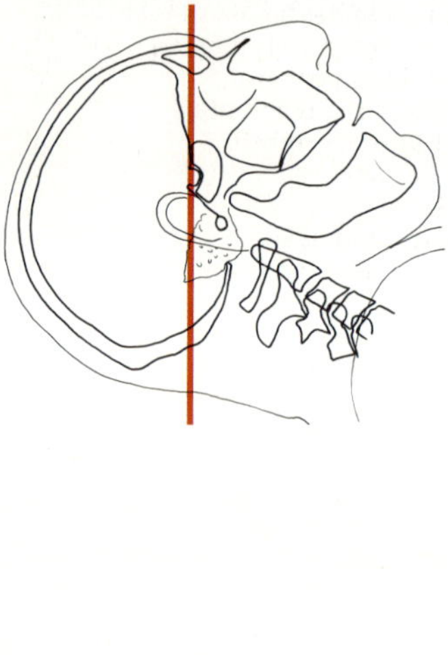

Frontallappen
Temporallappen
Zerebellum
Pons

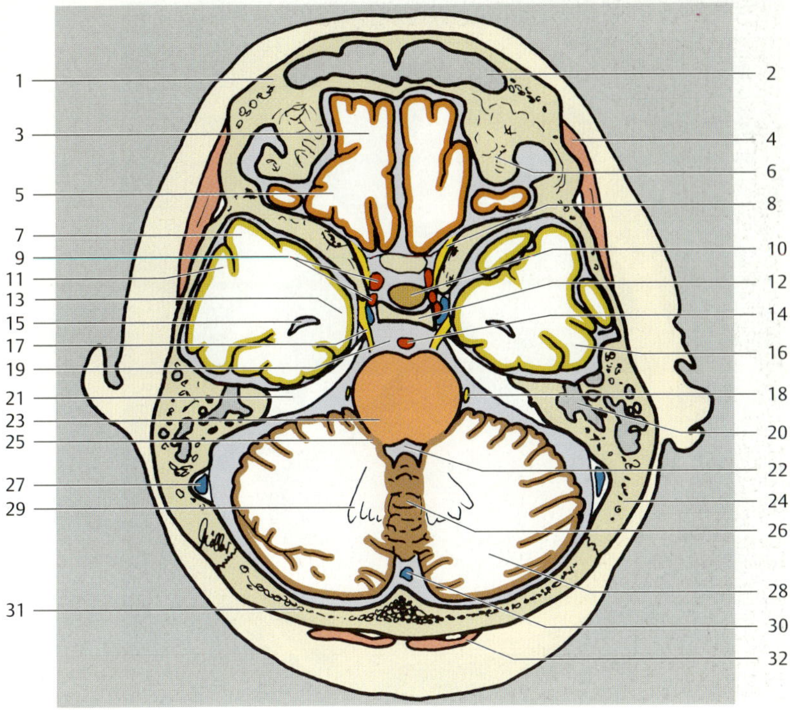

1 Os frontale
2 Sinus frontalis
3 Gyrus rectus
4 M. temporalis
5 Gyri orbitales
6 Orbitadach
7 Gyrus temporalis superior
8 N. opticus
9 A. carotis interna
10 Hypophyse
11 Gyrus temporalis medius
12 Dorsum sellae
13 Gyrus parahippocampalis
14 A. basilaris
15 Seitenventrikel (Temporalhorn)
16 Gyrus temporalis inferior
17 N. trigeminus
18 N. trochlearis
19 Cisterna pontis
20 Antrum mastoideum
21 Tentorium cerebelli
22 IV. Ventrikel
23 Pons
24 Os temporale
25 Pedunculus cerebellaris
26 Vermis cerebelli
27 Sinus sigmoideus
28 Kleinhirnhemisphäre
29 Nucleus dentatus
30 Sinus occipitalis
31 Os occipitale
32 M. semispinalis capitis

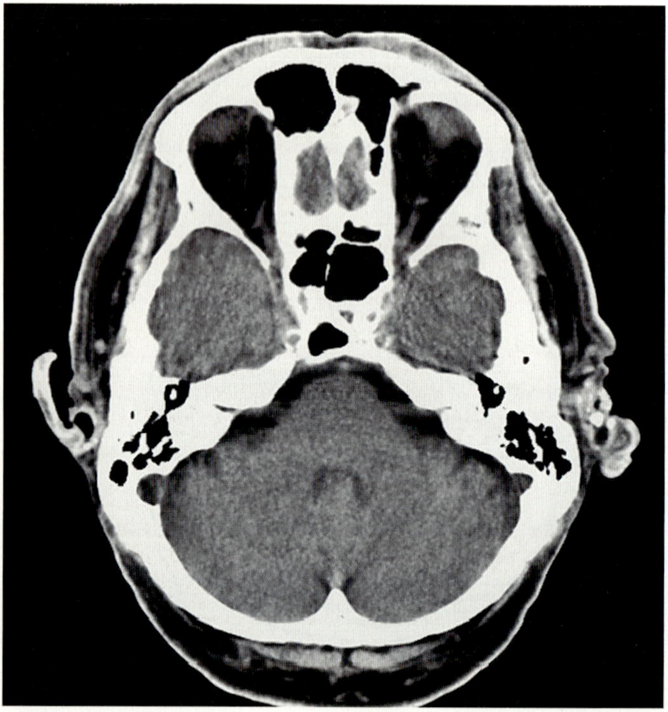

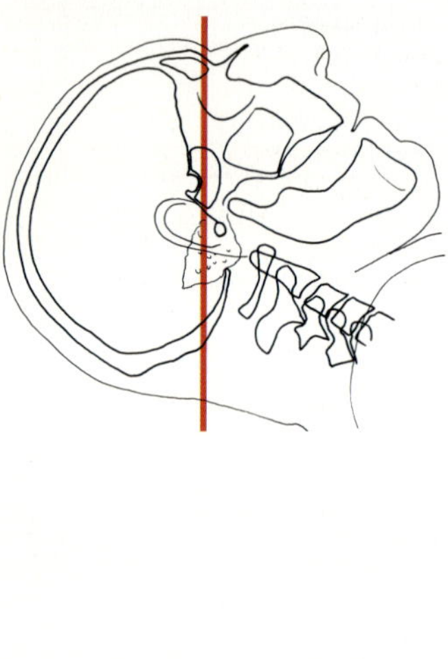

Frontallappen
Temporallappen
Zerebellum
Pons

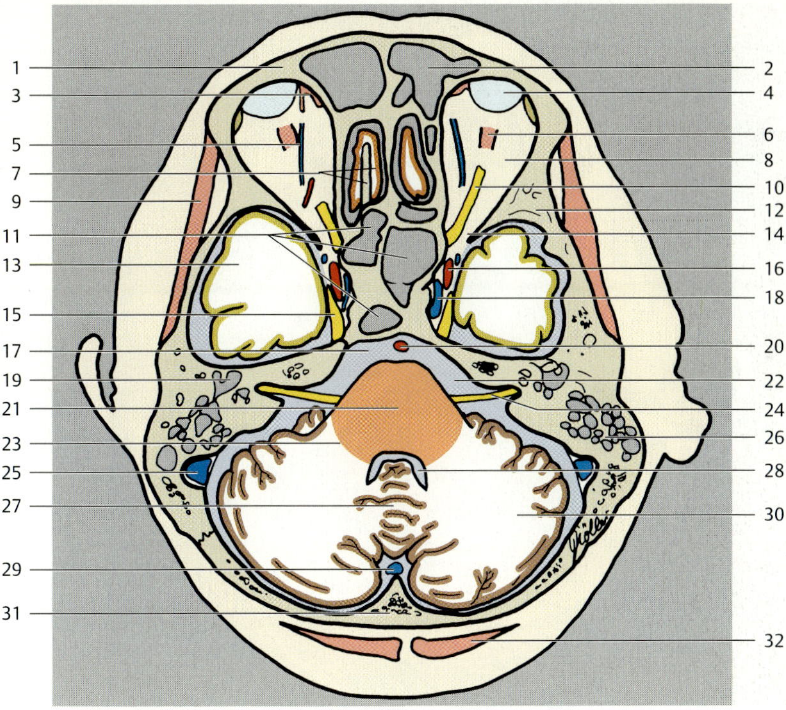

1 Os frontale
2 Sinus frontalis
3 M. obliquus superior
4 Bulbus oculi
5 V. ophthalmica
6 M. rectus superior
7 Gyrus rectus und Bulbus olfactorius
8 Retroorbitales Fettgewebe
9 M. temporalis
10 N. opticus
11 Sinus sphenoidales
12 Os sphenoidale
13 Gyrus temporalis inferior
14 Fissura orbitalis superior
15 N. trigeminus (Ganglion)
16 A. carotis interna
17 Cisterna pontis (präpontine Zisterne)
18 Sinus cavernosus
19 Antrum mastoideum
20 A. basilaris
21 Pons
22 Kleinhirnbrückenwinkelzisterne (Cisterna pontocerebellaris)
23 Pedunculus cerebellaris medius und inferius
24 Meatus acusticus internus mit N. vestibulocochlearis und N. facialis
25 Sinus sigmoideus
26 Mastoid mit Cellulae mastoideae
27 Vermis cerebelli
28 IV. Ventrikel
29 Sinus occipitalis
30 Kleinhirnhemisphäre
31 Os occipitale
32 M. semispinalis capitis

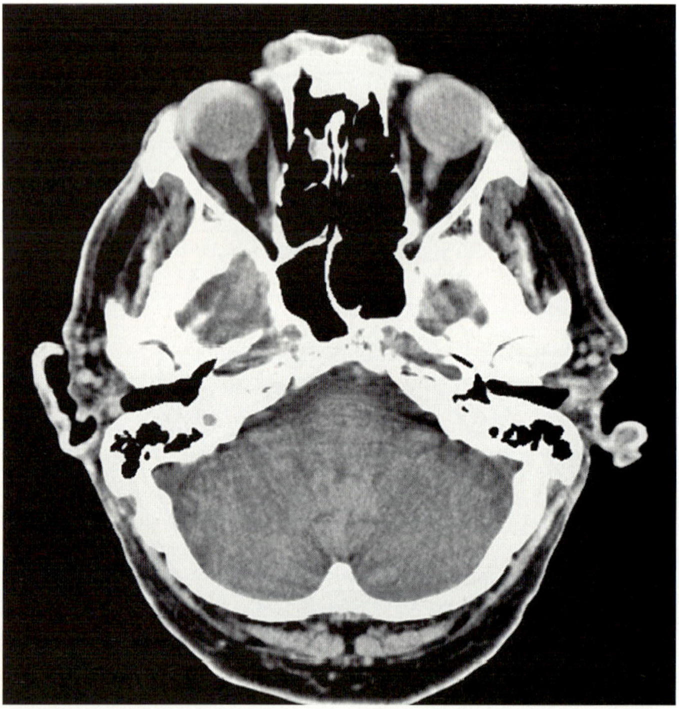

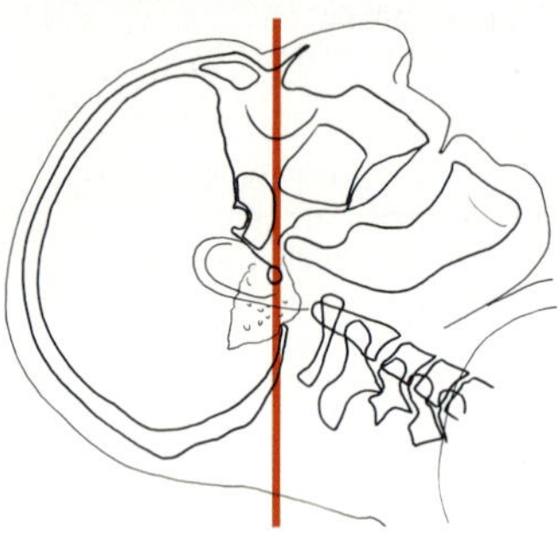

Frontallappen
Temporallappen
Zerebellum
Pons

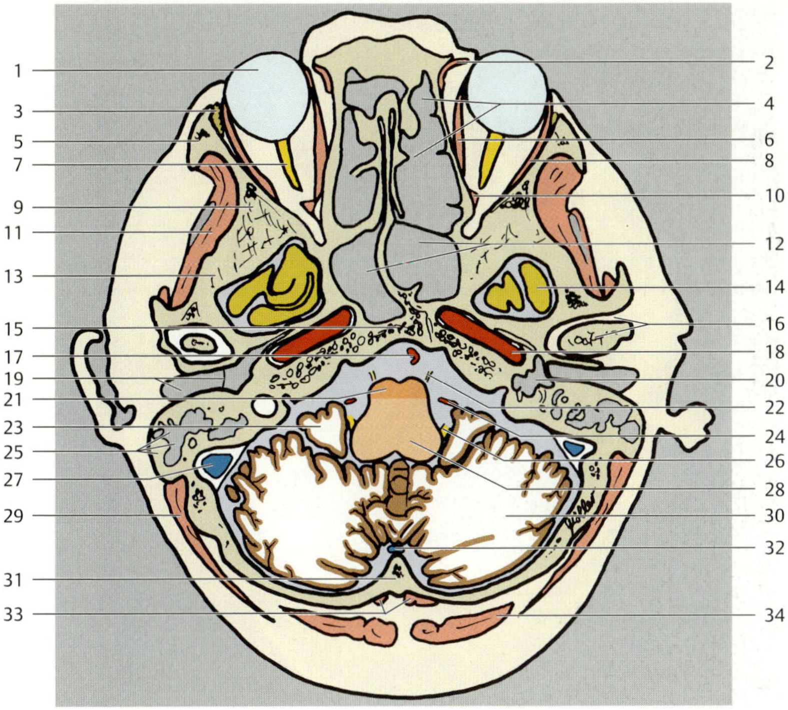

1 Bulbus oculi
2 M. obliquus superior
3 Glandula lacrimalis
4 Cellulae ethmoidales
5 Os zygomaticum
6 M. rectus medialis
7 N. opticus
8 M. rectus lateralis
9 Os sphenoidale
10 M. rectus superior
11 M. temporalis
12 Sinus sphenoidalis
13 Os temporale
14 Temporallappen (Basis)
15 Clivus
16 Kiefergelenk und Kieferköpfchen
17 A. basilaris
18 A. carotis interna
19 Meatus acusticus externus und Trommelfell
20 Cavum tympani
21 Pons
22 N. abducens
23 Flocculus
24 A. cerebelli inferior anterior (AICA)
25 Mastoid mit Cellulae mastoideae
26 N. glossopharyngeus und N. vagus
27 Sinus sigmoideus
28 Medulla oblongata
29 M. splenius capitis
30 Kleinhirnhemisphäre
31 Os occipitale
32 Sinus occipitalis
33 M. rectus capitis posterior minor
34 M. semispinalis capitis

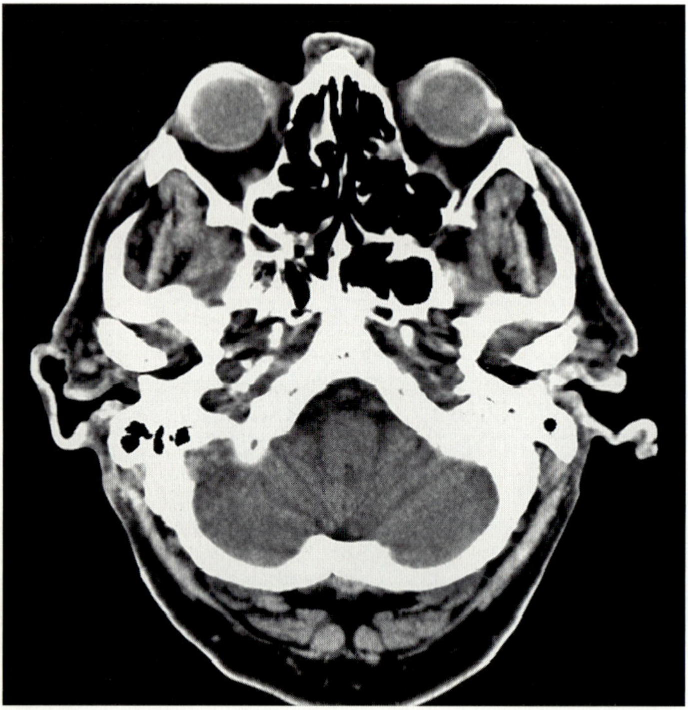

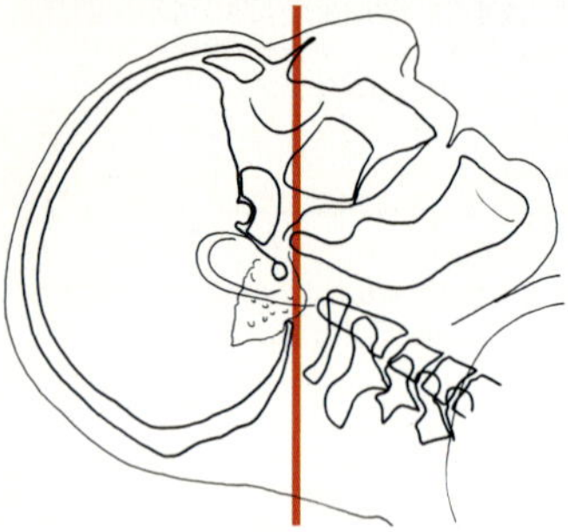

Zerebellum

Medulla oblongata

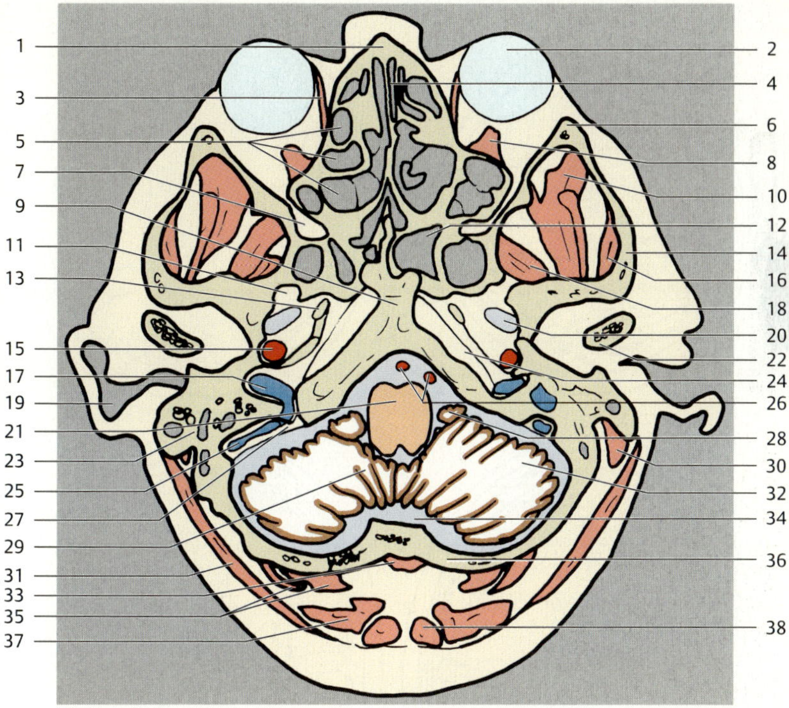

1 Os nasale
2 Bulbus oculi
3 M. rectus medialis
4 Septum nasi
5 Cellulae ethmoidales
6 Os zygomaticum
7 Fossa pterygopalatina
8 M. rectus inferior
9 Os occipitale (Pars basilaris)
10 M. temporalis
11 Foramen ovale mit N. mandibularis
12 Sinus sphenoidalis
13 Os temporale (Pars petrosa, Apex)
14 Arcus zygomaticus
15 A. carotis interna
16 M. masseter
17 Bulbus venae jugularis
18 M. pterygoideus lateralis (Caput superior)
19 Meatus acusticus externus
20 Tuba auditiva
21 Medulla oblongata
22 Kieferköpfchen (Caput mandibulae)
23 Processus mastoideus
24 Foramen lacerum
25 Sinus sigmoideus
26 Aa. vertebrales
27 Fissura petrooccipitalis
28 Flocculus
29 Tonsilla cerebelli
30 M. digastricus
31 M. splenius capitis
32 Kleinhirnhemisphäre (Lobus caudalis)
33 M. rectus capitis posterior minor
34 Cisterna magna
35 M. rectus capitis posterior major
36 Os occipitale
37 M. semispinalis capitis
38 M. trapezius

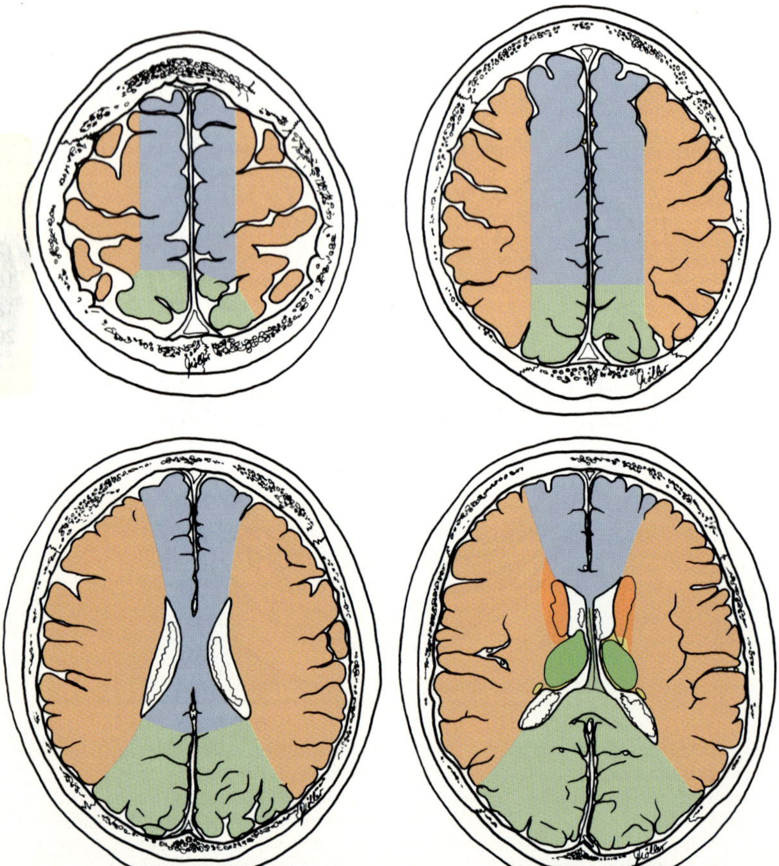

A. cerebri anterior
- terminale Äste

A. cerebri media
- terminale Äste
- zentrale Äste (Rr. striati)

A. cerebri posterior
- terminale Äste
- zentrale Äste (auch der A. communicans posterior)

- A. choroidea anterior

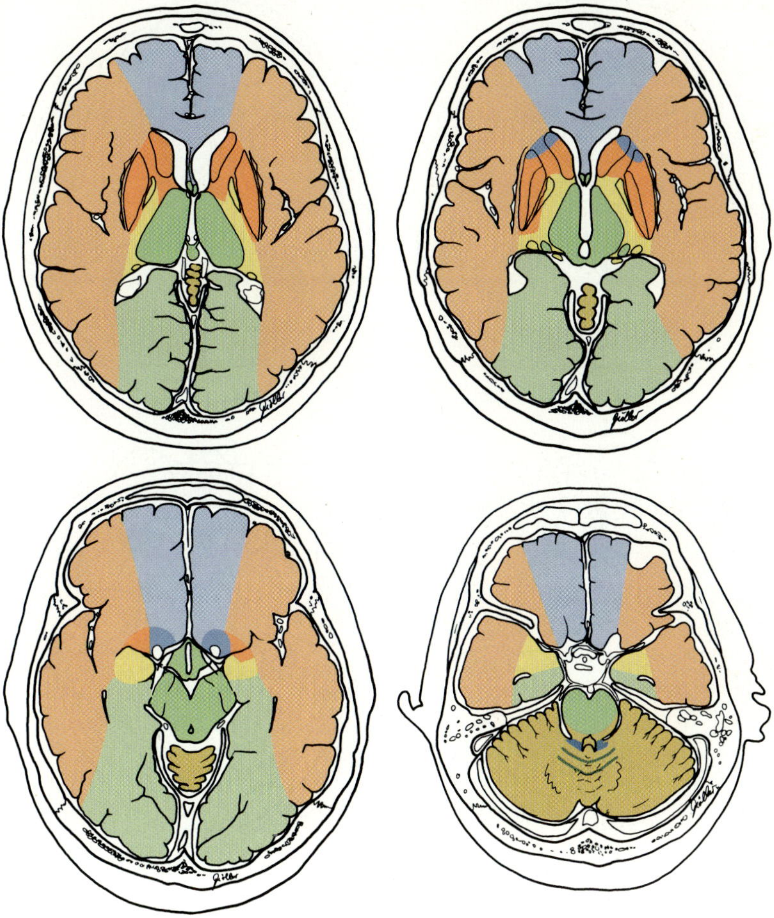

A. cerebri anterior
- terminale Äste
- zentrale Äste (Rr. striati und A. recurrens Heubner)

A. cerebri media
- terminale Äste
- zentrale Äste (Rr. striati)

A. cerebri posterior
- terminale Äste
- zentrale Äste (auch der A. communicans posterior)

- A. choroidea anterior
- A. cerebelli superior
- A. cerebelli inferior anterior
- Grenzzone

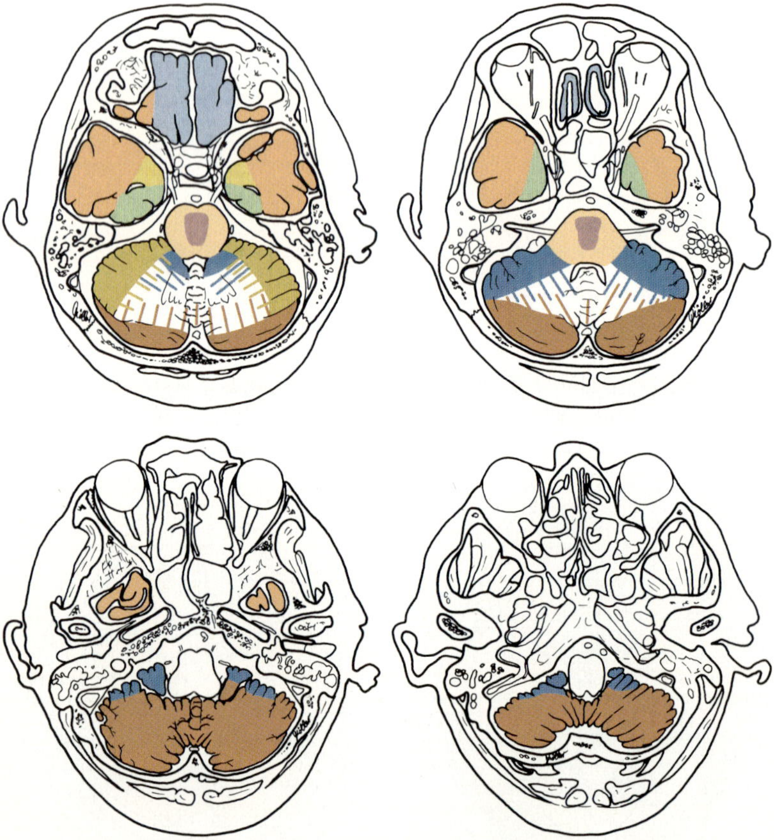

A. cerebri anterior
terminale Äste

A. cerebri media
terminale Äste

A. cerebri posterior
terminale Äste

A. choroidea anterior

A.basilaris

Anteromediale und anterolaterale Rr. paramedianae

Circumferenzarterien und laterale und dorsale Rr. paramedianae

A. cerebelli superior

A. cerebelli superior anterior

Grenzzone

A. cerebelli inferior posterior

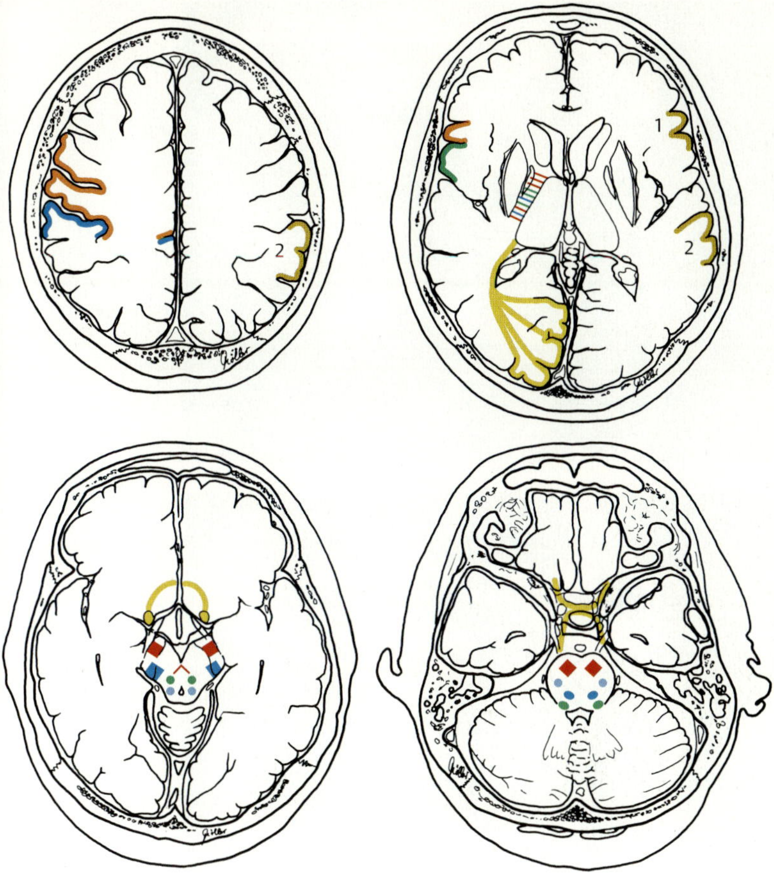

motorisches System

sensibles System

Tractus lemnicus medialis

Tractus spinothalamicus

Nucleus mesencephali trigenimi

okulomotorischer Kern und Bahnen

Tractus opticus

Sprachzentrum (1 = motorisch, 2 = sensorisch)

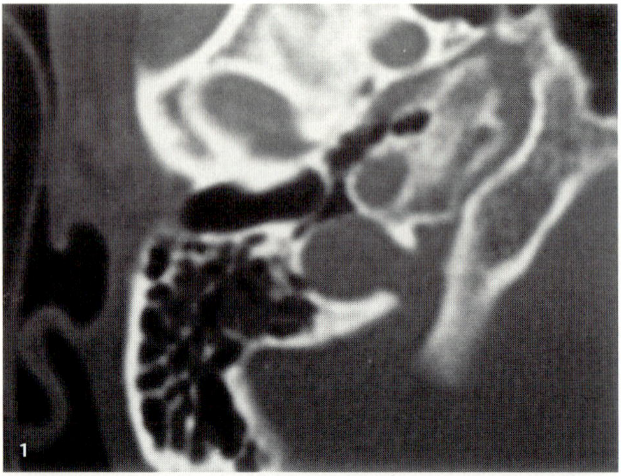

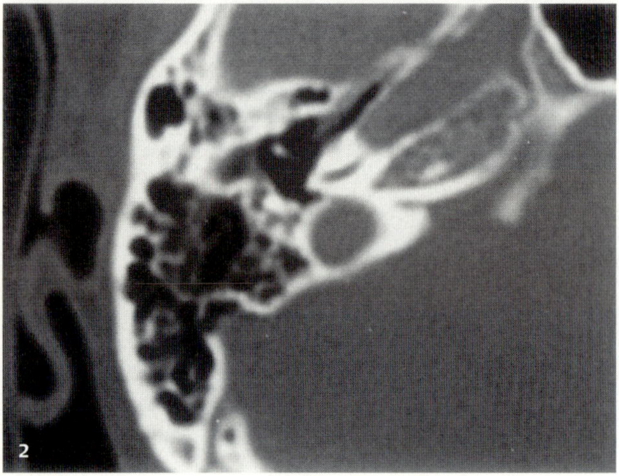

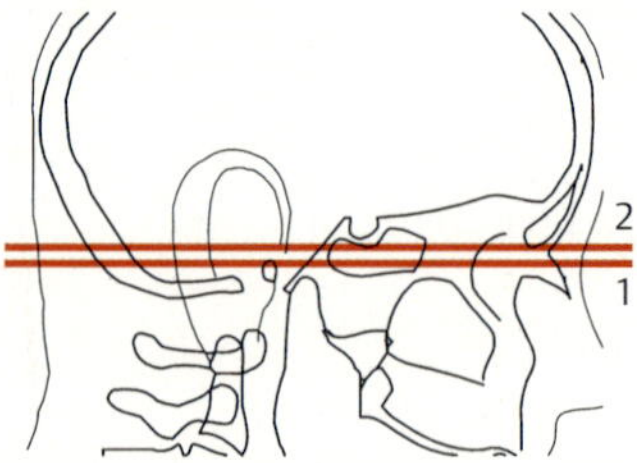

frontal

lateral medial

okzipital

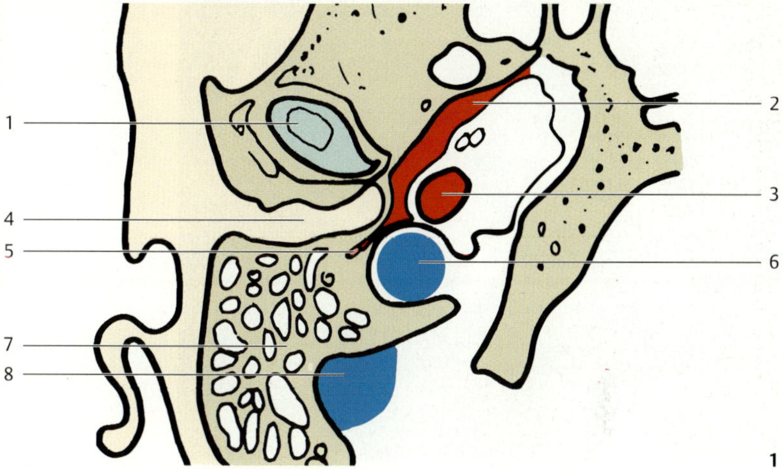

1

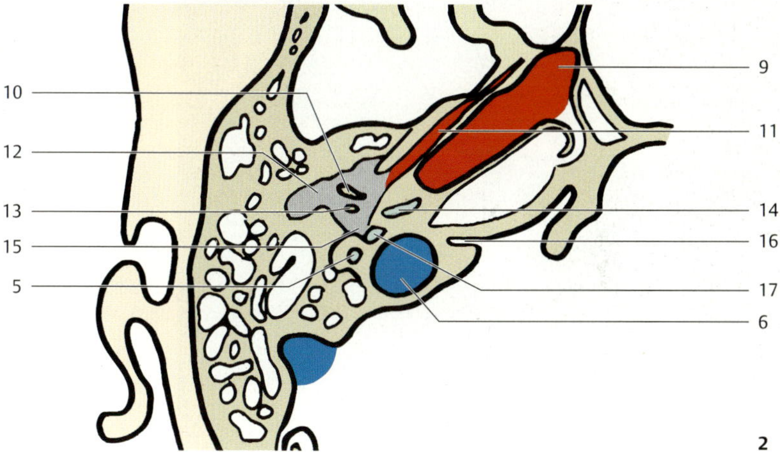

2

1 Kiefergelenk (Pfannendach und Discus articularis)
2 Tuba auditiva (Eustachii)
3 A. carotis interna
4 Meatus acusticus externus
5 Canalis facialis
6 V. jugularis interna
7 Processus mastoideus
8 Sinus sigmoideus
9 Canalis caroticus
10 Malleolus (Manubrium)
11 M. tensor tympani (Kanal)
12 Mittelohr
13 Incus (Crus longum)
14 Cochlea (untere Windung)
15 Sinus tympani
16 Aquaeductus vestibuli
17 Fenestra cochleae

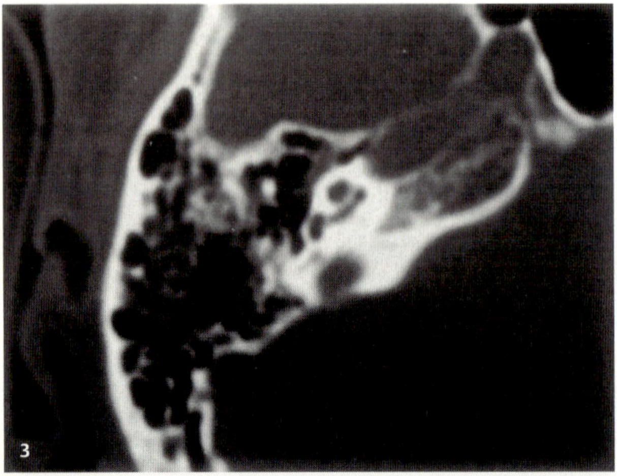
3

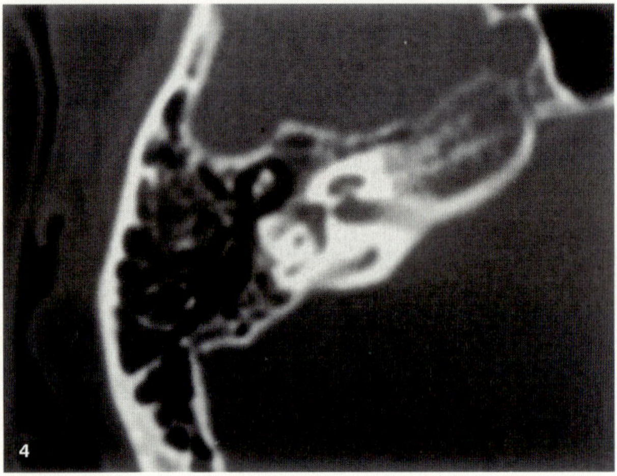
4

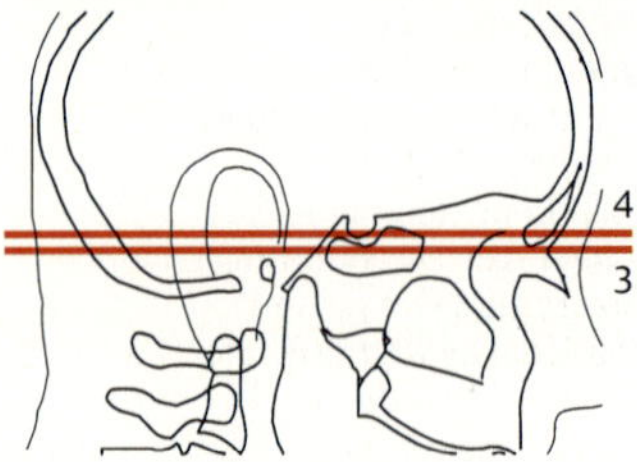
4
3

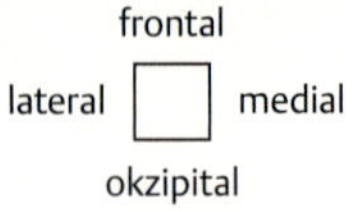
frontal
lateral
medial
okzipital

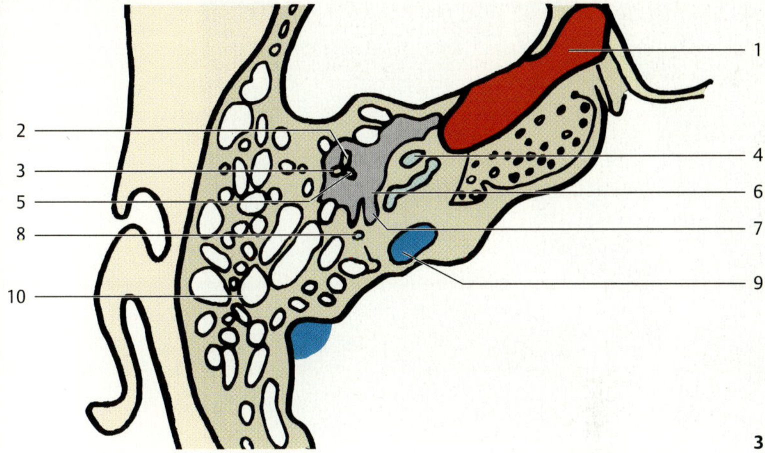

3

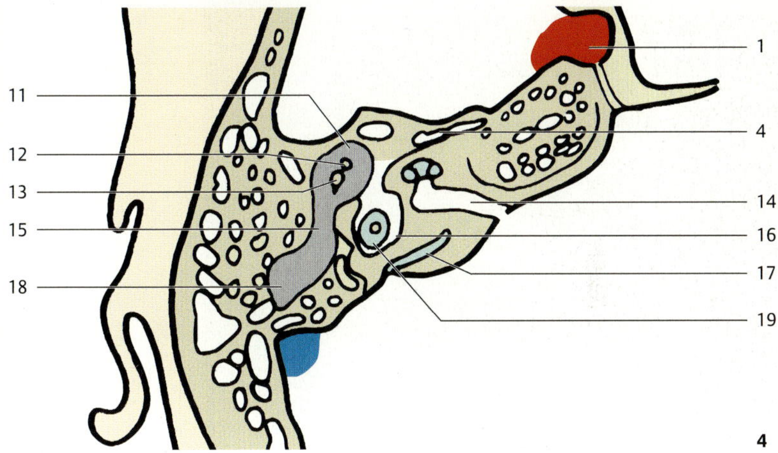

4

1 A. carotis interna (Kanal)
2 Malleolus (Manubrium)
3 Incus (Crus longum)
4 Cochlea
5 Stapes
6 Ovales Fenster
7 Sinus tympani
8 Canalis facialis
9 V. jugularis interna (Bulbus)
10 Mastoid
11 Recessus epitympanicus
12 Malleolus (Caput)
13 Incus (Crus brevis)
14 Meatus acusticus internus
15 Aditus ad antrum
16 Vestibulum
17 Canalis semicircularis posterior
18 Antrum mastoideum
19 Canalis semicircularis lateralis

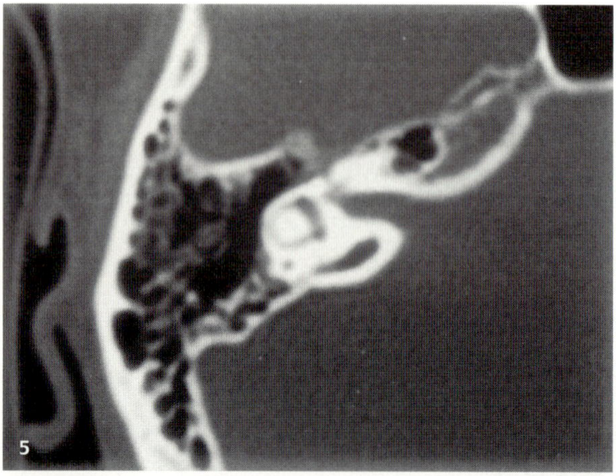

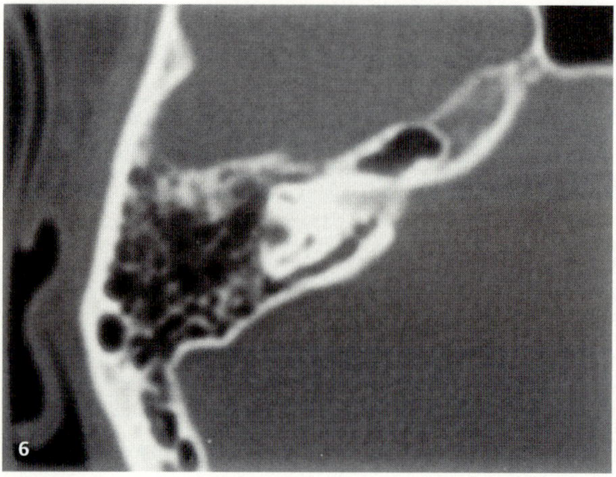

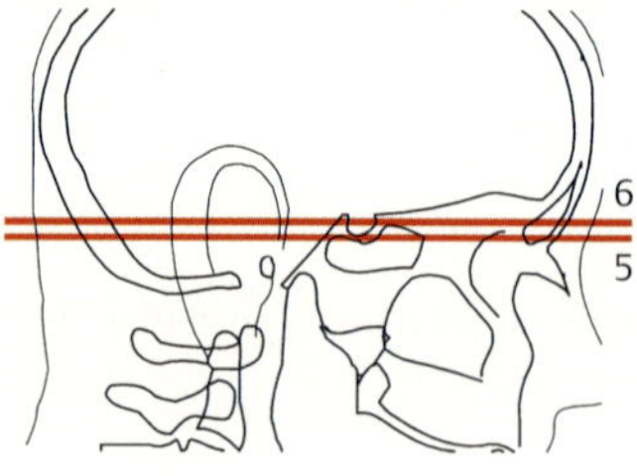

frontal

lateral □ medial

okzipital

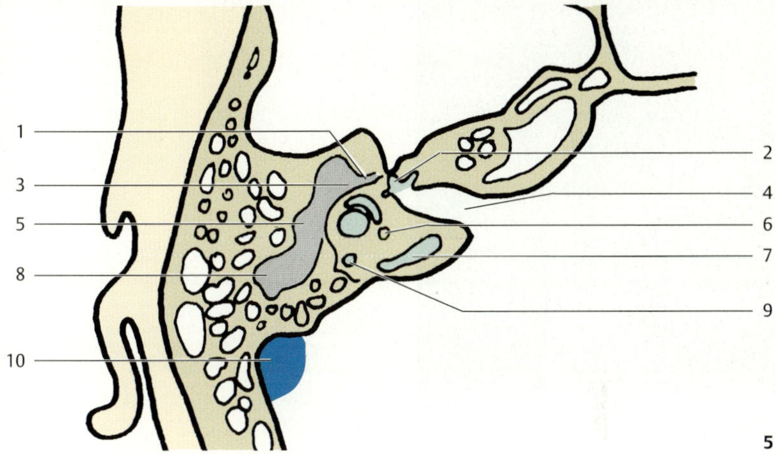

5

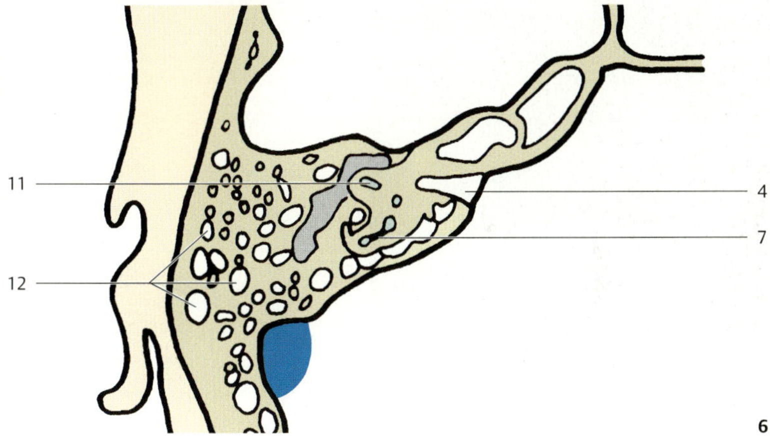

6

1 Ganglion geniculatum
2 N. facialis (erster Teil)
3 N. facialis (zweiter Teil)
4 Meatus acusticus internus
5 Cavum tympani
6 Vestibulum
7 Canalis semicircularis posterior
8 Antrum mastoideum
9 Canalis semicircularis lateralis
10 Sinus sigmoideus
11 Canalis semicircularis anterior (superior)
12 Cellulae mastoideae

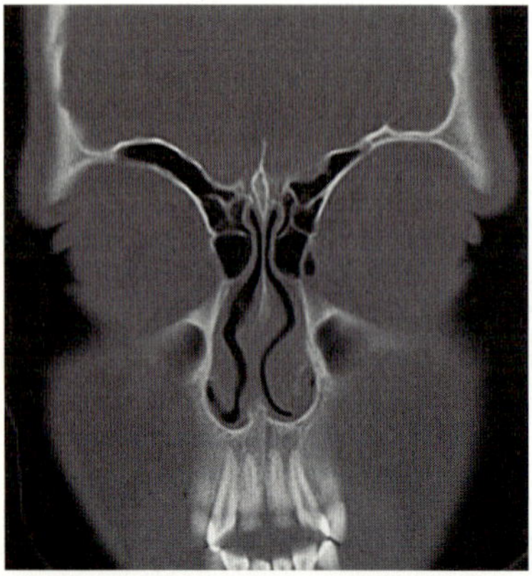

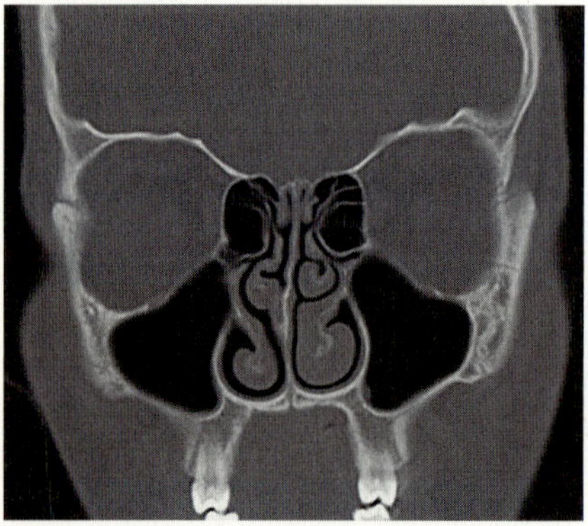

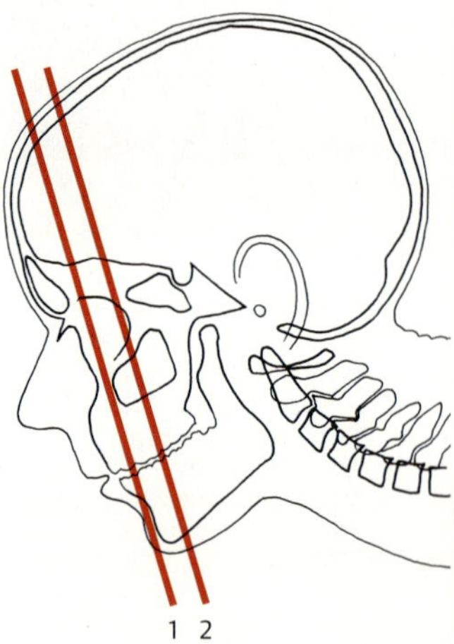
1 2

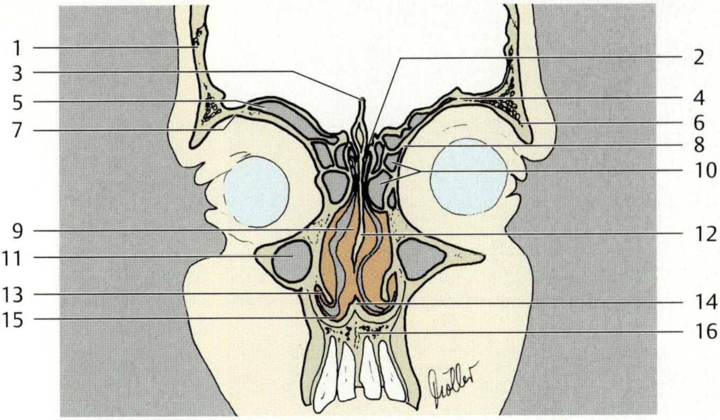

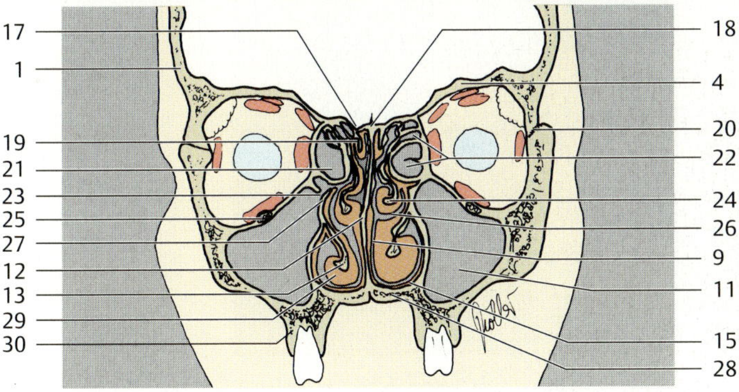

1 Os frontale
2 Palatum cribriforme
3 Crista Galli
4 Orbitadach
5 Sinus frontalis (hier: Bulla frontalis)
6 Processus zygomaticus
7 Supraorbital notch
8 Lamina orbitalis
9 Nasenhaupthöhle (Cavitas nasalis)
10 Cellulae ethmoidales (anteriores)
11 Sinus maxillaris
12 Nasenseptum (Palatum perpendiculare)
13 Concha nasalis inferior
14 Vomer
15 Meatus nasi inferius
16 Processus alveolaris (der Maxilla)
17 Ethmoidal Notch
18 Os ethmoidale (Lamina cribrosa)
19 Concha nasalis superior
20 Sutura frontozygomatica
21 Lamina orbitalis (papyracea)
22 Cellulae ethmoidales (medii)
23 Hiatus maxillaris
24 Concha nasalis media
25 Foramen infraorbitale
26 Meatus nasi medius
27 Processus uncinatus
28 Processus palatinum (Palatum durum)
29 kavernöser Schwellkörper der Concha nasalis inferior
30 Maxilla (Processus alveolaris)

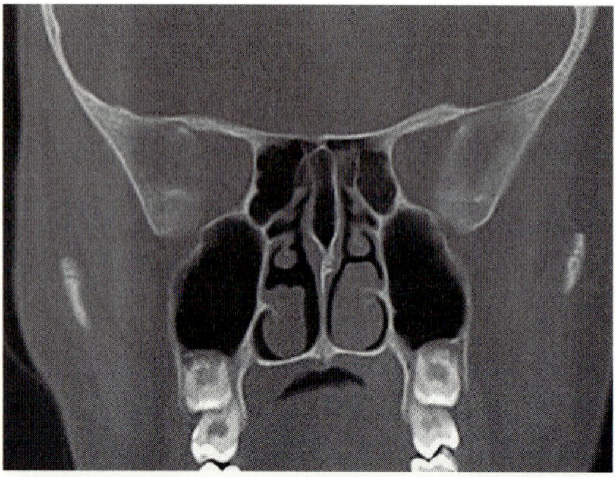

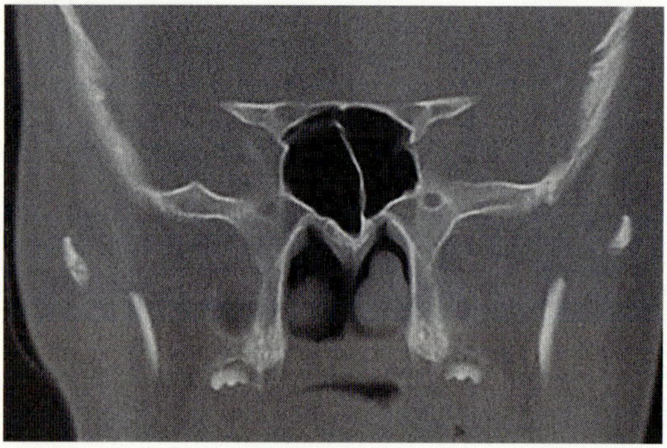

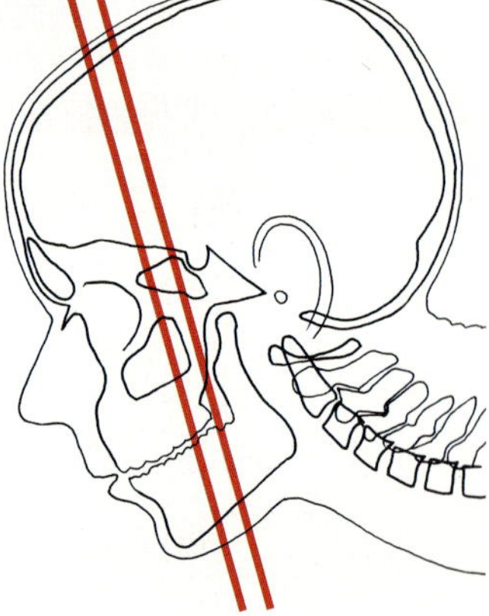
3 4

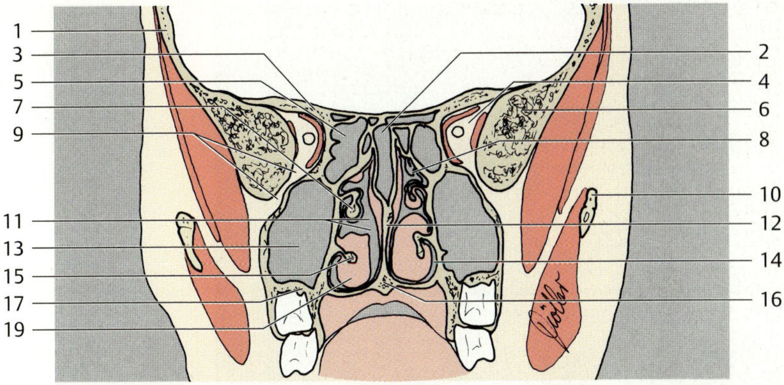

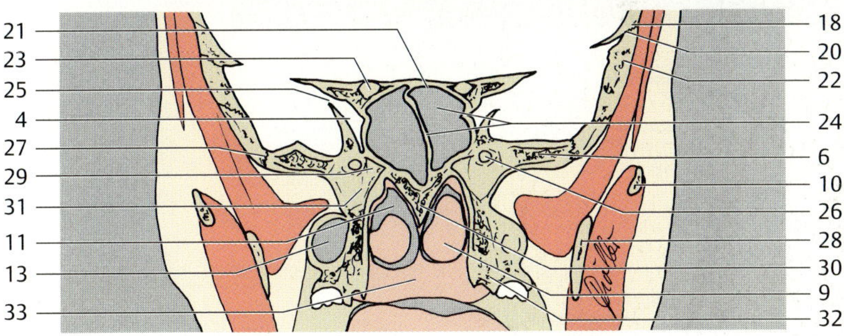

1 Os frontale
2 Sinus sphenoidalis (Recessus)
3 Os sphenoidale (Ala minor)
4 Orbitatrichter
5 Cellulae ethmoidales (posteriores)
6 Os sphenoidale (Ala major)
7 Concha nasalis media
8 Concha nasalis superior
9 Fissura orbitalis inferior
10 Os zygomaticum
11 Nasenhaupthöhle (Meatus nasi communis)
12 Nasenseptum (Palatum perpendiculare)
13 Oberkieferhöhle (Sinus maxillaris)
14 Meatus nasi inferior
15 Concha nasalis inferior (Os turbinale)
16 Os palatinum (Planum horizontale)
17 Maxilla (Processus alveolaris)
18 Os parietale
19 kavernöser Schwellkörper der Concha nasalis inferior
20 Sutura squamosa
21 Planum sphenoidale
22 Os temporale (Pars squamosa)
23 Canalis opticus
24 Sinus sphenoidalis mit Septum
25 Fissura orbitalis superior
26 Foramen rotundum
27 Sutura sphenosquamosa
28 Mandibula (Corpus und Ramus)
29 Canalis pterygoideus
30 Os ethmoidale (Septum nasi)
31 Fossa pterygopalatina
32 Processus pterygoideus
33 Palatum molle

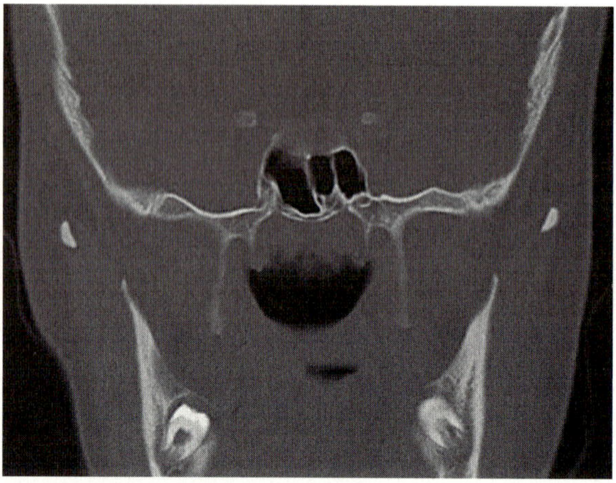

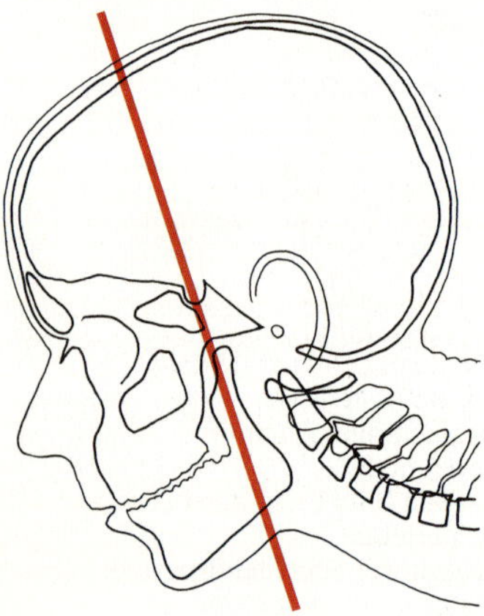

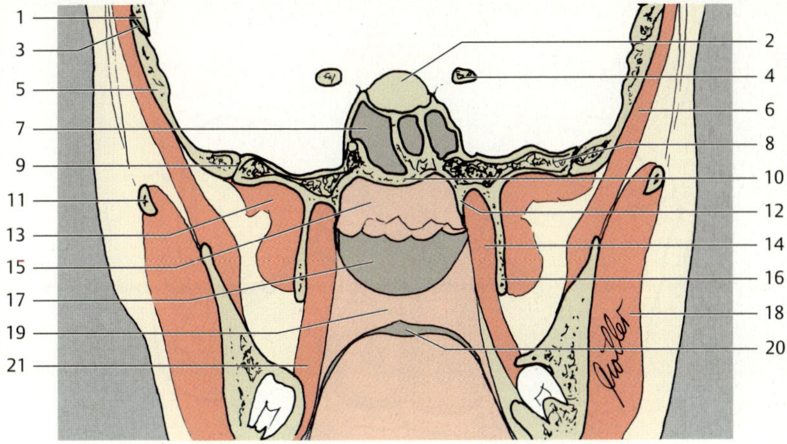

1 Os parietale
2 Sella turcica
3 Sutura squamosa
4 Processus clinoideus anterior (Os sphenoidale)
5 Os temporale (Pars squamosa)
6 M. temporalis
7 Sinus sphenoidalis
8 Os temporale (mit Tuberculum articulare)
9 Sutura sphenosquamosa
10 Os sphenoidale
11 Arcus zygomaticus
12 Processus pterygoideus (Lamina medialis)
13 M. pterygoideus lateralis
14 Fossa pterygoidea
15 Tonsilla pharyngea
16 Processus pterygoideus (Lamina lateralis)
17 Nasopharynx
18 M. masseter
19 Palatum molle
20 Oropharynx (Istmus faucium)
21 M. pterygoideus medialis

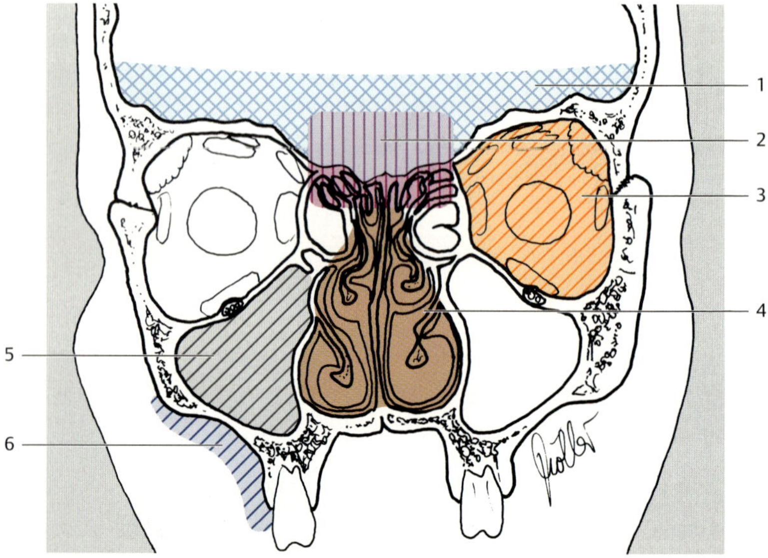

1 vordere Schädelgruppe (Fossa cranii anterior)
2 Rhinobasis
3 Orbita (Augenhöhle)
4 Nasenhöhle (Cavum nasi)
5 Sinus maxillaris (Oberkieferhöhle)
6 Spatium buccale

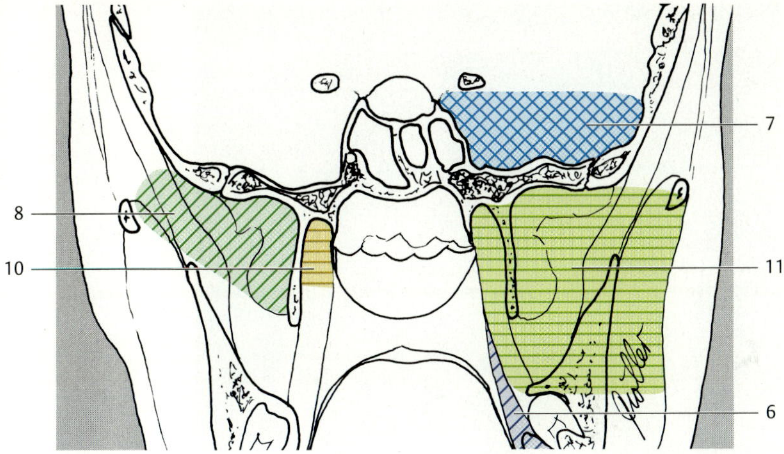

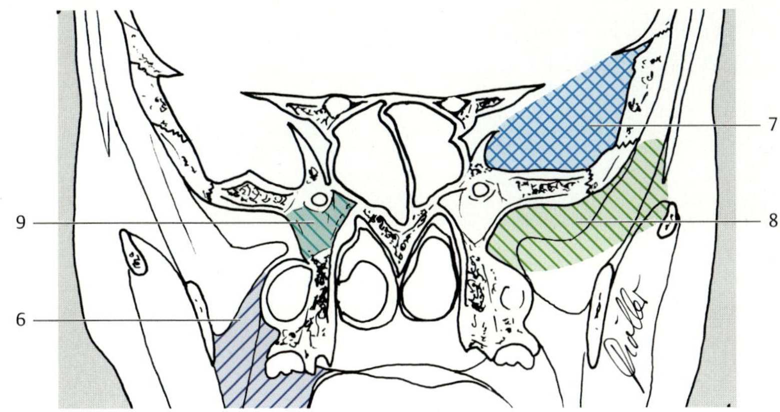

- 6 Spatium buccale
- 7 mittlere Schädelgruppe (Fossa cranii media)
- 8 Fossa infratemporalis
- 9 Fossa pterygoplatina
- 10 Fossa pterygoidea
- 11 Mastikatorraum

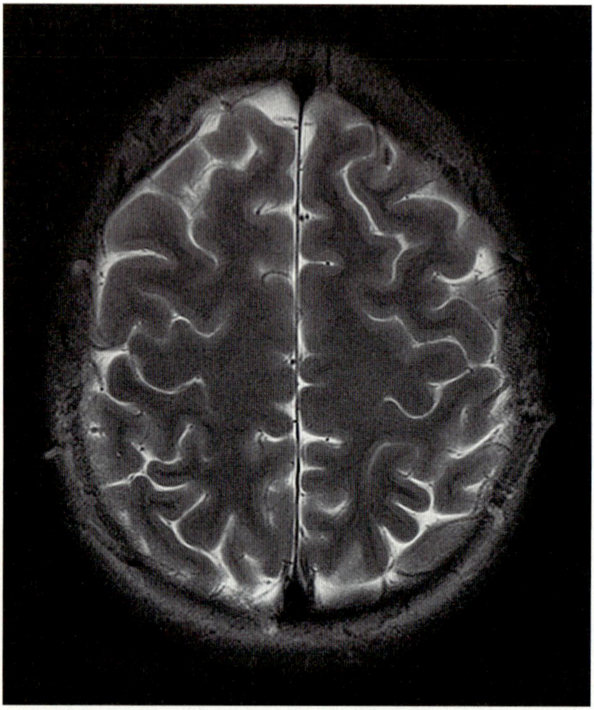

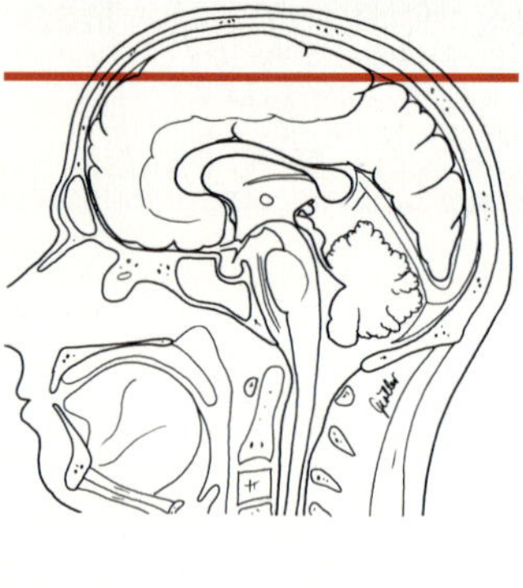

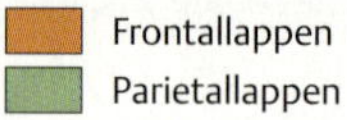
Frontallappen
Parietallappen

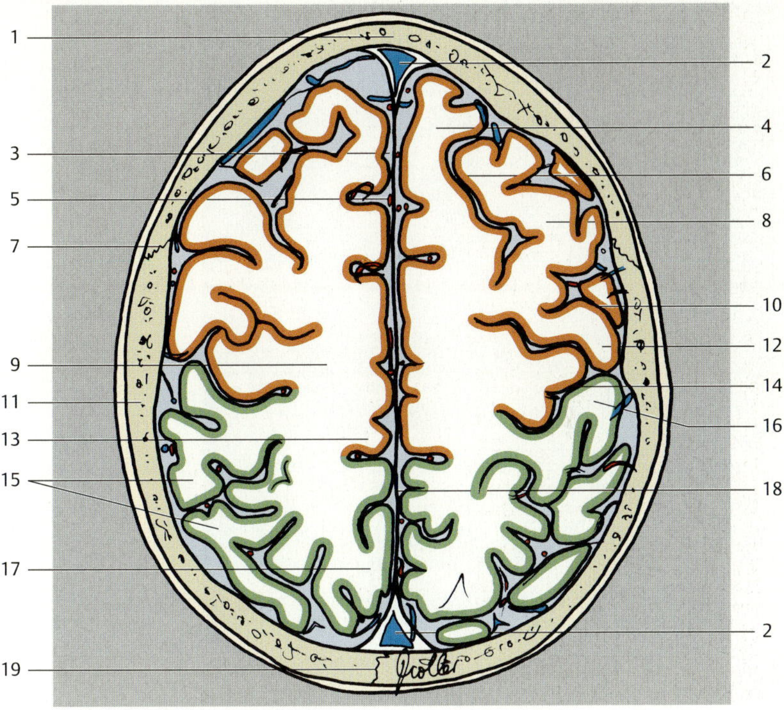

1 Os frontale
2 Sinus sagittalis superior
3 Interhemisphärenspalt
4 Gyrus frontalis superior
5 A. frontalis (posteromedialis)
6 Sulcus frontalis superior
7 Sutura coronalis
8 Gyrus frontalis medius
9 Centrum semiovale
10 Sulcus praecentralis
11 Os parietale
12 Gyrus praecentralis
13 Lobulus paracentralis
14 Sulcus centralis
15 Lobulus parietalis superior
16 Gyrus postcentralis
17 Praecuneus
18 Falx cerebri
19 Sutura sagittalis

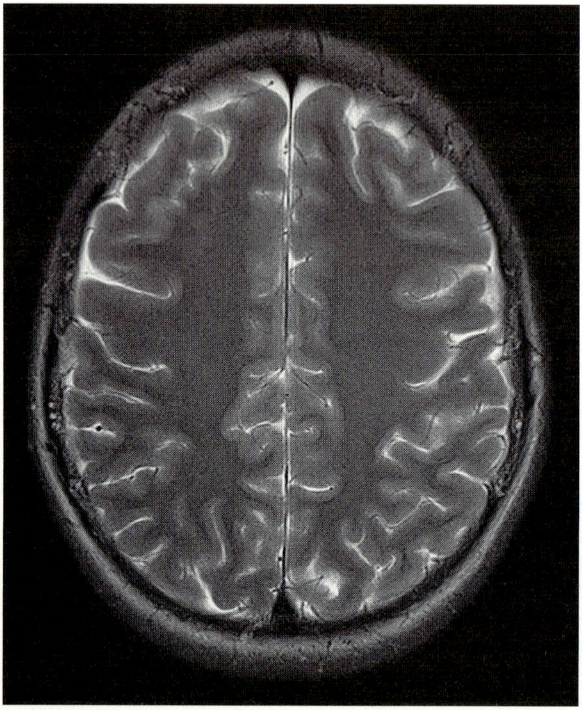

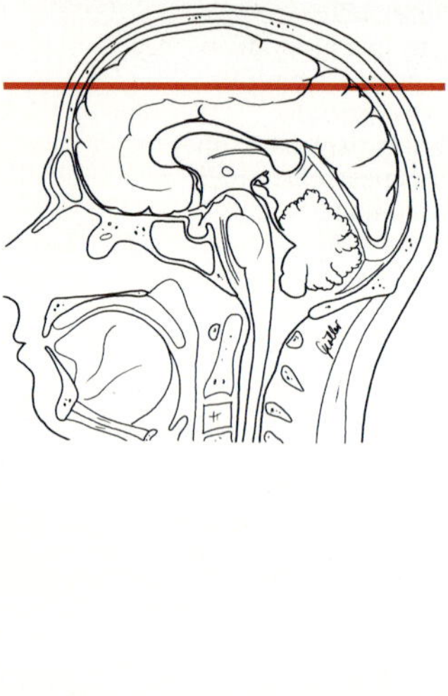

Frontallappen
Parietallappen
Okzipitallappen

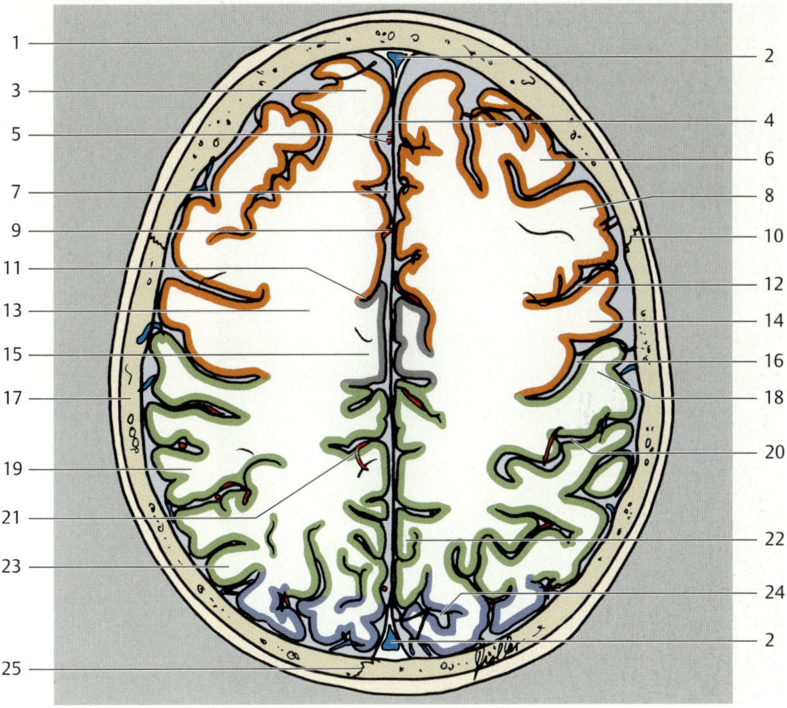

1 Os frontale
2 Sinus sagittalis superior
3 Gyrus frontalis superior
4 Falx cerebri
5 A. frontalis (mediomedialis)
6 Gyrus frontalis medius
7 Interhemisphärenspalt
8 Gyrus frontalis inferior
9 A. callosomarginalis
10 Sutura coronalis
11 Sulcus cinguli
12 Sulcus praecentralis
13 Centrum semiovale
14 Gyrus praecentralis
15 Gyrus cinguli und Cingulum
16 Sulcus centralis
17 Os parietale
18 Gyrus postcentralis
19 Gyrus supramarginalis
20 Sulcus postcentralis
21 A. paracentralis
22 Praecuneus
23 Gyrus angularis
24 Sulcus parietooccipitalis
25 Sutura sagittalis

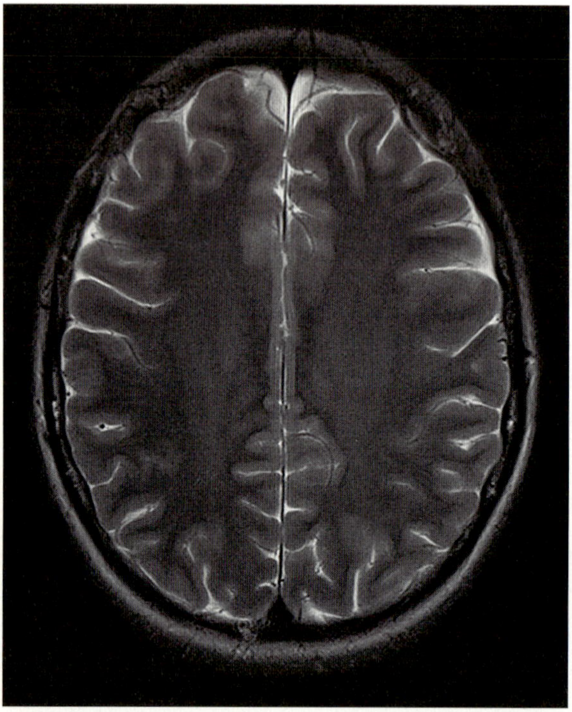

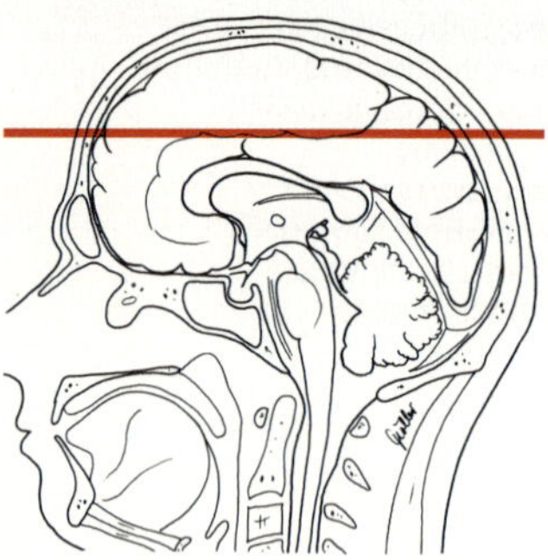

Frontallappen
Parietallappen
Okzipitallappen

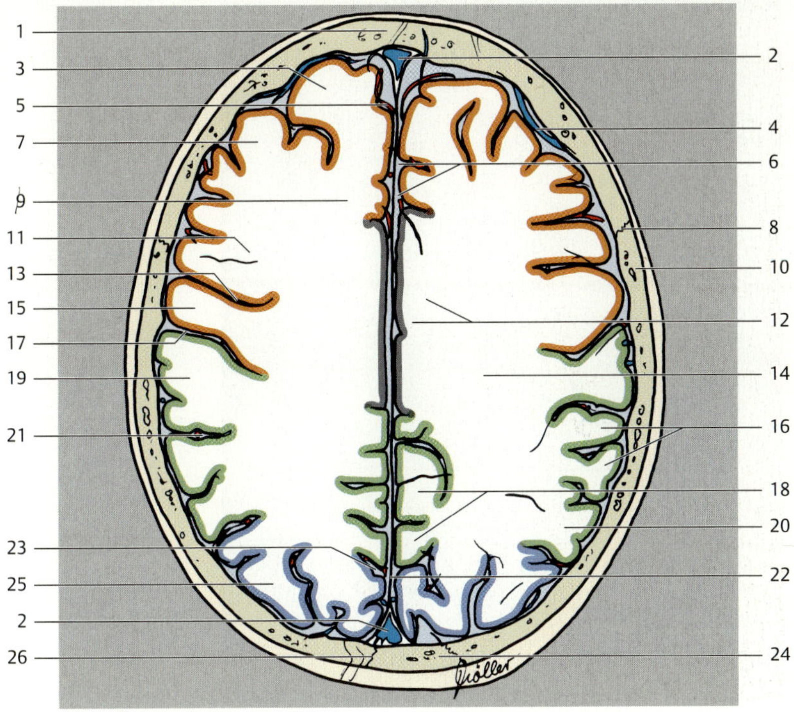

1 Os frontale
2 Sinus sagittalis superior
3 Gyrus frontalis superior
4 V. cerebri superior
5 A. frontalis (mediomedialis)
6 Interhemisphärenspalt
7 Gyrus frontalis medius
8 Sutura coronalis
9 A. callosomarginalis
10 Os parietale
11 Gyrus frontalis inferior
12 Gyrus cinguli und Cingulum
13 Sulcus praecentralis
14 Centrum semiovale
15 Gyrus praecentralis
16 Gyrus supramarginalis
17 Sulcus centralis
18 Praecuneus
19 Gyrus postcentralis
20 Gyrus angularis
21 Sulcus postcentralis
22 Falx cerebri
23 Sulcus parietooccipitalis
24 Os occipitale
25 Gyri occipitales
26 Sutura lambdoidea

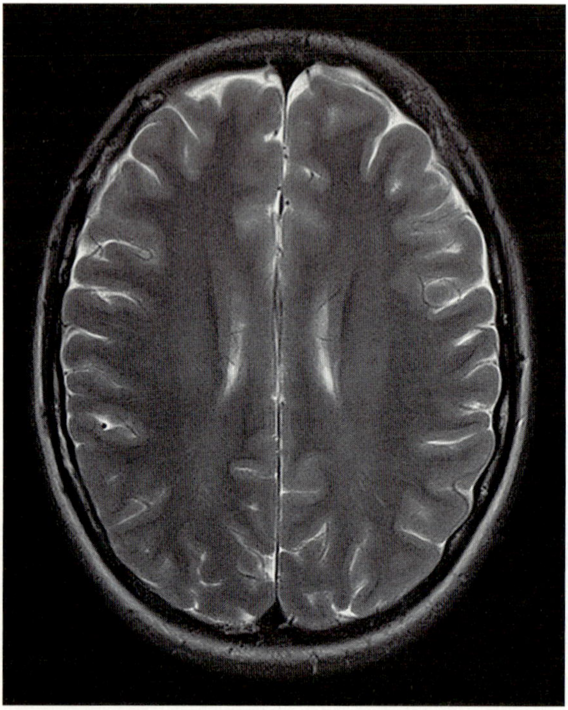

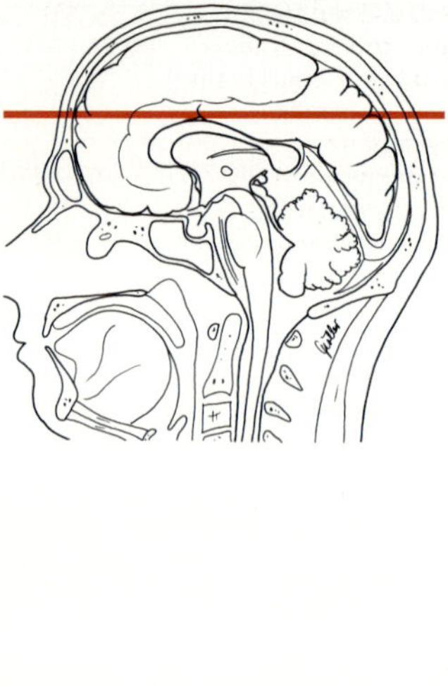

Frontallappen
Parietallappen
Okzipitallappen

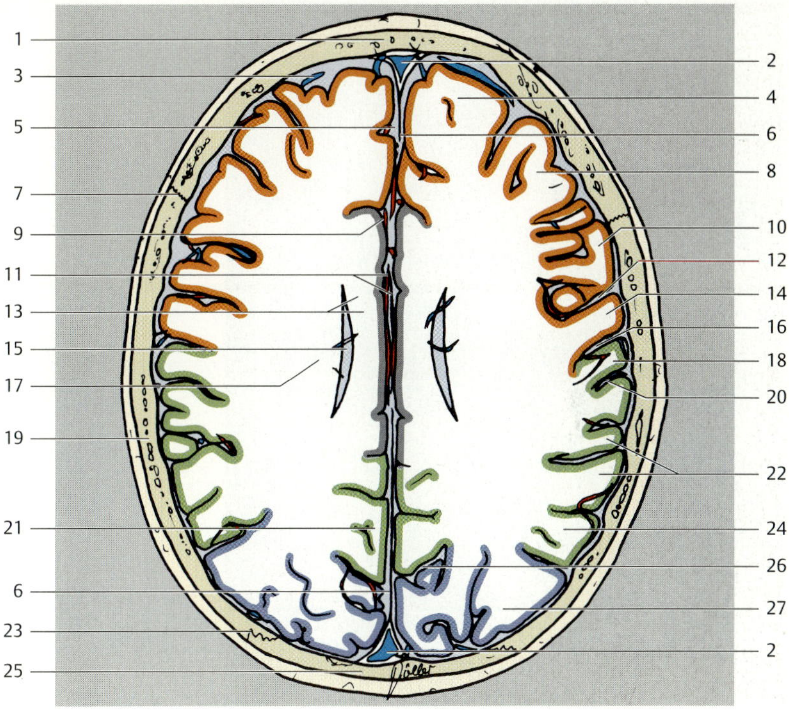

1 Os frontale
2 Sinus sagittalis superior
3 V. cerebri superior
4 Gyrus frontalis superior
5 Interhemisphärenspalt
6 Falx cerebri
7 Sutura coronalis
8 Gyrus frontalis medius
9 A. callosomarginalis
10 Gyrus frontalis inferior
11 A. pericallosa
12 Sulcus praecentralis
13 Gyrus cinguli und Cingulum
14 Gyrus praecentralis
15 Ventriculus lateralis (Cella media)
16 Sulcus centralis
17 Corona radiata
18 Gyrus postcentralis
19 Os parietale
20 Sulcus postcentralis
21 Praecuneus
22 Gyrus supramarginalis
23 Sutura lambdoidea
24 Gyrus angularis
25 Os occipitale
26 Sulcus parietooccipitalis
27 Gyri occipitales

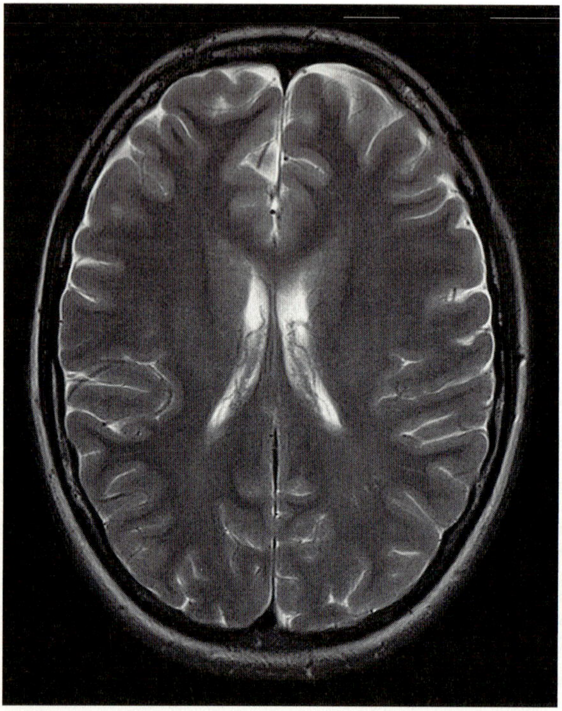

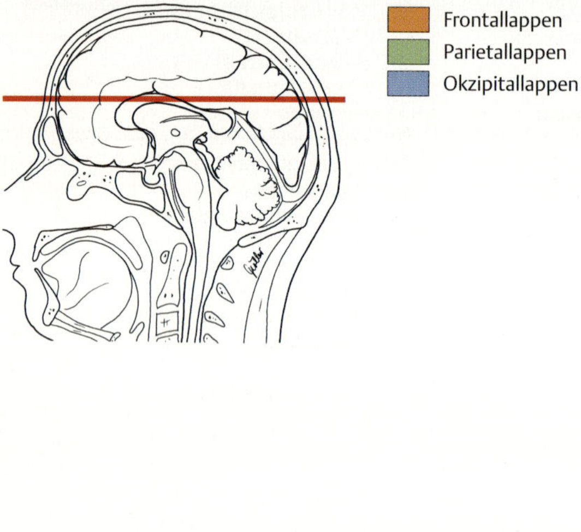
Frontallappen
Parietallappen
Okzipitallappen

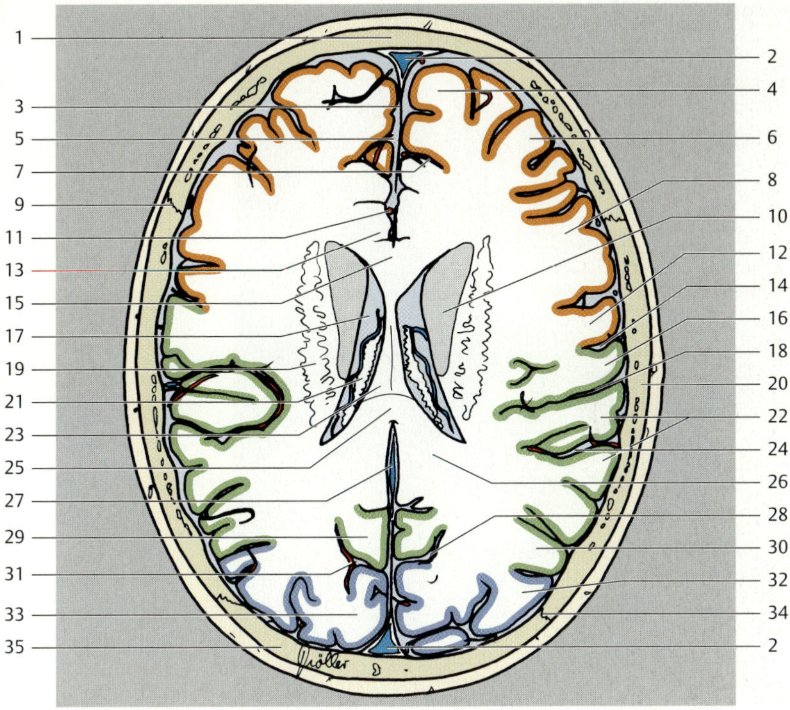

1 Os frontale
2 Sinus sagittalis superior
3 Falx cerebri
4 Gyrus frontalis superior
5 Interhemisphärenspalt
6 Gyrus frontalis medius
7 Sulcus cinguli
8 Gyrus frontalis inferior
9 Sutura coronalis
10 Caput nuclei caudati
11 A. pericallosa
12 Gyrus praecentralis
13 Gyrus cinguli
14 Sulcus centralis
15 Corpus callosum, Genu
16 Gyrus postcentralis
17 Ventriculus lateralis
18 Sulcus lateralis
19 Corona radiata
20 Os parietale
21 Plexus choroideus
22 Gyrus supramarginalis
23 Fornix
24 Sulcus lateralis (Ramus posterior)
25 Corpus callosum, Splenium
26 Forceps occipitalis (major)
27 Sinus sagittalis inferior
28 Sulcus parietooccipitalis
29 Praecuneus
30 Gyrus angularis
31 A. parietooccipitalis
32 Gyri occipitales
33 Cuneus
34 Sutura lambdoidea
35 Os occipitale

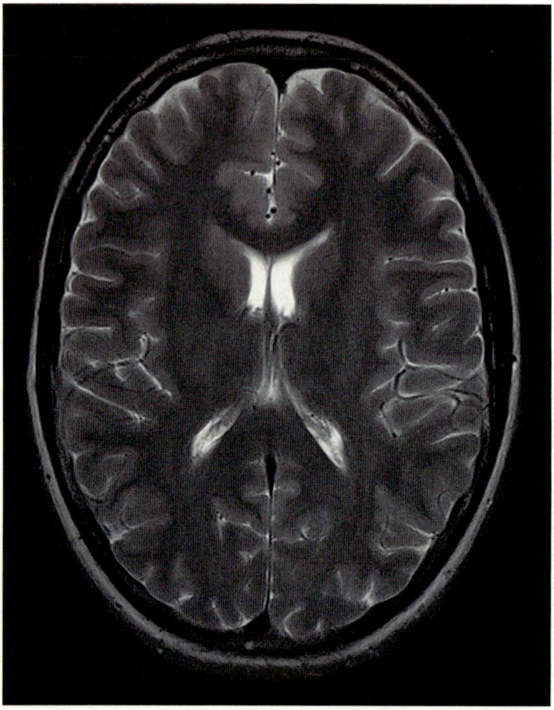

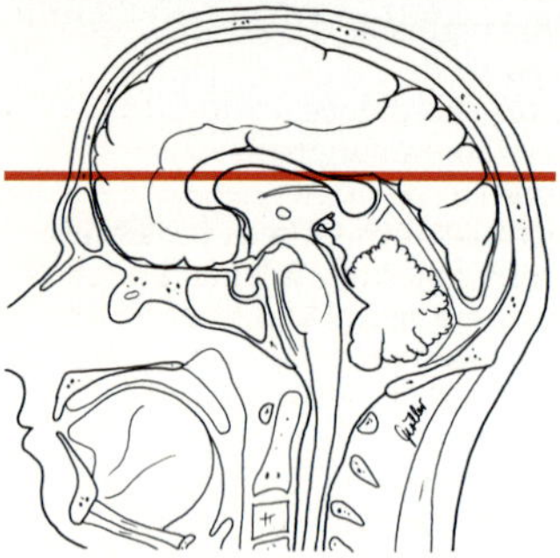

Frontallappen

Temporallappen

Parietallappen

Okzipitallappen

1 Os frontale
2 Sinus sagittalis superior
3 Falx cerebri
4 Gyrus frontalis superior
5 Sulcus cinguli
6 Gyrus cinguli
7 A. pericallosa
8 Gyrus frontalis medius
9 Corpus callosum, Genu
10 Ventriculus lateralis, Cornu frontale
11 Caput nuclei caudati

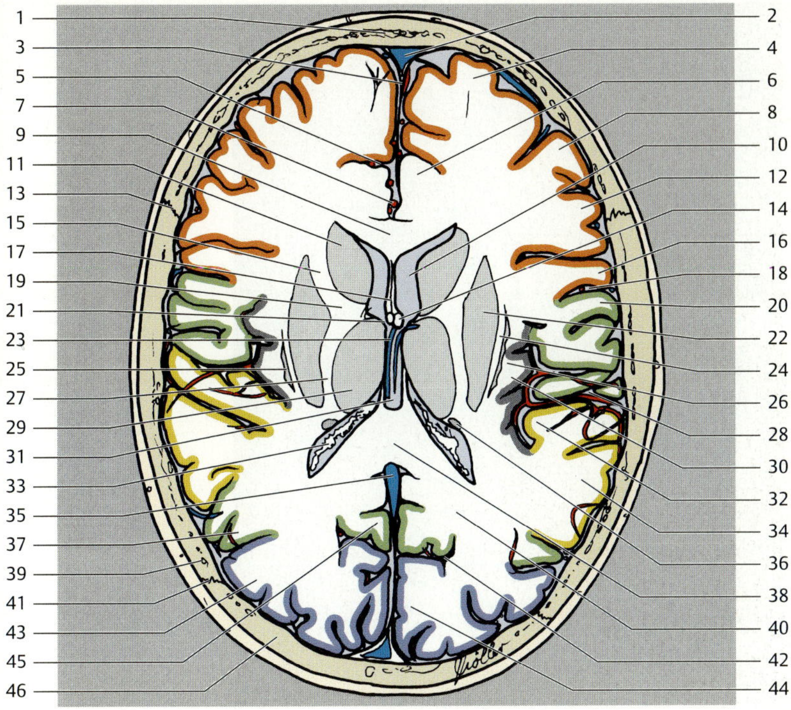

12 Gyrus frontalis inferior
13 Sutura coronalis
14 Fornix (Columna)
15 Capsula interna (vorderer Schenkel)
16 Gyrus praecentralis
17 Cavum septum pellucidi
18 Sulcus centralis
19 Capsula interna (Genu)
20 Gyrus postcentralis
21 Foramen interventriculare (Monroi)
22 Putamen
23 V. cerebri interna
24 Capsula externa
25 Claustrum
26 Capsula extrema
27 Capsula interna (hinterer Schenkel)
28 Sulcus lateralis (Fissura Sylvii)
29 Thalamus
30 Insula
31 III. Ventrikel (Recessus suprapinealis)
32 Gyrus temporalis transversus Heschl-Querwindung
33 Plexus choroideus im Trigonum des Hinterhorns des Ventriculus lateralis
34 Gyrus temporalis superior
35 V. cerebri magna
36 Cauda nuclei caudati
37 Gyrus angularis
38 Corpus callosum, Splenium
39 Os parietale
40 Forceps occipitalis (major)
41 Sutura lambdoidea
42 Sulcus parietooccipitalis
43 Gyri occipitales
44 Cuneus
45 Praecuneus
46 Os occipitale

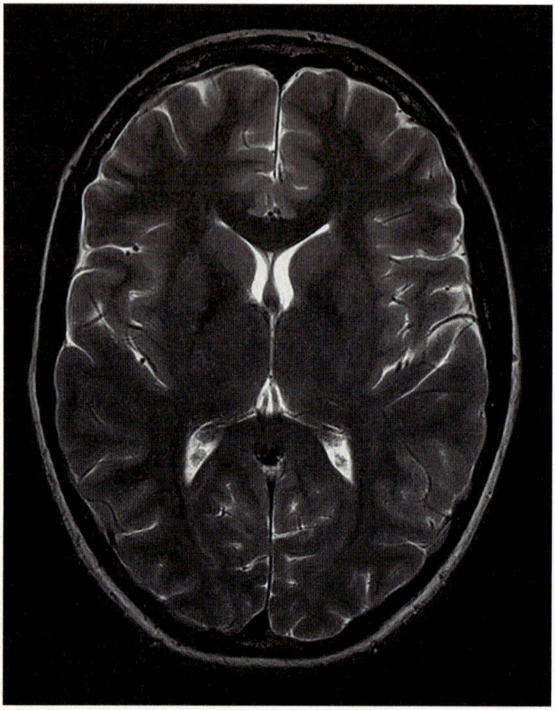

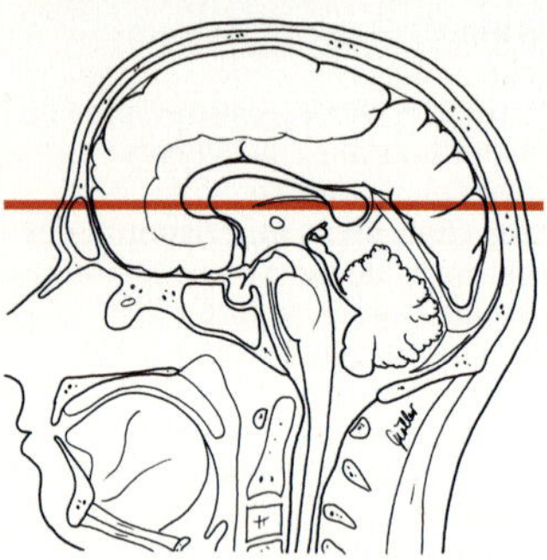

Frontallappen
Temporallappen
Parietallappen
Okzipitallappen

1 Os frontale
2 Sinus sagittalis superior
3 Falx cerebri
4 Gyrus frontalis superior
5 Gyrus cinguli
6 Gyrus frontalis medius
7 A. pericallosa
8 Sutura coronalis
9 Corpus callosum, Genu
10 Gyrus frontalis inferior

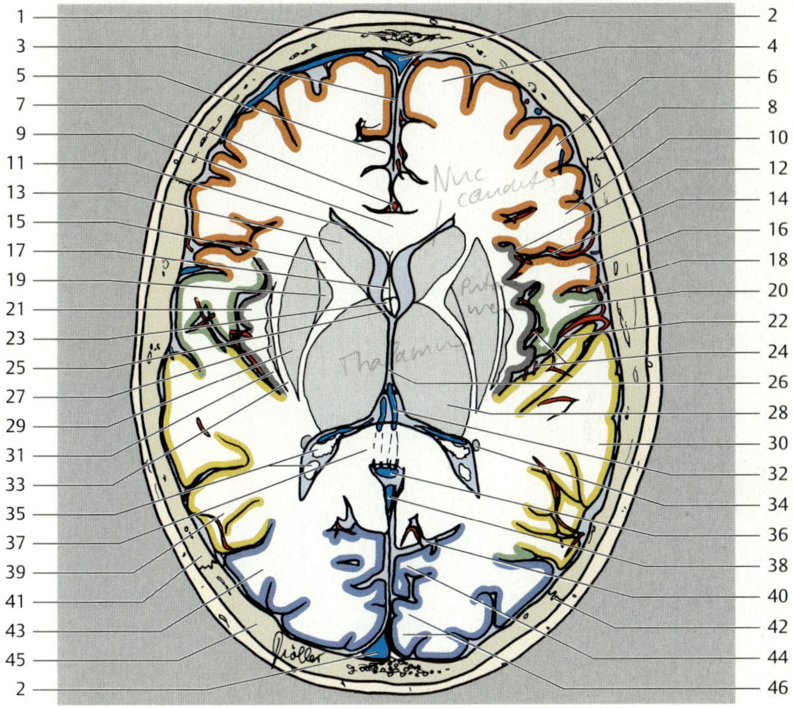

11 Ventriculus lateralis, Cornu frontale
12 Sulcus circularis insulae
13 Caput nuclei caudati
14 Sulcus lateralis
15 Capsula interna (vorderer Schenkel)
16 Gyrus praecentralis
17 Cavum septum pellucidi
18 Sulcus centralis
19 Globus pallidus
20 Gyrus postcentralis
21 Insula
22 Cisterna insularis
23 Fornix (Columna)
24 Aa. insulares
25 Foramen interventriculare (Monroi)
26 III. Ventrikel
27 Claustrum
28 Thalamus
29 Putamen
30 Gyrus temporalis superior
31 Capsula extrema
32 Vena cerebri interna
33 Capsula externa
34 Cauda nuclei caudati
35 Plexus choroideus im Trigonum des Hinterhorns des Ventriculus lateralis
36 V. cerebri magna
37 Corpus callosum, Splenium
38 Sinus rectus
39 Gyrus temporalis medius
40 Sulcus parietooccipitalis
41 Os parietale
42 Sutura lambdoidea
43 Gyri occipitales
44 Cuneus
45 Os occipitale
46 Area striata

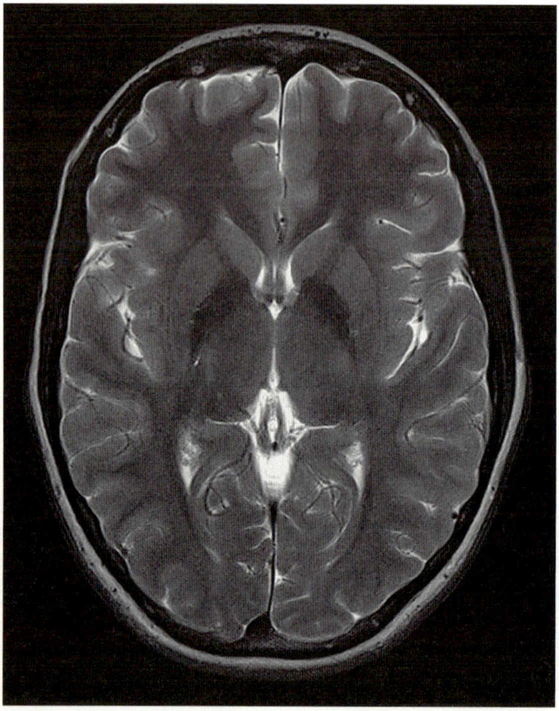

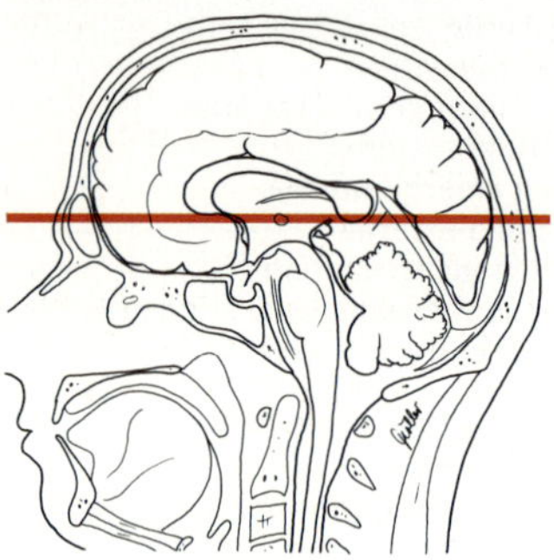

Frontallappen
Temporallappen
Parietallappen
Okzipitallappen

1 Os frontale
2 Sinus sagittalis superior
3 Falx cerebri
4 Gyrus frontalis superior
5 Gyrus cinguli
6 Gyrus frontalis medius
7 A. cerebri anterior
8 Sutura coronalis
9 Ventriculus lateralis, Cornu frontale

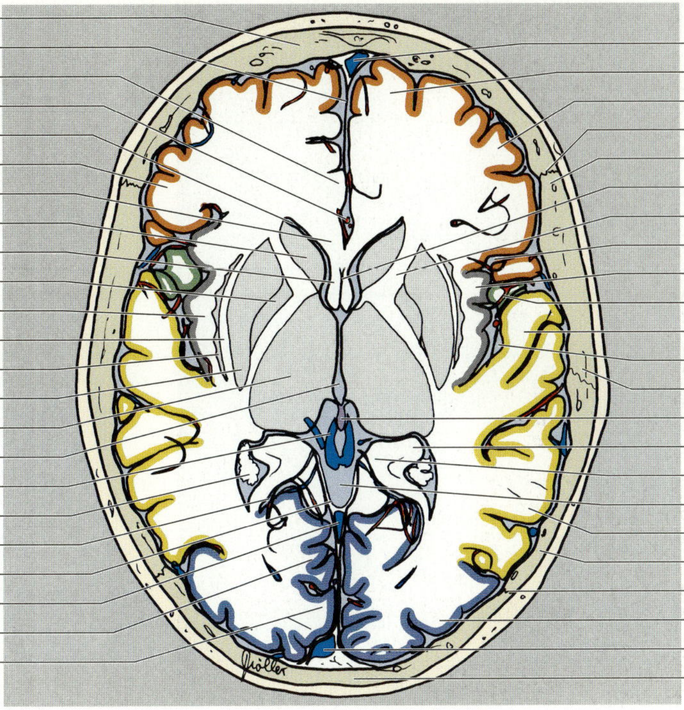

10 Os parietale
11 Gyrus frontalis inferior
12 Cavum septum pellucidi
13 Corpus callosum
14 Capsula interna (vorderer Schenkel)
15 Caput nuclei caudati
16 Sulcus lateralis
17 Fornix
18 Insula
19 Pallidum
20 Aa. insulares
21 Capsula extrema
22 Gyrus temporalis superior
23 Capsula externa
24 Cisterna insularis
25 Claustrum
26 Os temporale
27 Putamen
28 Epiphyse
29 Thalamus
30 Hippocampus
31 III. Ventrikel
32 Uncus gyri parahippocampalis
33 V. cerebri interna und V. cerebri magna
34 Cisterna cerebelli superior
35 Plexus choroideus im Trigonum des Hinterhorns des Ventriculus lateralis
36 Gyrus temporalis medius
37 A. parietooccipitalis
38 Os parietale
39 Tentorium cerebelli
40 Sutura lambdoidea
41 Sinus rectus
42 Gyri occipitales
43 Cuneus
44 Os occipitale
45 Area striata

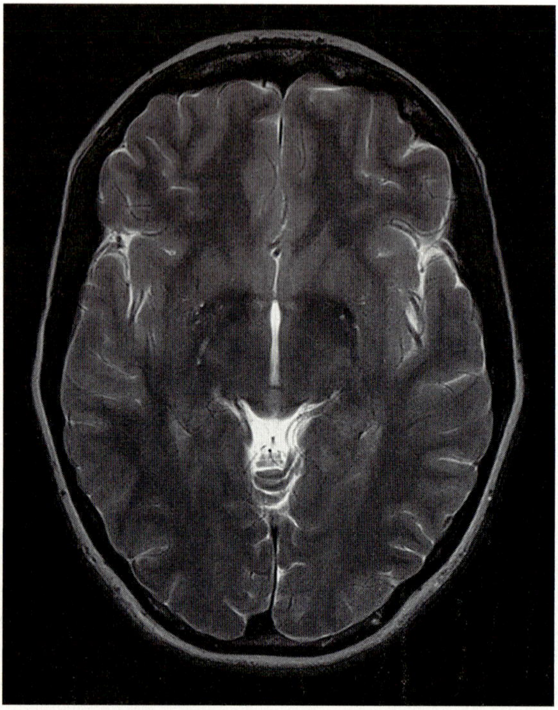

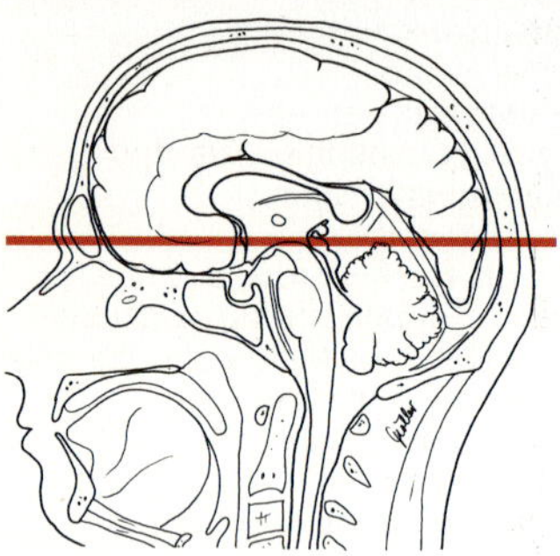

Frontallappen
Temporallappen
Okzipitallappen
Zerebellum
Mesenzephalon

1 Os frontale
2 Gyrus frontalis superior
3 Gyrus cinguli
4 Falx cerebri
5 A. cerebri anterior
6 Gyrus frontalis medius
7 Gyrus frontalis inferior
8 Caput nuclei caudati
9 Sulcus lateralis

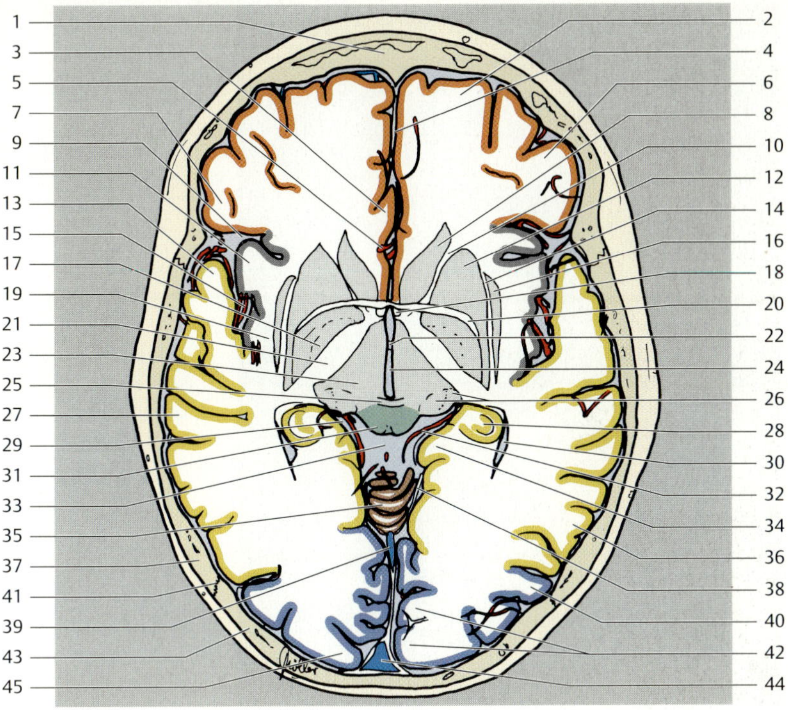

10 Capsula interna (Crus anterius, vorderer Schenkel)
11 Insula
12 Putamen
13 Gyrus temporalis superior
14 Capsula externa
15 Aa. insulares
16 Claustrum
17 Globus pallidus (Pars lateralis und medialis)
18 Fornix
19 Capsula extrema
20 Commissura anterior
21 Capsula interna (Crus posterius, hinterer Schenkel)
22 Adhaesio interthalamica
23 Thalamus
24 III. Ventrikel
25 Commissura posterior
26 Corpus geniculatum mediale und laterale
27 Gyrus temporalis medius
28 Hippocampus
29 Cisterna ambiens
30 Ventriculus lateralis, Cornu temporale
31 Colliculus cranialis
32 V. basalis (Rosenthal)
33 Cisterna laminae quadrigeminae
34 Uncus gyri parahippocampalis
35 Vermis cerebelli (des Lobulus cerebellaris superior)
36 Gyrus temporalis inferior
37 Os temporale
38 Tentorium cerebelli
39 Sinus rectus
40 Gyri occipitales
41 Sutura lambdoidea
42 Area striata
43 Os occipitale
44 Sinus sagittalis superior
45 Okzipitalpol

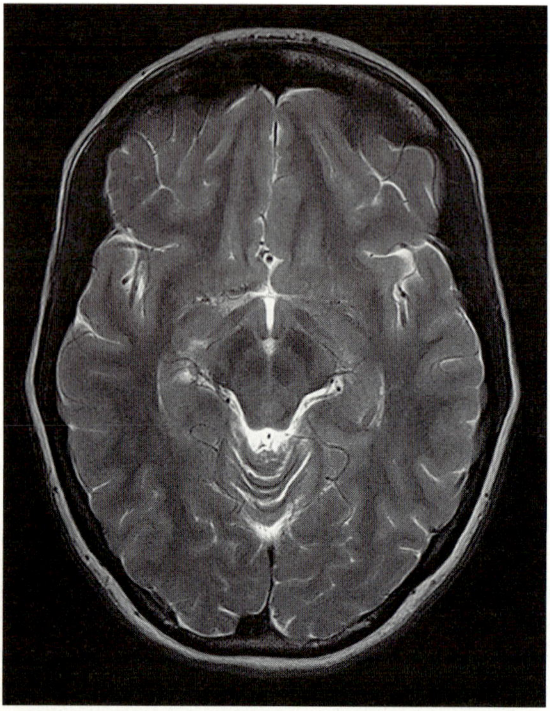

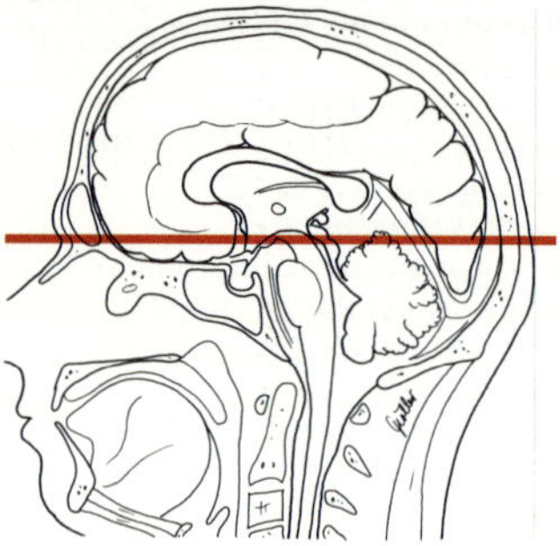

- Frontallappen
- Temporallappen
- Okzipitallappen
- Zerebellum
- Mesenzephalon

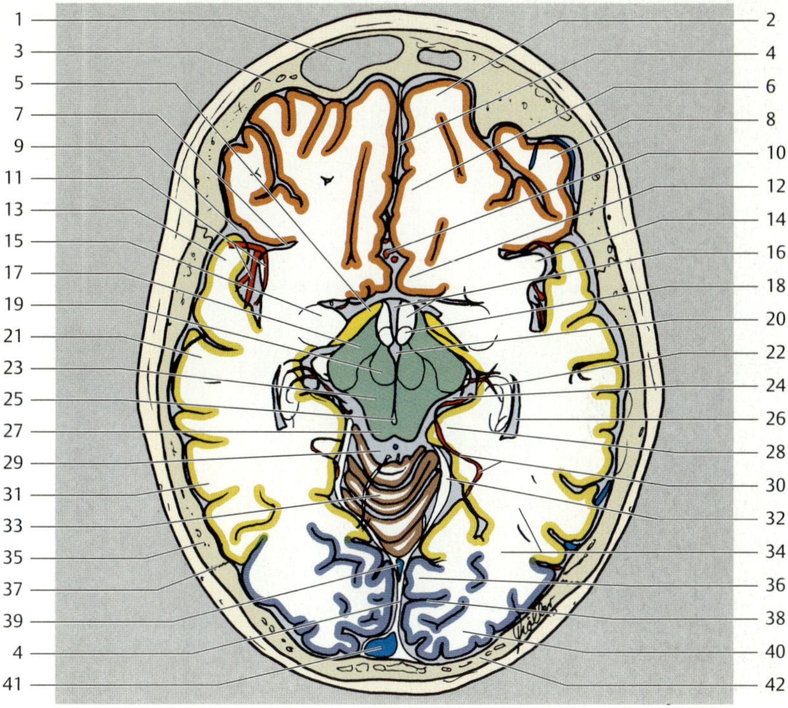

1 Sinus frontalis
2 Gyrus frontalis superior
3 Os frontale
4 Falx cerebri
5 Tractus opticus
6 Gyrus cinguli
7 Sulcus circularis insulae
8 Gyrus frontalis medius
9 Sulcus lateralis
10 A. cerebri anterior
11 Aa. insulares
12 Area subcallosa
13 Gyrus temporalis superior
14 Insula
15 Nucleus amygdaloideus
16 III. Ventrikel (Recessus opticus) und Hypothalamus
17 Pedunculus cerebri (Crus cerebri)
18 Corpus mamillare
19 Nucleus ruber
20 Fossa interpeduncularis
21 Gyrus temporalis medius
22 Hippocampus
23 Tegmentum mesencephali
24 Cisterna ambiens
25 Aquaeductus mesencephali
26 Ventriculus lateralis, Cornu temporale
27 Colliculus caudalis
28 Uncus gyri parahippocampalis
29 Cisterna laminae quadrigeminae
30 A. cerebri posterior
31 Gyrus temporalis inferior
32 Tentorium cerebelli
33 Lobulus cerebellaris superior
34 Sehstrahlung
35 Os temporale
36 Area striata
37 Sutura lambdoidea
38 Sulcus calcarinus
39 Sinus rectus
40 Okzipitalpol
41 Sinus sagittalis superior
42 Os occipitale

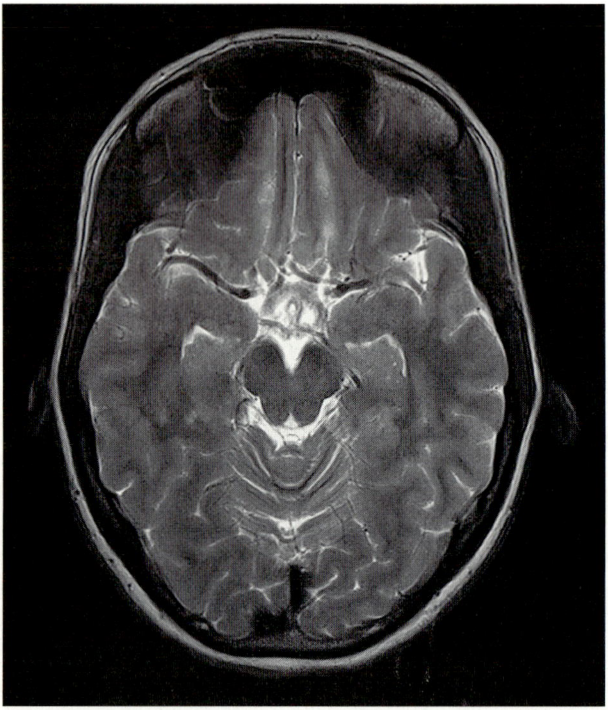

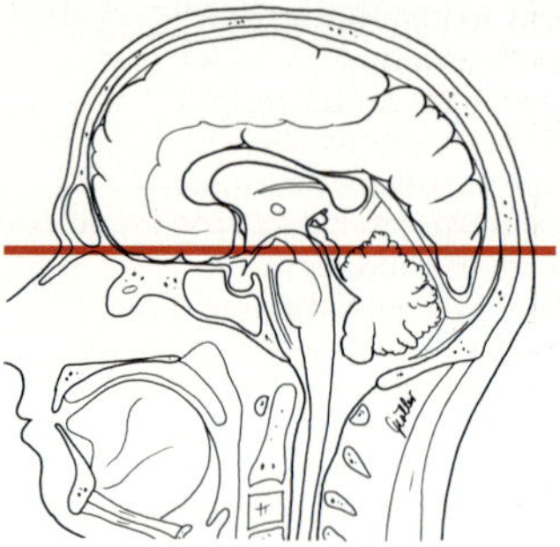

Frontallappen
Temporallappen
Zerebellum
Mesenzephalon

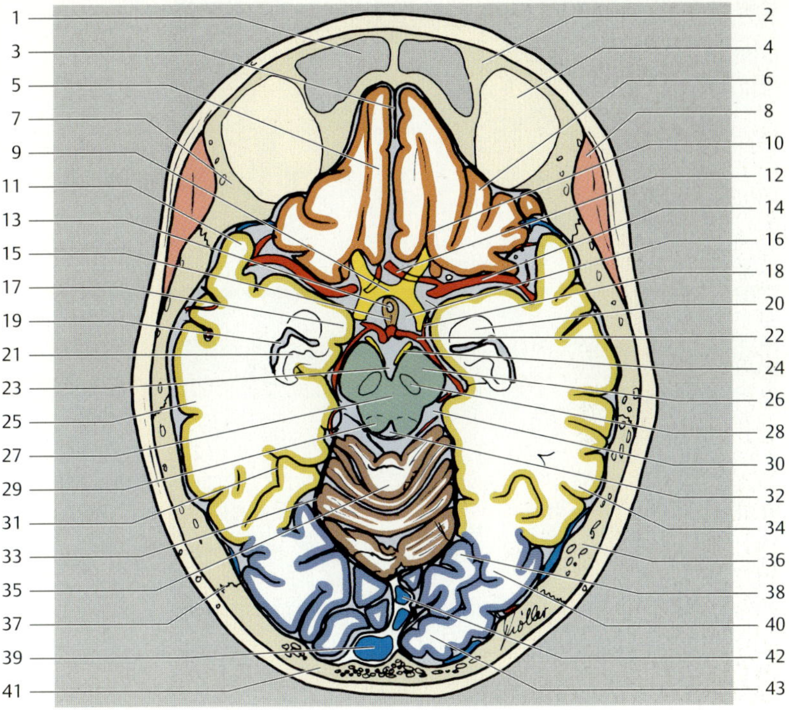

1 Sinus frontalis
2 Os frontale
3 Falx cerebri
4 Orbitadach
5 Gyrus rectus
6 Gyri orbitales
7 Os sphenoidale
8 M. temporalis
9 Chiasma opticum
10 Sulcus olfactorius
11 Gyrus temporalis superior
12 A. cerebri anterior
13 Recessus infundibuli
14 A. cerebri media
15 Hypothalamus
16 Cisterna chiasmatica
17 Uncus gyri parahippocampalis
18 A. communicans posterior
19 Ventriculus lateralis, Cornu temporale
20 Corpus amygdaloideum
21 Hippocampus
22 A. cerebri posterior
23 Cisterna interpeduncularis
24 N. occulomotorius
25 Gyrus temporalis medius
26 Crus cerebri
27 Tegmentum mesencephali
28 Substantia nigra
29 Colliculus caudalis
30 Cisterna ambiens
31 Sulcus collateralis
32 Aquaeductus mesencephali
33 Tentorium cerebelli
34 Gyrus temporalis inferior
35 Lobulus cerebellaris superior
36 Os temporale
37 Sutura lambdoidea
38 Gyrus occipitotemporalis medialis
39 Sinus sagittalis superior
40 Gyrus occipitotemporalis lateralis
41 Os occipitale
42 Sinus rectus
43 Gyri occipitales

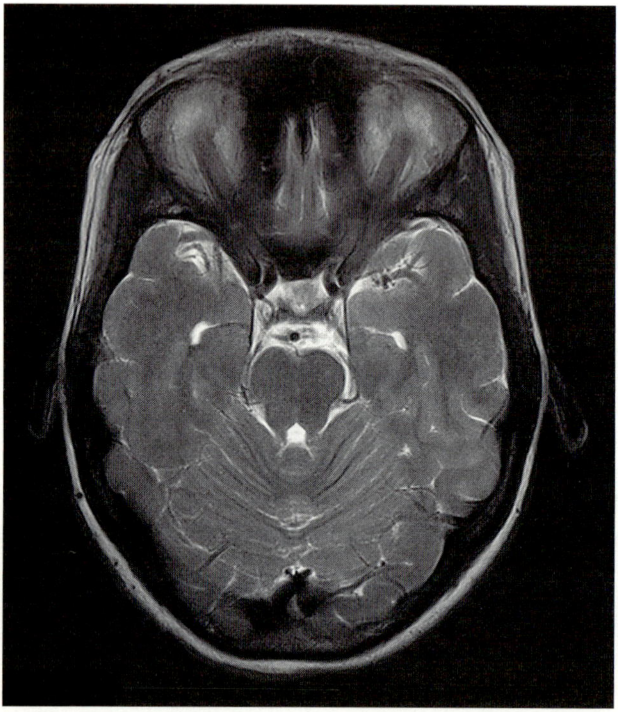

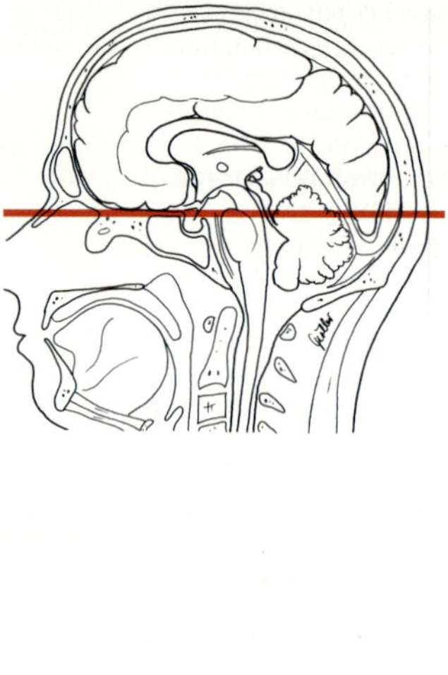

(gelb)	Temporallappen
(blau)	Okzipitallappen
(braun)	Zerebellum
(grün)	Mesenzephalon
(orange)	Pons

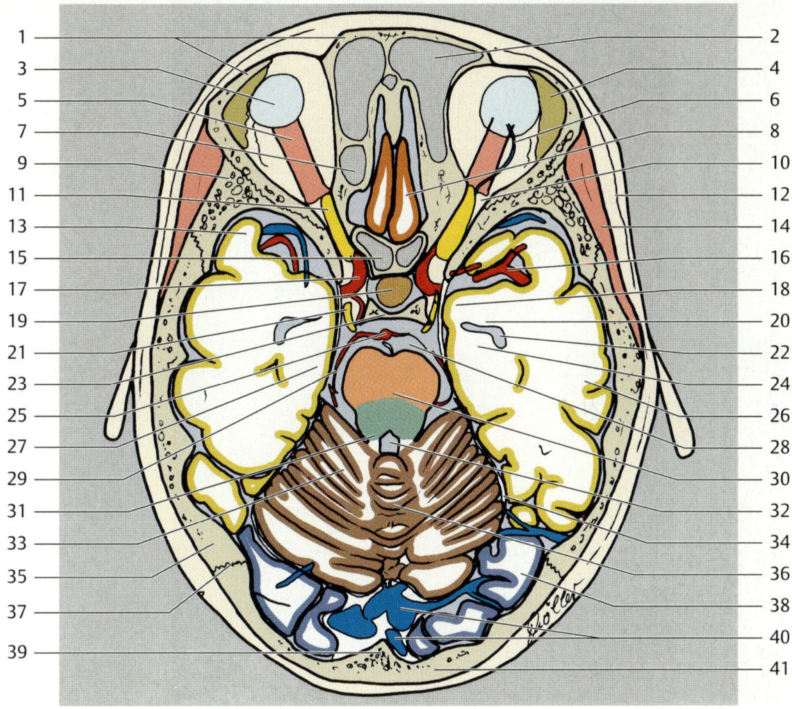

1 Os frontale
2 Sinus frontalis
3 Bulbus oculi
4 Glandula lacrimalis (Tränendrüse)
5 M. rectus superior
6 V. ophthalmica
7 Cellulae ethmoidales (Siebbeinzellen)
8 Gyrus rectus
9 Os sphenoidale
10 Fissura orbitalis superior
11 N. opticus
12 M. temporoparietalis
13 Gyrus temporalis superior
14 M. temporalis
15 Sinus sphenoidalis
16 A. cerebri media
17 A. carotis interna
18 Uncus gyri parahippocampalis
19 Hypophyse
20 Corpus amygdaloideum
21 N. abducens
22 Ventriculus lateralis, Cornu temporale
23 Dorsum sellae
24 Hippocampus
25 A. basilaris
26 Gyrus temporalis medius
27 Gyrus parahippocampalis
28 Präpontine Zisterne
29 A. cerebri posterior
30 Pons
31 Pedunculus cerebellaris cranialis
32 IV. Ventrikel
33 Lobulus cerebellaris superior
34 Tentorium cerebelli
35 Os temporale
36 Vermis cerebelli (des Lobus cranialis anterior)
37 Sutura lambdoidea
38 Gyri occipitales
39 Protuberantia occipitalis interna
40 Confluens sinuum
41 Os occipitale

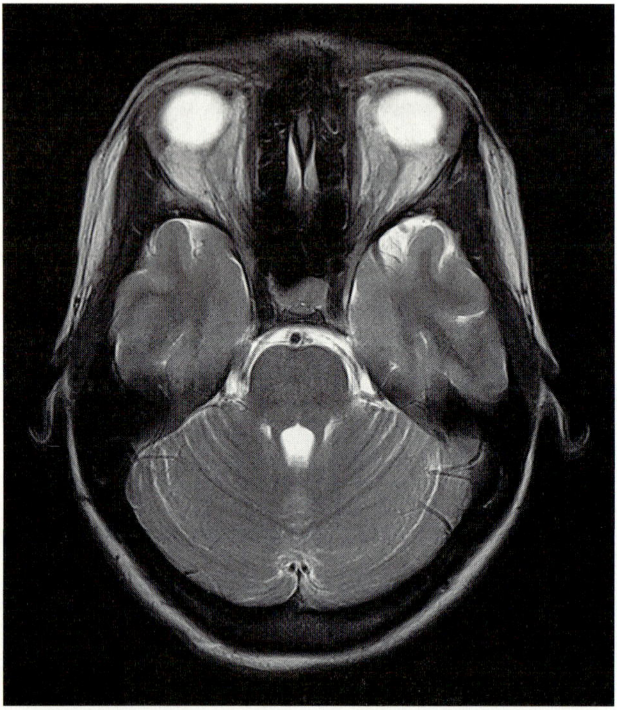

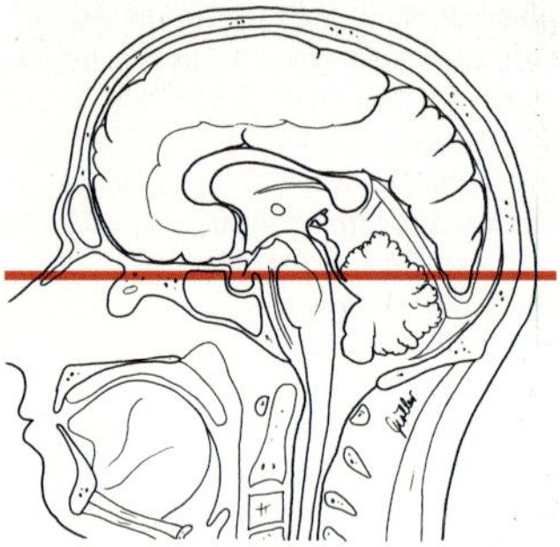

Temporallappen
Okzipitallappen
Zerebellum
Pons

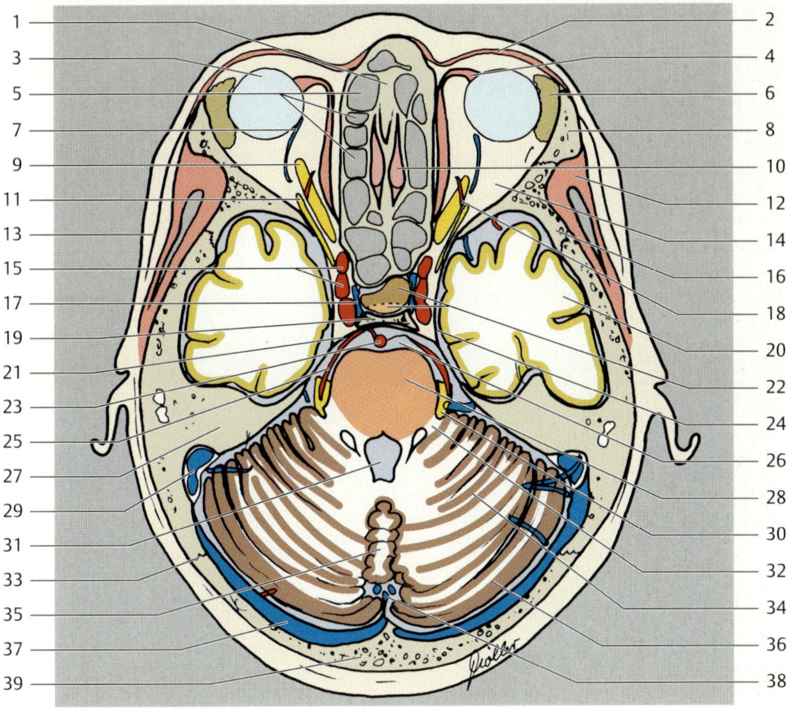

1 Os ethmoidale
2 M. orbicularis oris bzw. M. occipitofrontalis
3 Bulbus oculi
4 M. rectus medialis
5 Cellulae ethmoidales (Siebbeinzellen)
6 Glandula lacrimalis (Tränendrüse)
7 V. ophthalmica
8 Os zygomaticum
9 N. opticus
10 Bulbus olfactorius
11 N. occulomotorius und N. abducens
12 M. temporalis
13 M. temporoparietalis
14 Retroorbitales Fettgewebe
15 A. carotis interna
16 Os sphenoidale
17 Sinus cavernosus
18 A. ophthalmica
19 Dorsum sellae
20 Gyrus temporalis inferior
21 Lig. petroclinoideum posterior
22 Hypophyse (Neuro- und Adenohypophyse)
23 A. basilaris
24 Lig. petroclinoideum anterior
25 A. cerebri posterior
26 Präpontine Zisterne
27 Felsenbein (Os temporale)
28 Pons
29 Sinus sigmoideus
30 N. trigeminus
31 IV. Ventrikel
32 Pedunculus cerebellaris medius
33 Sutura lambdoidea
34 Lobus cranialis (anterior) cerebelli
35 Vermis cerebelli
36 Lobus caudalis (posterior) cerebelli
37 Sinus transversus
38 Sinus occipitalis
39 Os occipitale

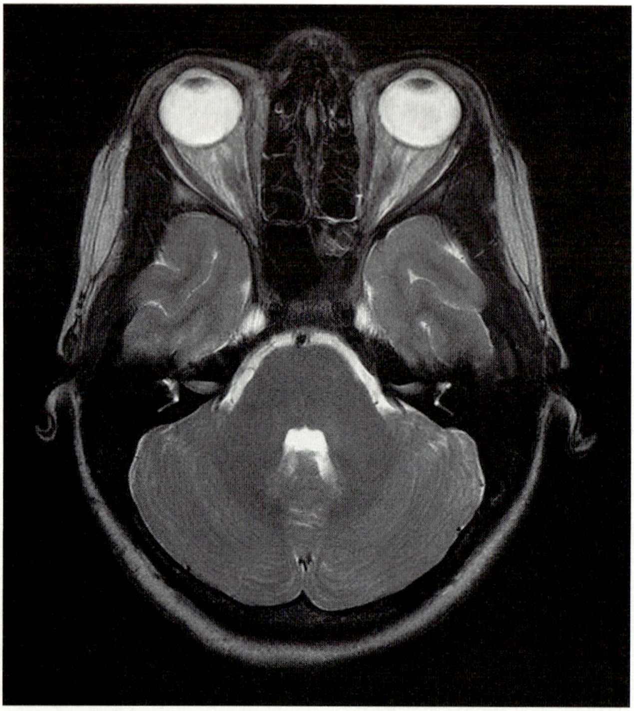

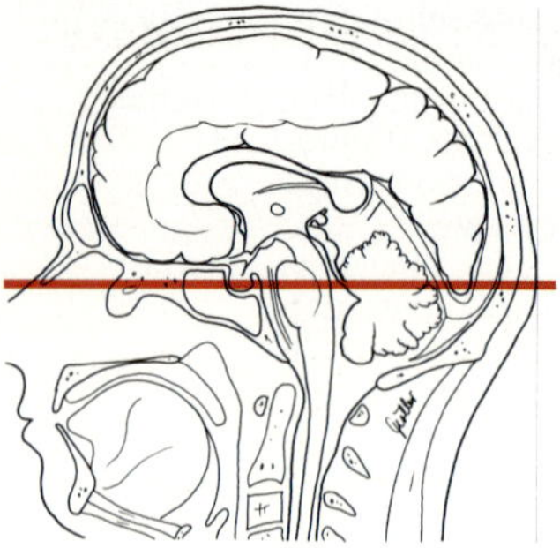

Temporallappen
Zerebellum
Pons

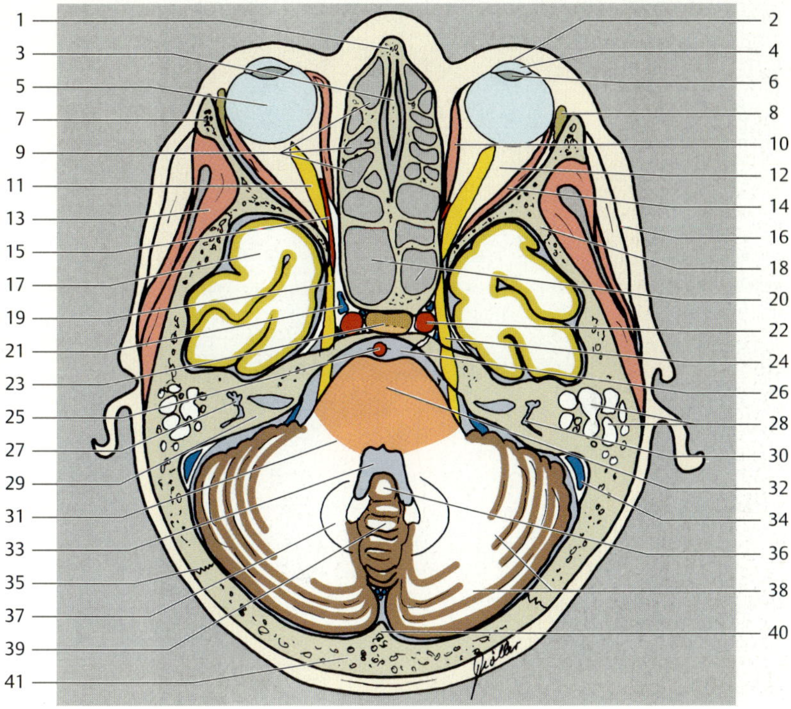

1 Os nasale
2 Hornhaut
3 Septum nasi
4 Vordere Augenkammer
5 Bulbus oculi
6 Linse
7 Os zygomaticum
8 Glandula lacrimalis (Tränendrüse)
9 Cellulae ethmoidales (Siebbeinzellen)
10 M. rectus medialis
11 N. opticus
12 Retroorbitales Fettgewebe
13 M. temporalis
14 M. rectus lateralis
15 A. ophthalmica
16 M. temporoparietalis
17 Pol des Temporallappens
18 Os sphenoidale
19 N. occulomotorius
20 Sinus sphenoidalis (Keilbeinhöhle)
21 Sinus cavernosus
22 A. carotis interna
23 Hypophyse
24 Ganglion trigeminale (Gasseri)
25 A. basilaris
26 präpontine Zisterne
27 Cochlea
28 Cellulae mastoideae (Mastoidzellen)
29 Felsenbein (Os temporale)
30 Canalis semicircularis
31 Pedunculus cerebellaris medius
32 Pons
33 IV. Ventrikel
34 Sinus sigmoideus
35 Sutura lambdoidea
36 Uvula vermis
37 Nucleus dentatus
38 Lobulus caudalis cerebelli
39 Vermis cerebelli
40 Protuberantia occipitalis interna
41 Os occipitale

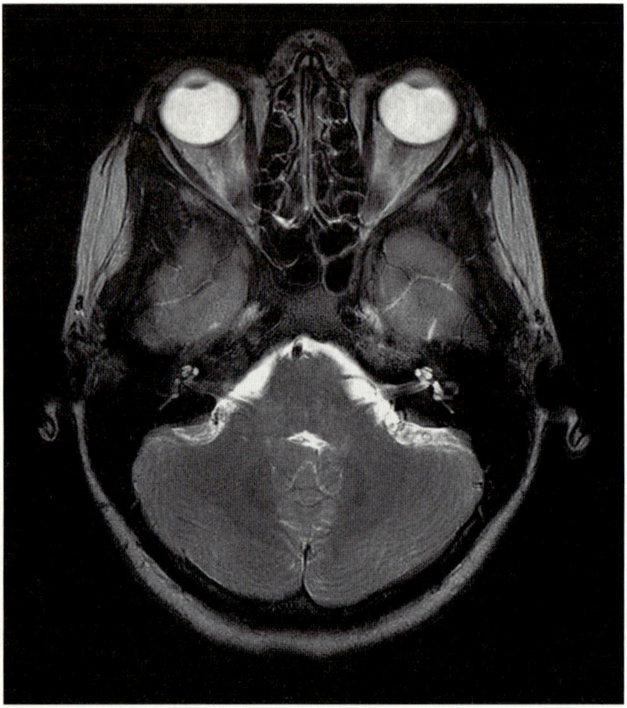

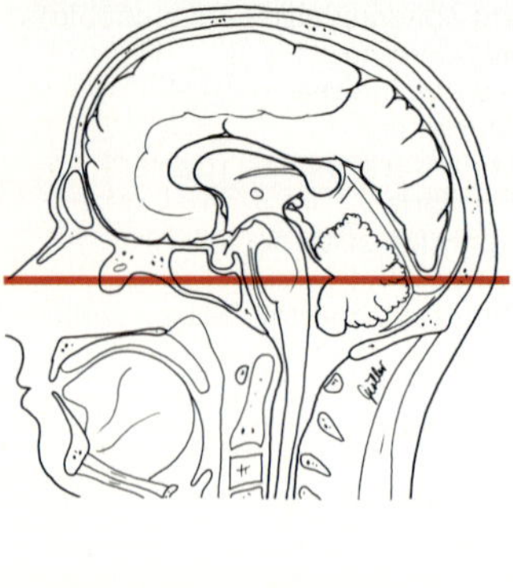

Temporallappen
Zerebellum
Pons

1 Os nasale
2 Hornhaut
3 Cellulae ethmoidales (Siebbeinzellen)
4 vordere Augenkammer
5 Bulbus oculi
6 Linse
7 Os zygomaticum
8 M. rectus medialis

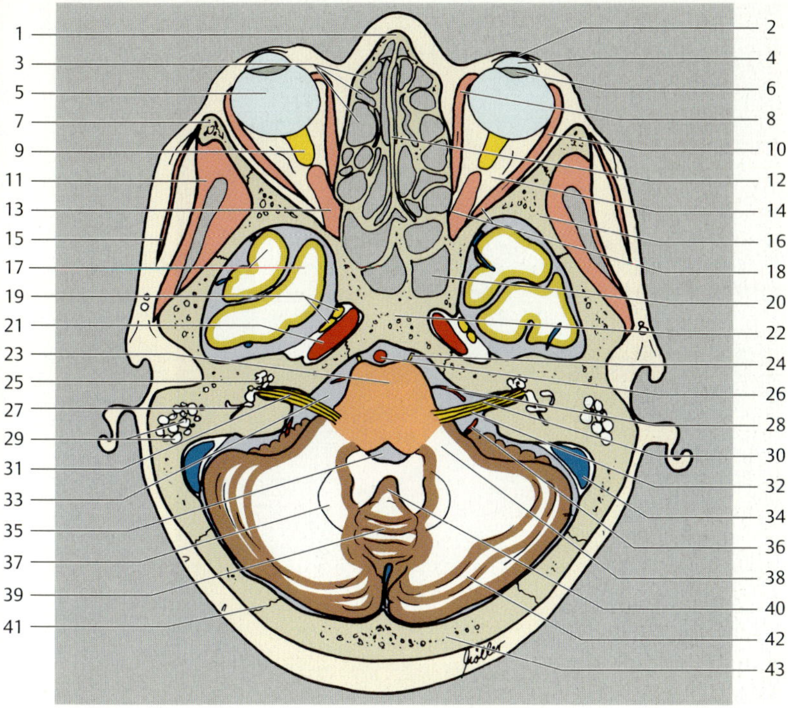

9 N. opticus
10 M. rectus lateralis
11 M. temporalis
12 Septum nasi
13 M. rectus superior und M. levator palpebrae superioris
14 retroorbitales Fettgewebe
15 M. temporoparietalis
16 Os sphenoidale
17 Pol des Temporallappens
18 Fissura orbitalis superior
19 N. maxillaris und N. mandibularis
20 Sinus sphenoidalis (Keilbeinhöhle)
21 A. carotis interna
22 Clivus
23 Pons
24 N. abducens
25 Cochlea
26 A. basilaris
27 Canalis semicircularis posterior
28 A. cerebelli superior
29 Cellulae mastoideae (Mastoidzellen)
30 N. facialis und N. intermedius
31 Meatus acusticus internus
32 N. vestibulocochlearis
33 Cisterna pontocerebellaris
34 Sinus sigmoideus
35 IV. Ventrikel
36 A. cerebelli inferior anterior
37 Nucleus dentatus
38 Pedunculus cerebellaris medius
39 Vermis cerebelli
40 Uvula vermis
41 Sutura lambdoidea
42 Lobulus caudalis cerebelli
43 Os occipitale

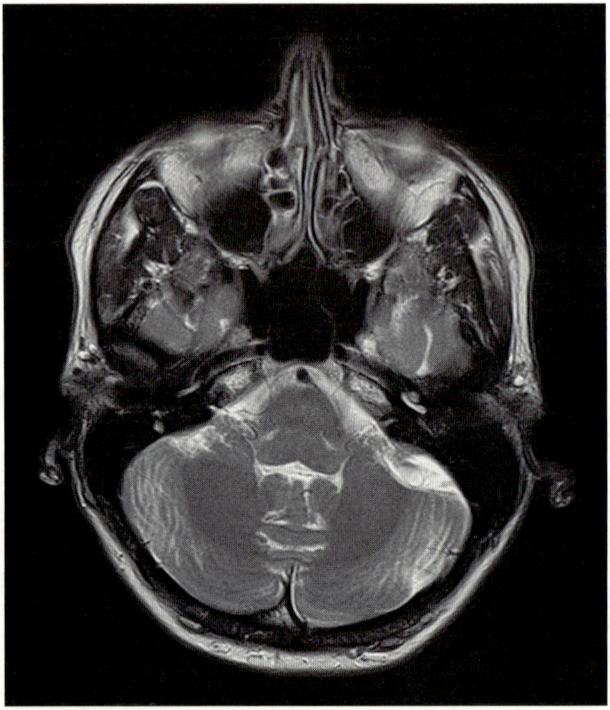

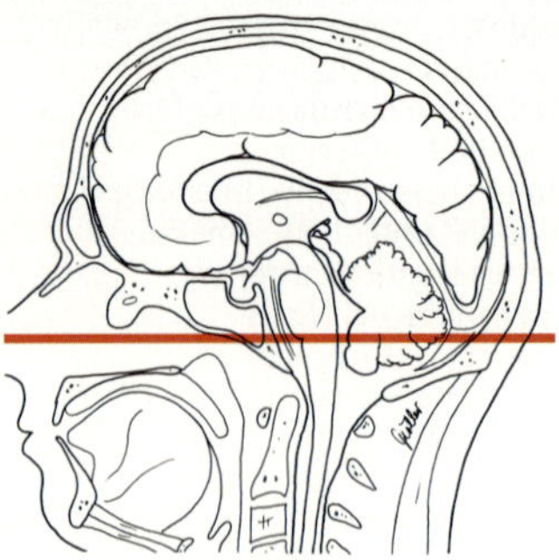

- Zerebellum
- Pons
- Medulla oblongata

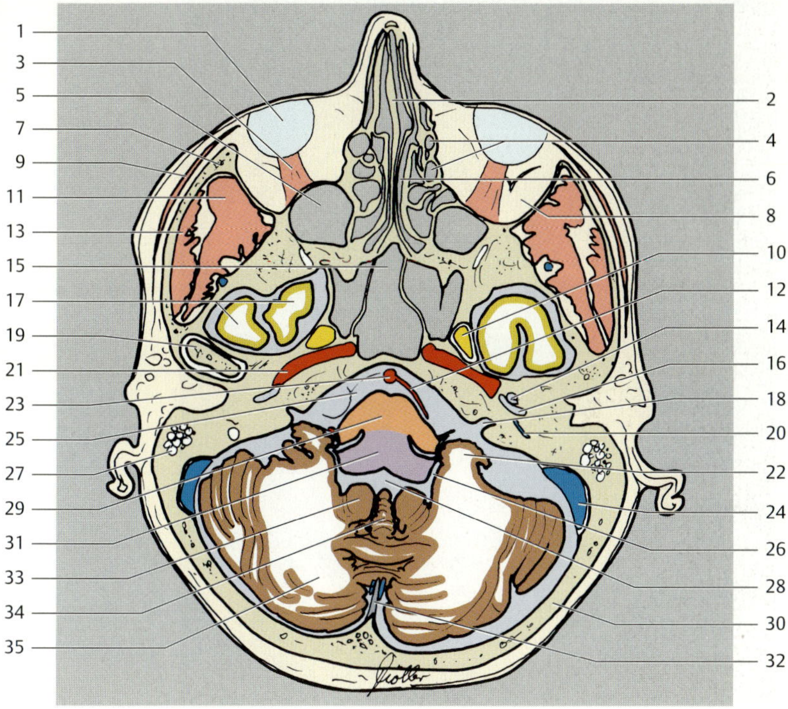

1 Bulbus oculi
2 Septum nasi
3 M. rectus inferior
4 Cellulae ethmoidales (Siebbeinzellen)
5 Oberkieferhöhle
6 Nasenhaupthöhle
7 Os zygomaticum
8 retroorbitales Fettgewebe
9 M. orbicularis oris
10 N. trigeminus
11 M. temporalis
12 A. cerebelli inferior anterior
13 M. masseter
14 Cochlea
15 Sinus sphenoidalis
16 Vestibulum
17 Gyrus temporalis inferior
18 Meatus acusticus internus
19 Kieferköpfchen
20 Canalis semicircularis posterior
21 A. carotis interna
22 Flocculus
23 A. basilaris
24 Sinus transversus
25 Cisterna pontocerebellaris
26 Foramen Luschkae (Apertura lateralis ventriculi quarti)
27 Cellulae mastoideae (Mastoidzellen)
28 IV. Ventrikel
29 Pons
30 Os occipitale
31 Medulla oblongata
32 Falx cerebelli
33 Tonsilla
34 Vermis
35 Cerebellum

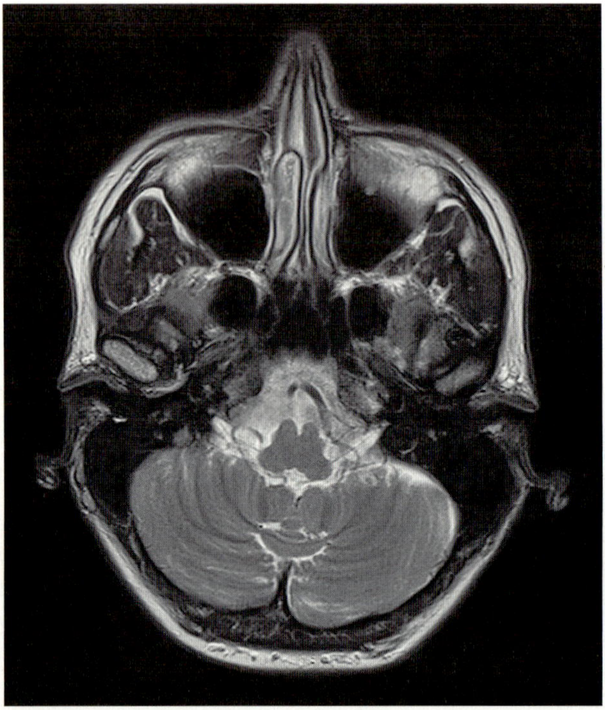

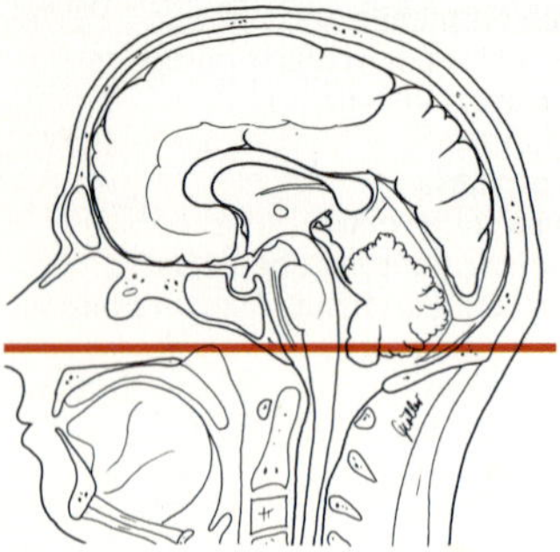

Zerebellum

Medulla oblongata

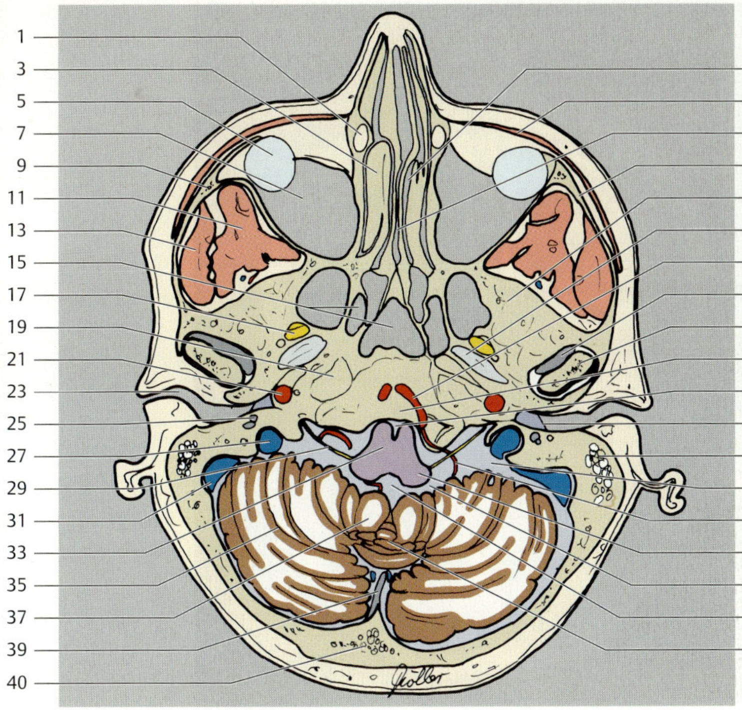

1 Ductus nasolacrimalis
2 Nasenhaupthöhle
3 Concha nasalis
4 M. orbicularis oris
5 Bulbus oculi
6 Septum nasi
7 Oberkieferhöhle
8 Os sphenoidale
9 Os zygomaticum
10 Os temporale
11 M. temporalis
12 Tuba auditiva
13 M. masseter
14 A. vertebralis
15 Os sphenoidale
16 Discus articularis
17 N. trigeminus
18 Kieferköpfchen
19 Foramen lacerum
20 Clivus
21 A. carotis interna
22 Fissura mediana ventralis
23 Meatus acusticus externus
24 Trommelfell
25 Cochlea
26 Cellulae mastoideae (Mastoidzellen)
27 V. jugularis interna
28 Cisterna pontocerebellaris
29 N. glossopharyngeus (IX), N. vagus (X)
30 A. cerebelli inferior anterior
31 Sinus sigmoideus
32 Medulla oblongata (Pedunculus cerebelli caudalis)
33 Medulla oblongata (Nucleus olivaris)
34 Foramen Luschkae (Apertura lateralis ventriculi quarti)
35 Cerebellum (Lobus posterior)
36 IV. Ventrikel
37 Tonsilla cerebelli
38 Vermis cerebelli
39 Falx cerebelli
40 Os occipitale

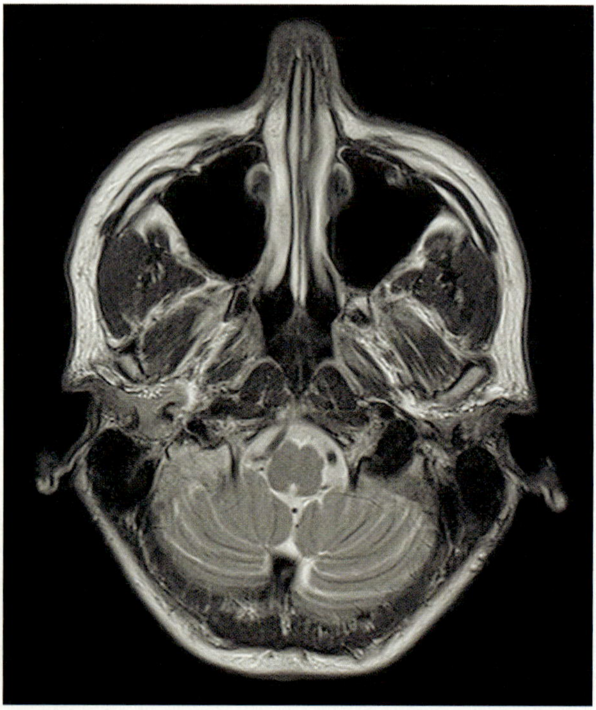

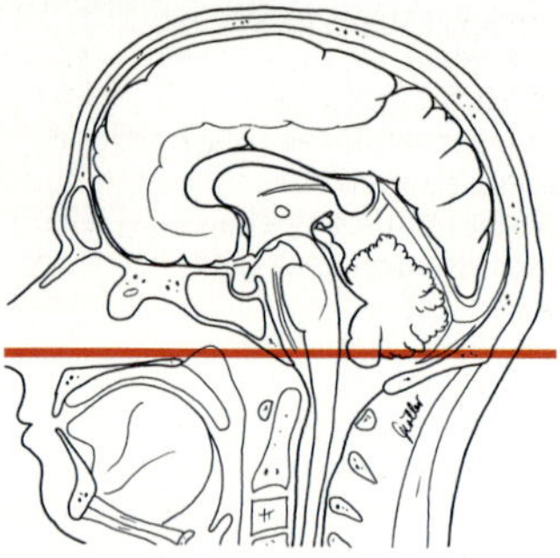

Zerebellum
Medulla oblongata

1 Os nasale
2 Septum nasi
3 Concha nasalis superior
4 Maxilla (mit Canalis infraorbitalis)
5 M. levator labii superioris
6 Mediale Oberkieferhöhlenwand (mit Hiatus maxillaris)
7 M. orbicularis oris
8 Vomer (Os sphenoidale)

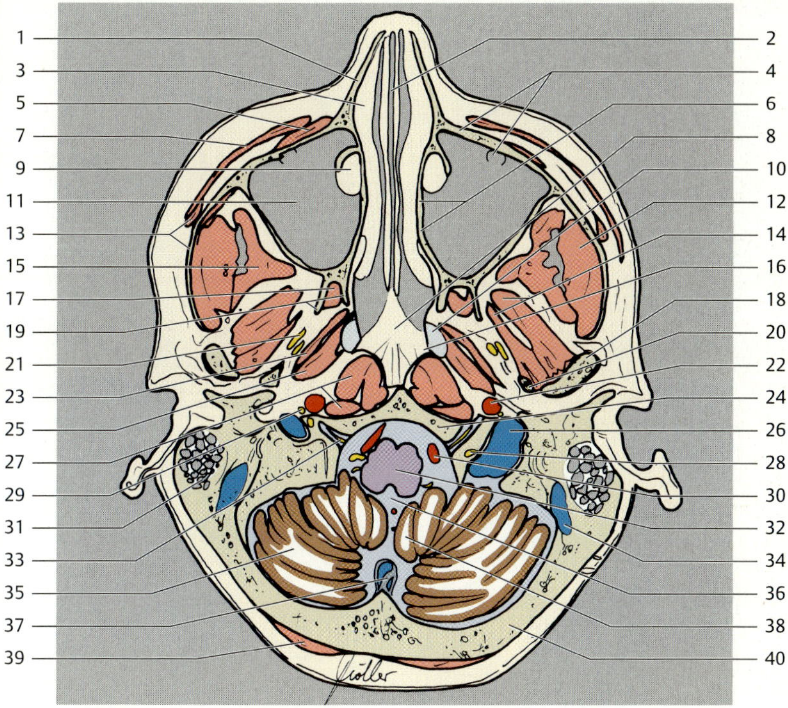

9 Ductus nasolacrimalis
10 Tuba auditiva (Torus levatorius)
11 Sinus maxillaris (Oberkieferhöhle)
12 M. masseter
13 Os zygomaticum und M. zygomaticus
14 M. pterygoideus lateralis (Caput superius et inferius)
15 M. temporalis
16 Recessus pharyngeus
17 M. pterygoideus medialis
18 Kieferköpfchen (Caput mandibulae)
19 Processus pterygoideus medialis und lateralis
20 Os sphenoidale (Spitze)
21 N. mandibularis und N. auriculotemporalis
22 A. carotis interna
23 M. tensor veli palatini
24 Clivus
25 M. levator veli palatini
26 V. jugularis interna (Bulbus)
27 M. longus capitis
28 N. vagus (X) und N. accessorius (XI)
29 N. glossopharyngeus (IX)
30 A. vertebralis
31 Cellulae mastoideae (Mastoidzellen)
32 Medulla oblongata
33 N. hypoglossus (XII)
34 Sinus sigmoideus
35 Kleinhirnhemisphäre (Lobus caudalis posterior cerebelli)
36 IV. Ventrikel (Apertura mediana)
37 Falx cerebelli mit Sinus occipitalis
38 Tonsilla cerebelli
39 M. semispinalis capitis
40 Os occipitale

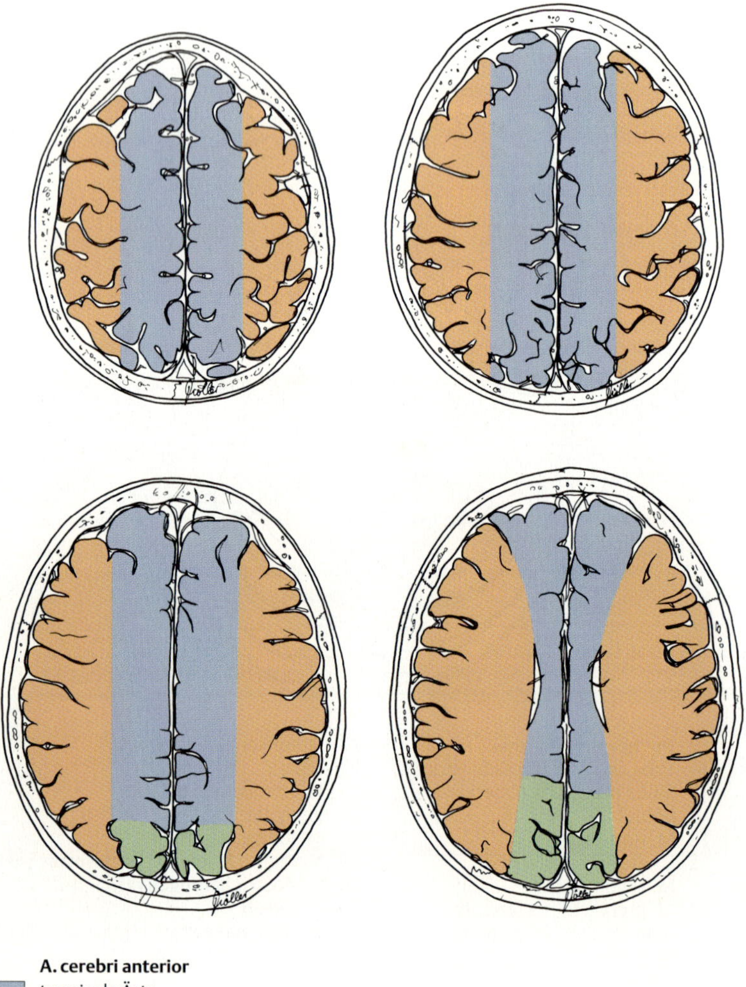

A. cerebri anterior
terminale Äste

A. cerebri media
terminale Äste

A. cerebri posterior
terminale Äste

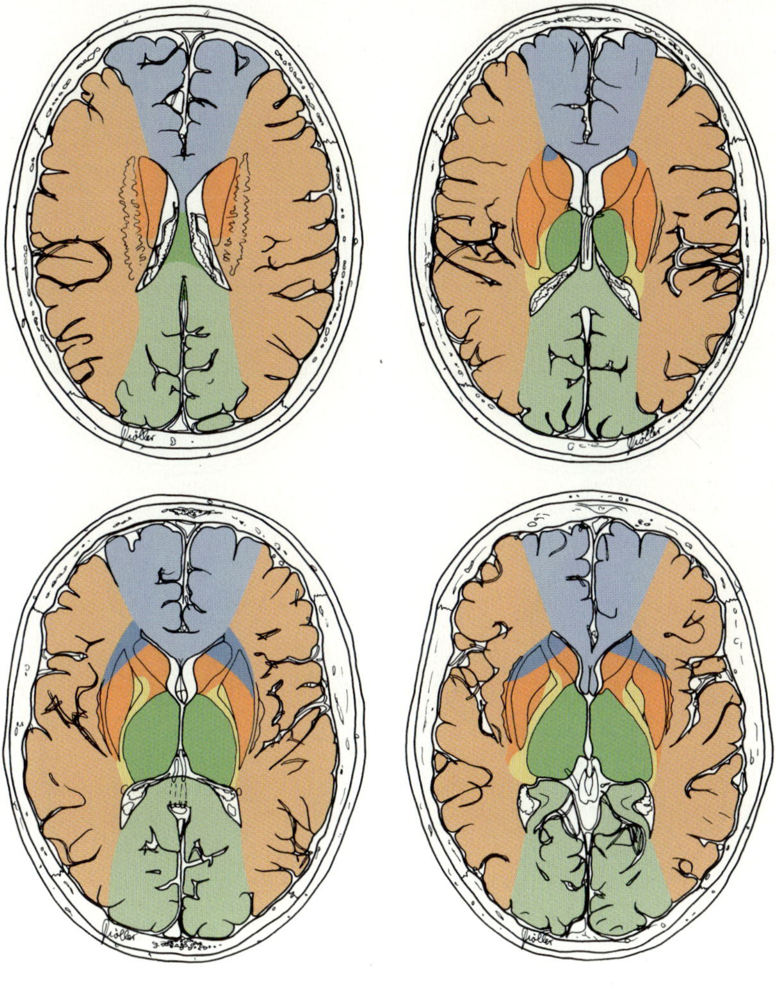

A. cerebri anterior

terminale Äste

zentrale Äste (Rr. striati und A. recurrens Heubner)

A. cerebri media

terminale Äste

zentrale Äste (Rr. striati)

A. cerebri posterior

terminale Äste

zentrale Äste (auch der A. communicans posterior)

A. choroidea anterior

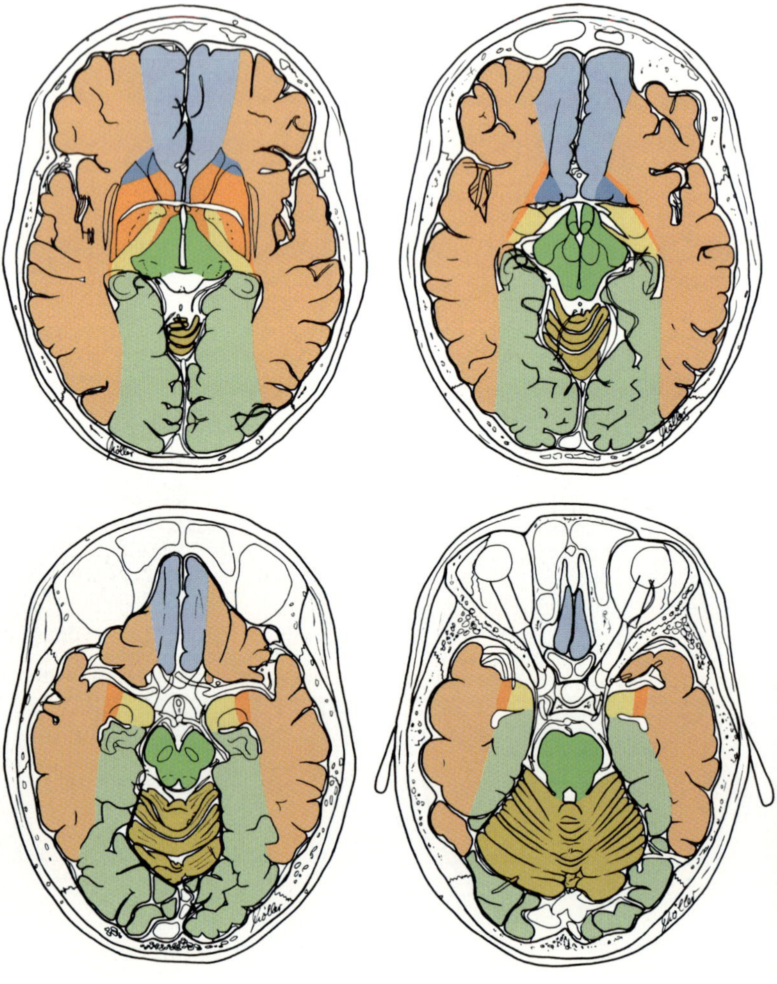

A. cerebri anterior
- terminale Äste
- zentrale Äste (Rr. striati und A. recurrens Heubner)

A. cerebri media
- terminale Äste
- zentrale Äste (Rr. striati)

A. cerebri posterior
- terminale Äste
- zentrale Äste (auch der A. communicans posterior)

- A. choroidea anterior
- A. cerebelli superior

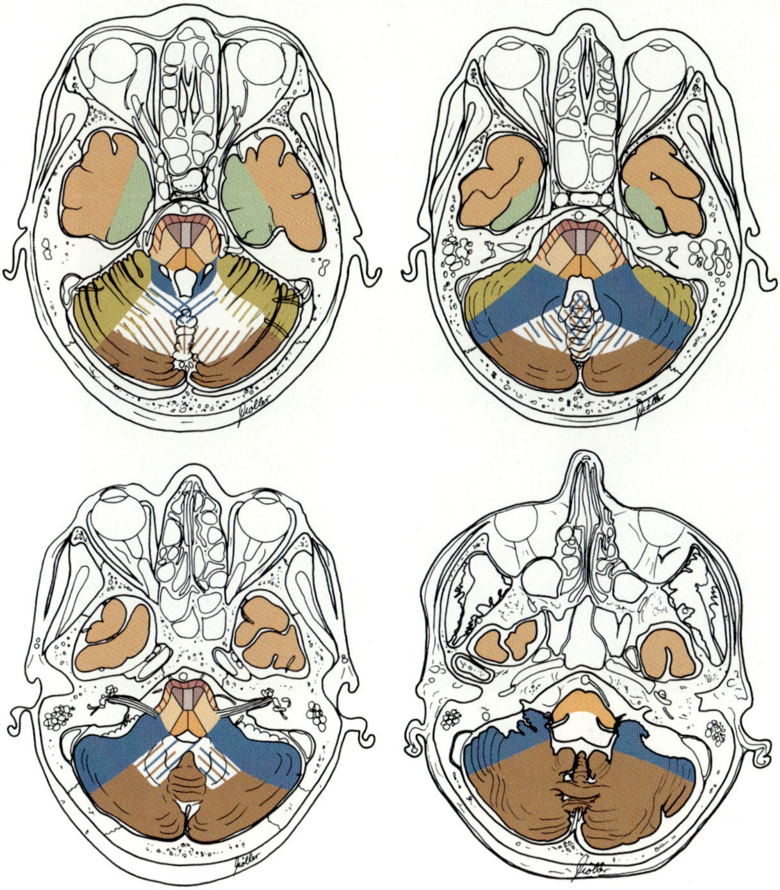

A. cerebri media
terminale Äste

A. cerebri posterior
terminale Äste

A. basilaris: Oberflächenarterien
mediane Hirnstammarterien
kurze Zirkumferenzarterie
lange Zirkumferenzarterie

A. basilaris: Zentralarterien
anteromedial
anterolateral
lateral
dorsal

A. cerebelli superior
A. cerebelli inferior anterior
Grenzzone
A. cerebelli inferior posterior

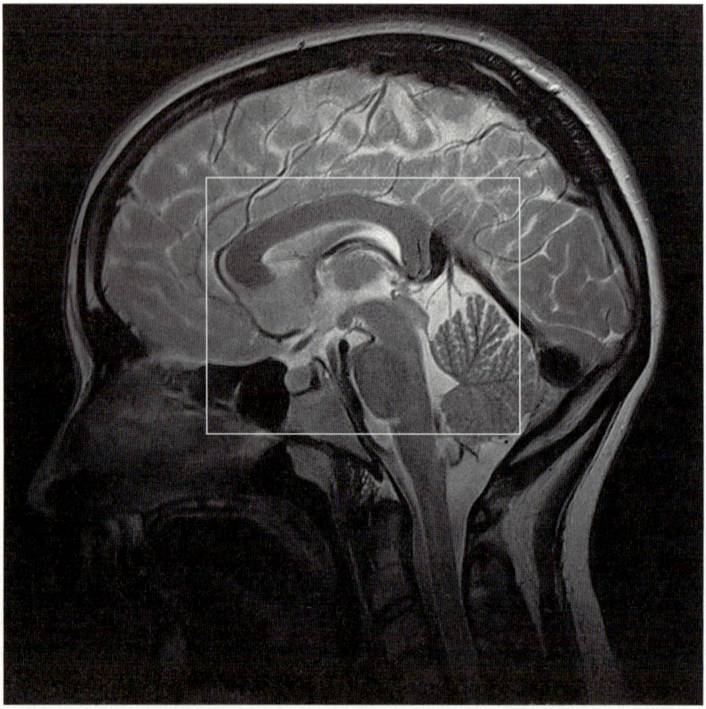

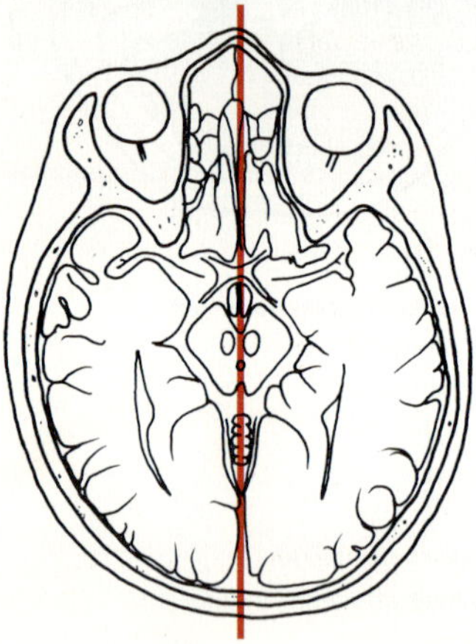

- Frontallappen
- Parietallappen
- Okzipitallappen
- Zerebellum
- Mesenzephalon
- Pons
- Medulla oblongata

1 Gyrus frontalis superior
2 Os parietale und Sutura coronalis
3 Os frontale
4 Sinus sagittalis superior
5 Gyrus und Sulcus cinguli
6 Gyrus praecentralis
7 Corpus callosum (Genu)

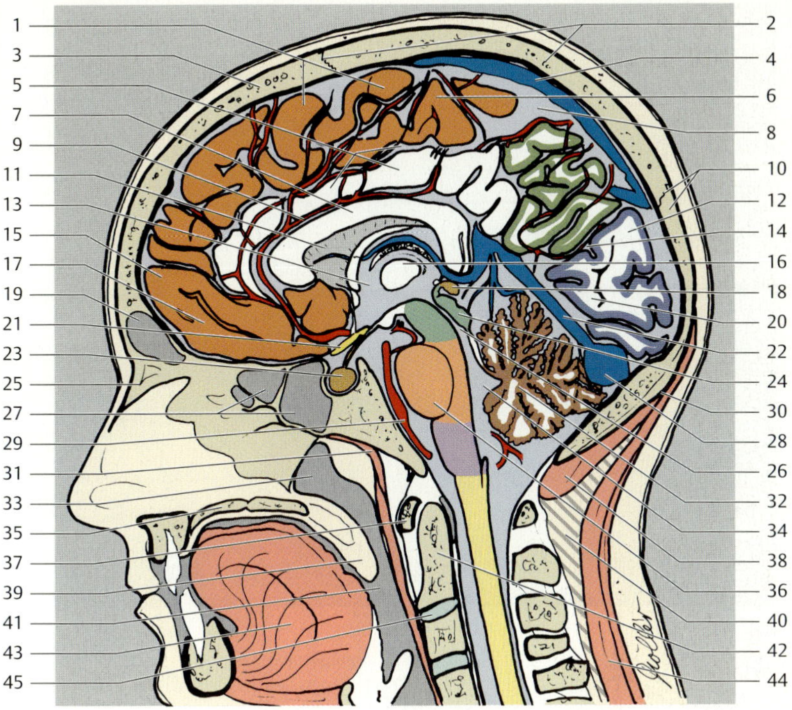

8 Falx cerebri im Interhemisphärenspalt
9 A. pericallosa
10 Os occipitale und Sutura lambdoidea
11 Septum pelucidum
12 Cuneus
13 III. Ventrikel
14 Sulcus parietooccipitalis
15 Frontalpol
16 Adhaesio interthalamica
17 Gyrus rectus
18 Epiphyse
19 Sinus frontalis
20 Gyrus lingualis
21 N. opticus
22 Sinus rectus
23 Hypophyse
24 Lamina tectalis [quadrigemina] (Vierhügelplatte)
25 Os nasale
26 Aquädukt
27 Sinus ethmoidalis und Sinus sphenoidalis
28 Confluens sinuum
29 A. basilaris
30 Protuberantia occipitalis externa
31 M. constrictor pharyngis
32 Kleinhirn
33 Pharynx, Pars nasalis
34 IV. Ventrikel
35 Palatum durum
36 Pons
37 Atlas, Arcus anterior
38 M. rectus capitis posterior minor
39 Uvula
40 Lig. nuchae
41 Oropharynx (Pharynx, Pars oralis)
42 Dens axis
43 Zunge
44 M. semispinalis capitis
45 Bandscheibe (C2/C3)

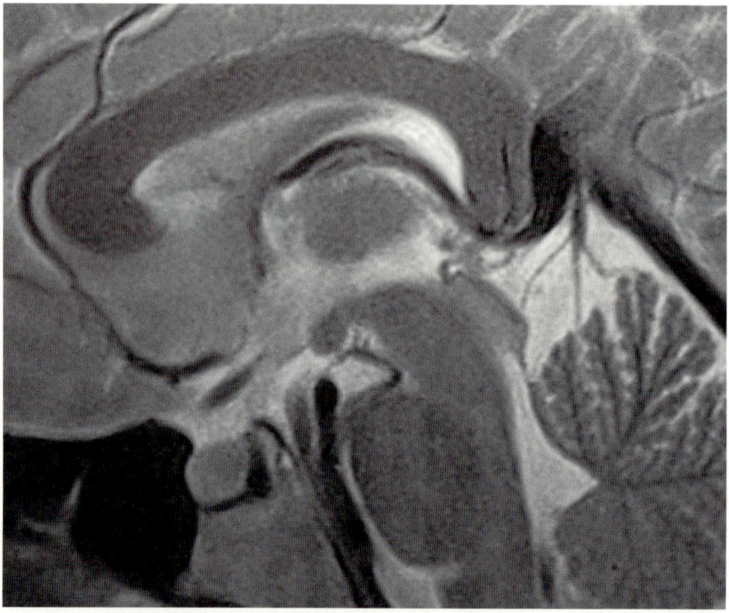

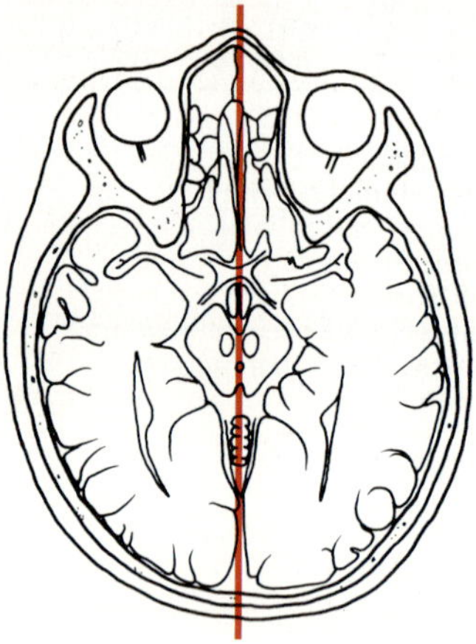

Frontallappen
Parietallappen
Okzipitallappen
Zerebellum
Mesenzephalon
Pons
Medulla oblongata

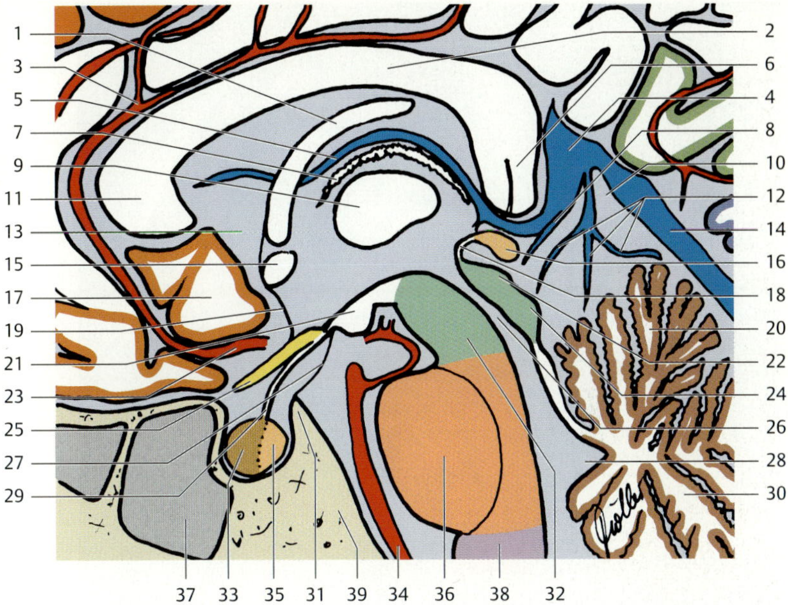

1 Fornix (Corpus)
2 Corpus callosum (Truncus)
3 A. pericallosa
4 V. cerebri magna
5 V. cerebri interna
6 Corpus callosum (Splenium)
7 Plexus choroideus
8 V. basalis (Rosenthal)
9 Adhaesio interthalamica
10 Cisterna venae cerebri magnae
11 Corpus callosum (Genu)
12 Vv. cerebelli
13 III. Ventrikel
14 Sinus rectus
15 Commissura anterior
16 Corpus pineale
17 Gyrus praeterminalis
18 Commissura posterior
19 Lamina terminalis
20 Kleinhirnhemisphäre (Lobulus caudalis [anterior])
21 Corpus mamillare
22 Lamina tectalis [quadrigemina] (Vierhügelplatte, Colliculus superior)
23 A. cerebri anterior
24 Lamina tectalis [quadrigemina] (Vierhügelplatte, Colliculus posterior)
25 N. opticus (II)
26 Aquädukt
27 Liliequist-Membran
28 IV. Ventrikel (Dach)
29 Infundibulum (Hypophysenstiel)
30 Kleinhirnhemisphäre (Lobulus caudalis [posterior])
31 Dorsum sellae
32 Mesencephalon
33 Hypophysenvorderlappen (Adenohypophyse)
34 A. basilaris
35 Hypophysenhinterlappen (Neurohypophyse)
36 Pons
37 Sinus sphenoidalis
38 Medulla oblongata
39 Clivus

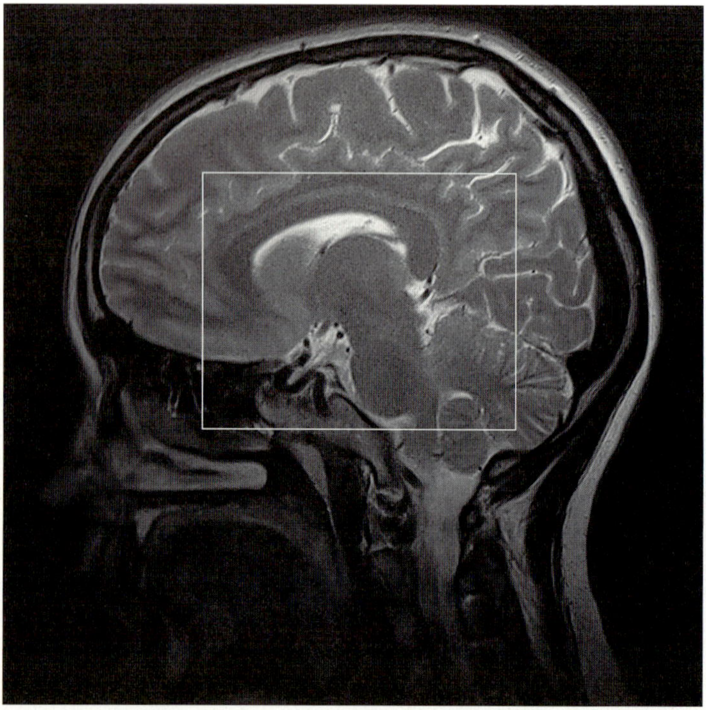

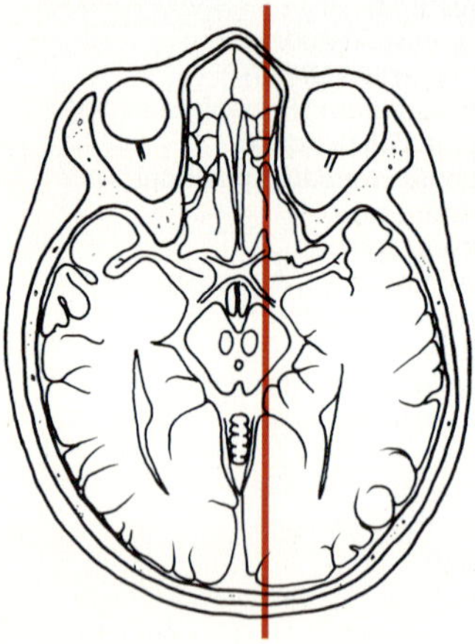

	Frontallappen
	Parietallappen
	Okzipitallappen
	Zerebellum
	Mesenzephalon
	Pons
	Medulla oblongata

1 Os frontale und Sutura coronalis
2 Os parietale
3 Gyrus frontalis superior
4 Gyrus praecentralis
5 Sulcus cinguli
6 Sulcus centralis
7 Corpus callosum
8 Gyrus postcentralis

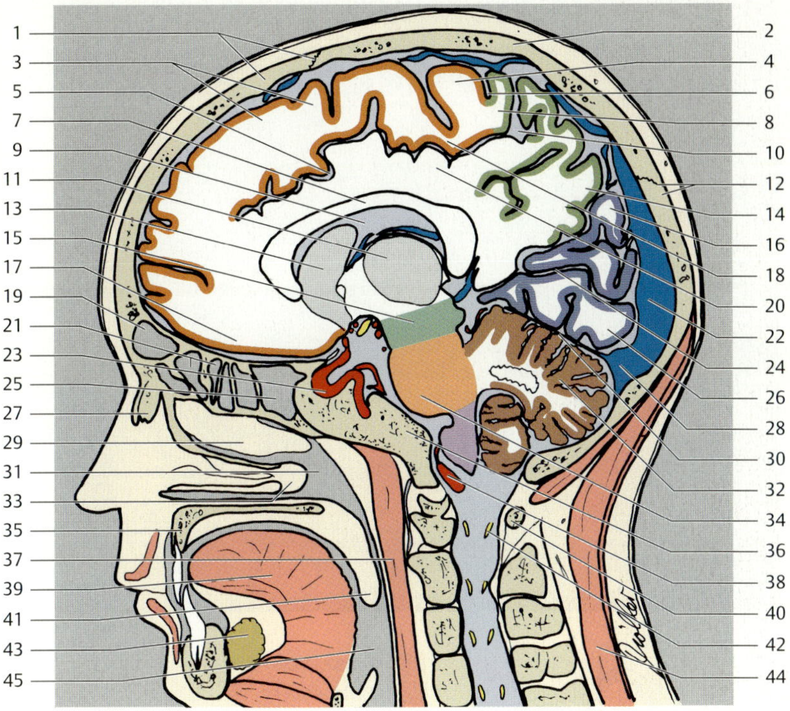

9 Seitenventrikel (zentraler Anteil)
10 Sulcus postcentralis
11 Thalamus
12 Os occipitale und Sutura lambdoidea
13 Nucleus caudatus (Caput)
14 Praecuneus
15 Crus cerebri
16 Cuneus
17 Gyrus rectus
18 Lobulus paracentralis
19 Sinus frontalis
20 Gyrus cinguli
21 Sinus ethmoidalis
22 Sinus sagittalis superior
23 A. carotis interna (Syphon)
24 Sulcus calcarinus
25 Sinus sphenoidalis
26 Gyrus occipitotemporalis medialis
27 Os nasale
28 Confluens sinuum
29 Concha nasalis media
30 Tentorium cerebelli
31 Nasopharynx (Pharynx, Pars nasalis)
32 Kleinhirn
33 Concha nasalis inferior
34 Pons
35 Palatum durum
36 Clivus
37 M. longus capitis
38 A. vertebralis
39 Zunge
40 Atlas, Arcus posterior
41 Uvula
42 Nervenwurzeln
43 Glandula sublingualis
44 M. semispinalis capitis
45 Oropharynx (Pharynx, Pars oralis)

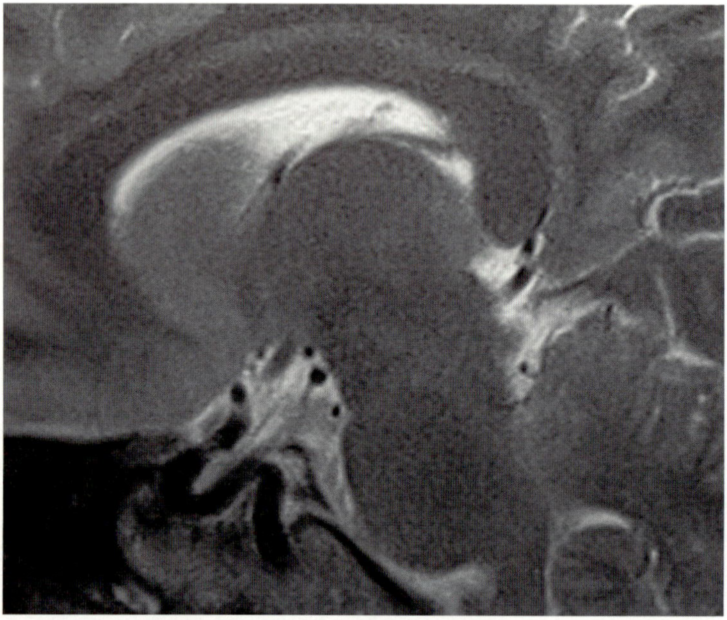

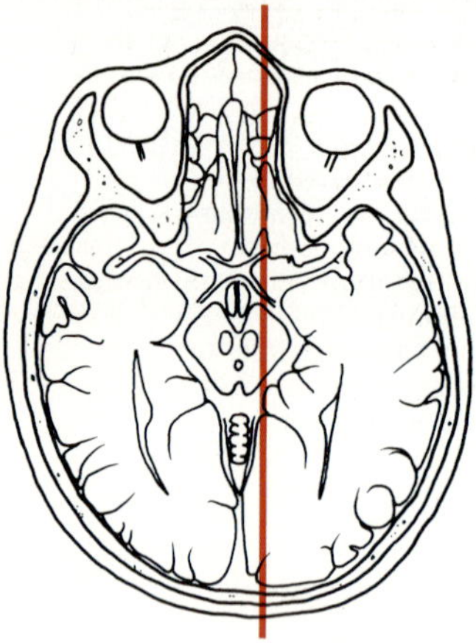

- Frontallappen
- Parietallappen
- Okzipitallappen
- Zerebellum
- Mesenzephalon
- Pons
- Medulla oblongata

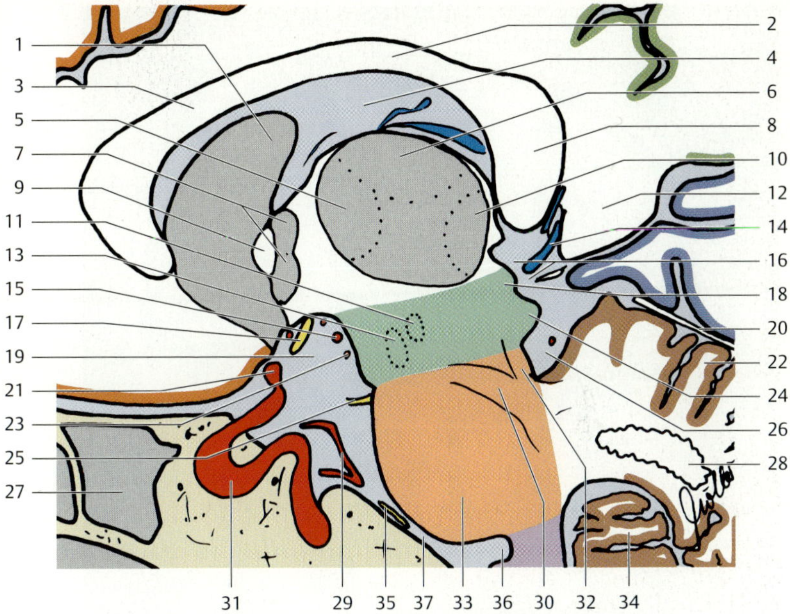

1 Caput nuclei caudati
2 Corpus callosum (Truncus)
3 Corpus callosum (Genu)
4 Ventriculus lateralis (Seitenventrikel)
5 Thalamus (Nucleus lateralis ventralis)
6 Thalamus (Nucleus lateralis posterius)
7 Globus pallidus (lateralis und medialis)
8 Corpus callosum (Splenium)
9 Commissura anterior
10 Thalamus (Pulvinar)
11 Nucleus ruber
12 Gyrus parahippocampalis
13 Substantia nigra
14 V. cerebri magna
15 A. cerebri posterior
16 Cisterna laminae quadrigeminae
17 Tractus opticus
18 Lamina tectalis [quadrigemina] (Vierhügelplatte, Colliculus superior)
19 Cisterna interpeduncularis
20 Tentorium cerebelli
21 A. cerebri anterior
22 Kleinhirnhemisphäre (Lobulus cranialis)
23 A. cerebelli superior
24 Lamina tectalis [quadrigemina] (Vierhügelplatte, Colliculus posterior)
25 N. trigeminus
26 C. ambiens
27 Sinus sphenoidalis
28 Nucleus dentatus
29 A. communicans posterior
30 Pedunculus cerebellaris
31 A. carotis interna
32 Lemniscus lateralis
33 Pons
34 Tonsilla cerebelli
35 N. abducens (VI)
36 IV. Ventrikel (Apertura lateralis)
37 Cisterna pontocerebellaris

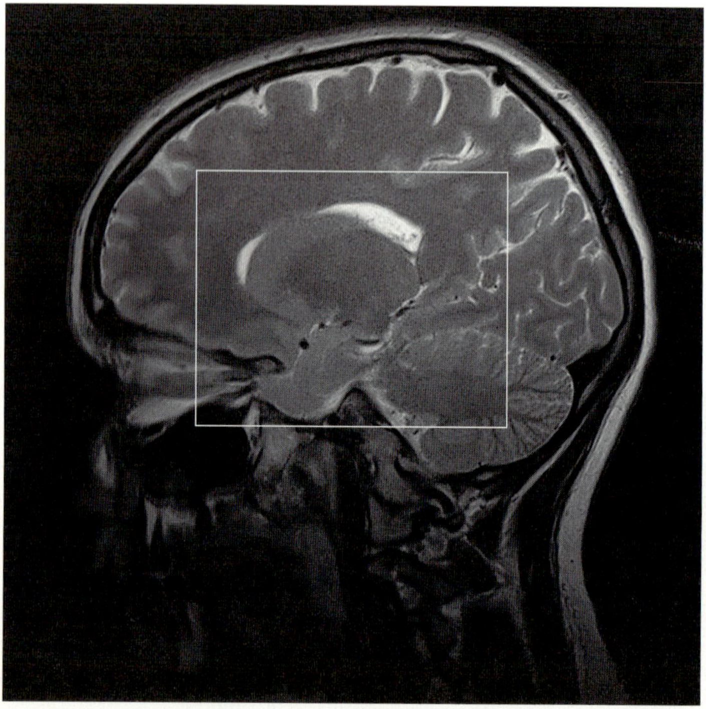

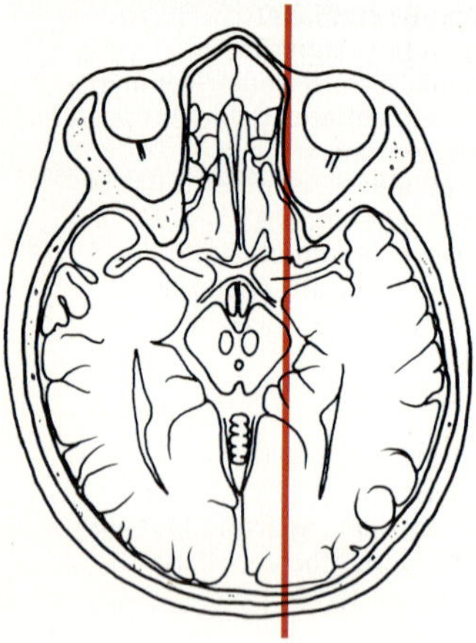

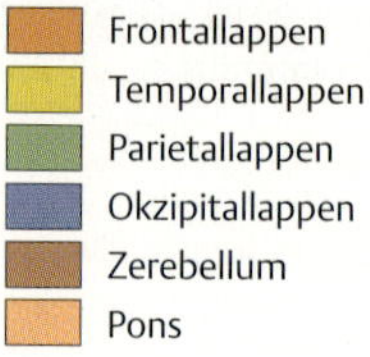

1 Os frontale und Sutura coronalis
2 Os parietale
3 Gyrus frontalis superior
4 Gyrus praecentralis
5 Corpus callosum
6 Gyrus postcentralis
7 Nucleus caudatus (Corpus)
8 Sulcus centralis

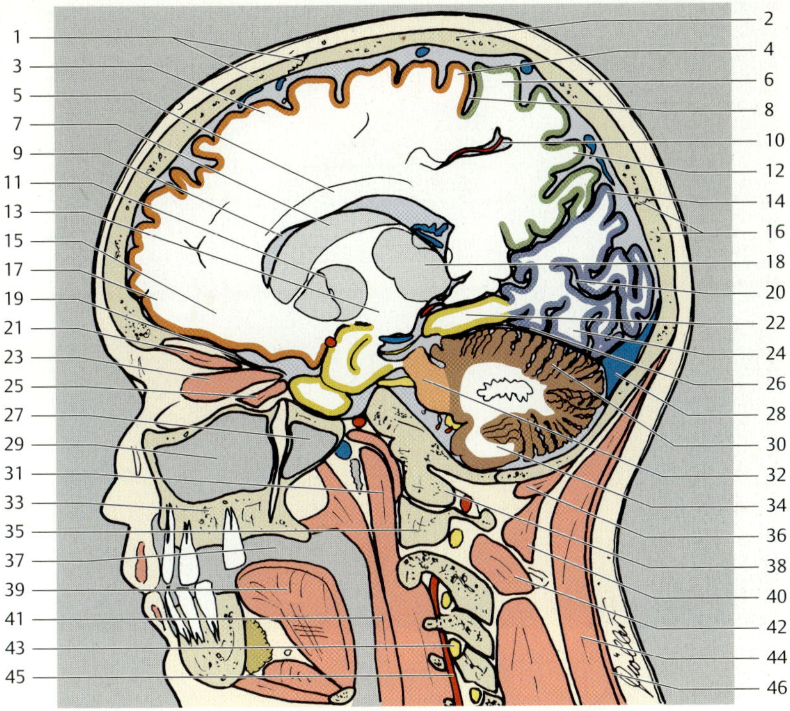

9 Seitenventrikel (Frontalhorn)
10 Sulcus postcentralis
11 Stammganglien
12 Praecuneus
13 Crus cerebri
14 Cuneus
15 Gyrus orbitalis
16 Os occipitale und Sutura lambdoidea
17 Gyrus frontalis inferior
18 Thalamus
19 Orbitadach
20 Sulcus calcarinus
21 M. rectus superius
22 Gyrus parahippocampalis
23 M. rectus medialis
24 Gyrus occipitotemporalis medialis
25 M. rectus inferior
26 Tentorium cerebelli
27 Sinus sphenoidalis
28 Sinus transversus
29 Sinus maxillaris
30 Lobus cerebelli superior
31 M. longus capitis
32 Pedunculus cerebellaris medius
33 Maxilla
34 Lobus cerebelli inferior
35 Atlas, Massa lateralis
36 M. rectus capitis posterior minor
37 Oropharynx (Pharynx, Pars oralis)
38 Condylus occipitalis
39 Zunge
40 M. rectus capitis posterior major
41 M. constrictor pharyngis medius
42 M. obliquus capitis inferior
43 Nervenwurzel C4
44 M. splenius capitis
45 A. vertebralis
46 M. trapezius

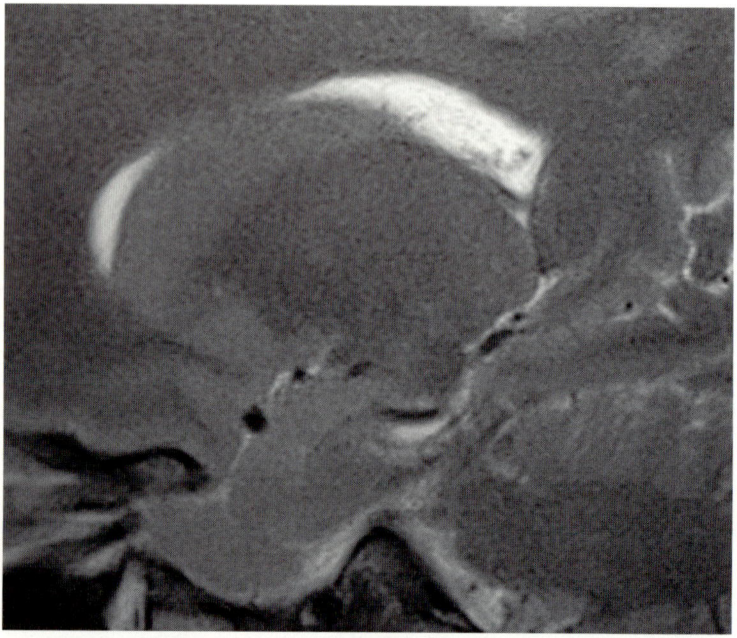

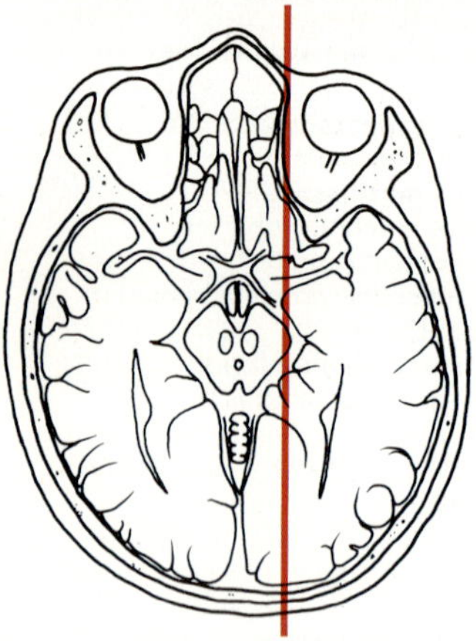

Frontallappen
Temporallappen
Parietallappen
Okzipitallappen
Zerebellum
Pons

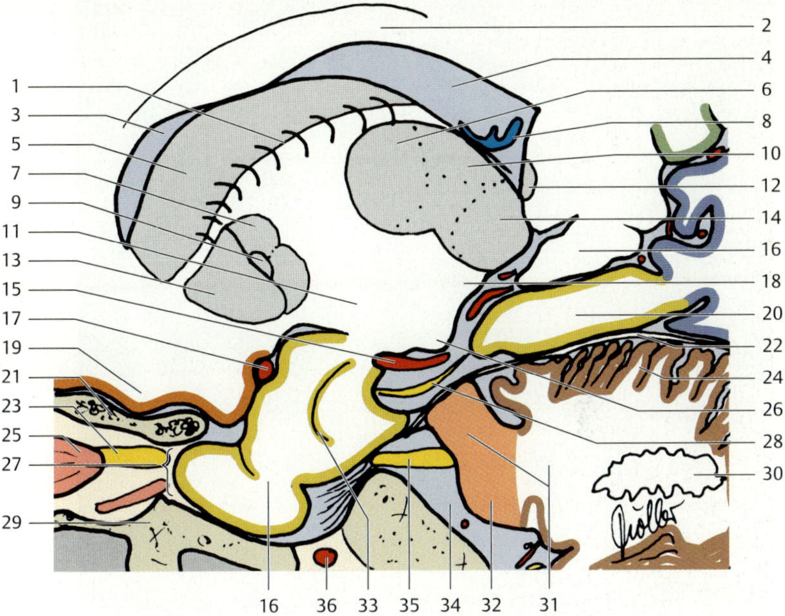

1 Corpus striatum
2 Corpus callosum (Truncus)
3 Ventriculus lateralis (Frontalhorn)
4 Ventriculus lateralis (Seitenventrikel)
5 Nucleus caudatus (Caput)
6 Thalamus (Nucleus lateralis ventralis)
7 Globus pallidus
8 Plexus choroideus
9 Commissura anterior
10 Thalamus (Nucleus lateralis posterius)
11 Capsula interna
12 Fornix (Crus)
13 Putamen
14 Thalamus (Pulvinar)
15 A. cerebri posterior
16 Gyrus parahippocampalis
17 A. cerebri media
18 Corpus geniculatum mediale
19 Gyrus orbitalis
20 Gyrus lingualis
21 Os sphenoidale (Ala minor)
22 Tentorium cerebelli
23 N. opticus (II)
24 Kleinhirnhemisphäre (Lobulus cranialis)
25 M. rectus medialis
26 Corpus geniculatum laterale
27 Fissura orbitalis superior
28 N. trochlearis (IV)
29 N. occulomotorius (III)
30 Nucleus dentatus
31 Pedunculus cerebellaris medius
32 Pons
33 Seitenventrikel (Temporalhorn)
34 Cisterna pontis
35 N. trigeminus (V)
36 A. carotis interna

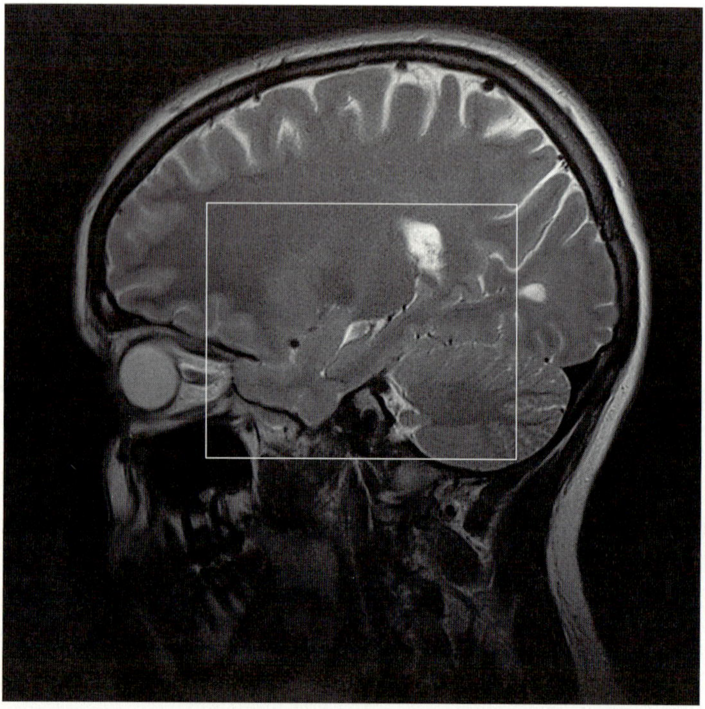

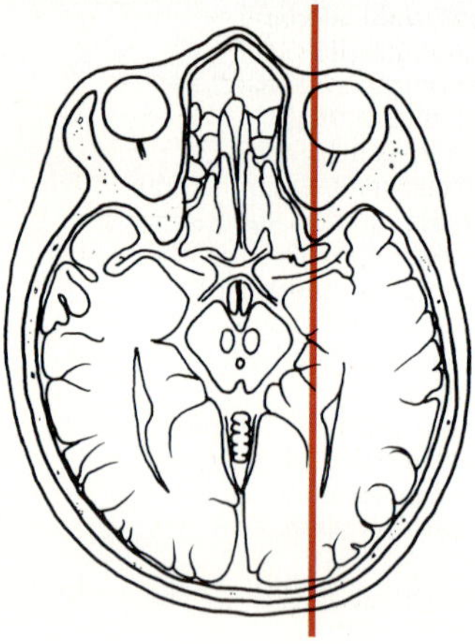

Frontallappen
Temporallappen
Parietallappen
Okzipitallappen
Zerebellum

1 Os frontale und Sutura coronalis
2 Os parietale
3 Gyrus frontalis superior
4 Gyrus postcentralis
5 Nucleus caudatus (Corpus)
6 Gyrus praecentralis
7 Thalamus
8 Sulcus centralis

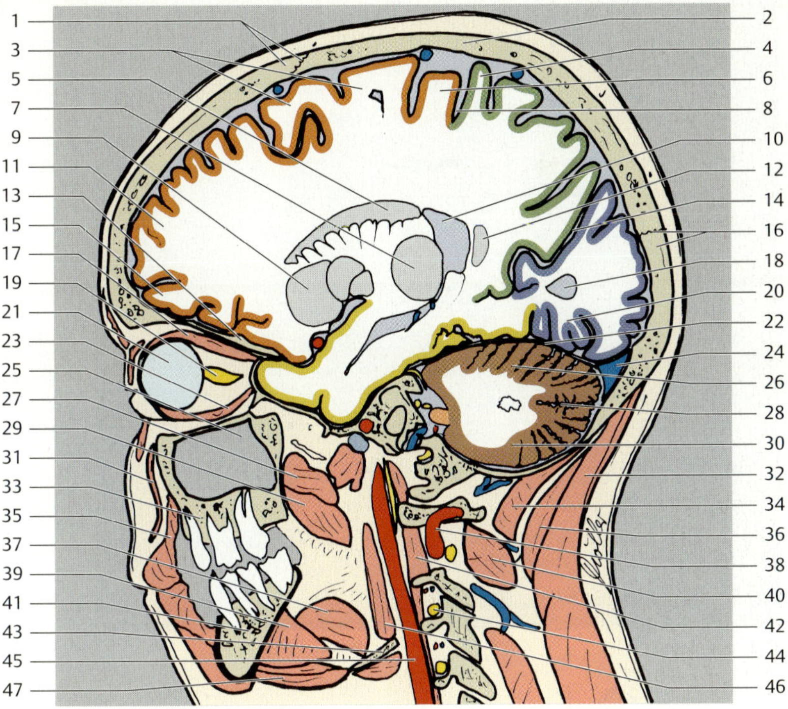

9 Stammganglien
10 Seitenventrikel
11 Gyrus frontalis medius
12 Corpus callosum (Forceps major)
13 Orbitadach
14 Sulcus parietooccipitalis
15 Gyrus orbitalis
16 Os occipitale und Sutura lambdoidea
17 M. rectus superius
18 Seitenventrikel (Okzipitalhorn)
19 N. opticus
20 Gyrus occipitotemporalis medialis
21 Bulbus oculi
22 Tentorium cerebelli
23 M. rectus inferior
24 Sinus transversus
25 Sinus maxillaris
26 Lobus cranialis (anterior) cerebelli
27 M. levator veli palatini
28 Fissura horizontalis
29 M. pterygoideus medialis
30 Lobus caudalis (posterior) cerebelli
31 M. levator labii superioris
32 M. splenius capitis
33 Maxilla
34 M. rectus capitis posterior major
35 M. orbicularis oris
36 M. semispinalis capitis
37 M. hyoglossus
38 A. vertebralis
39 M. mylohyoideus
40 M. obliquus capitis inferior
41 Mandibula
42 M. longus capitis
43 Os hyoideum
44 Nervenwurzel C 3
45 A. carotis interna
46 M. constrictor pharyngis
47 M. digastricus

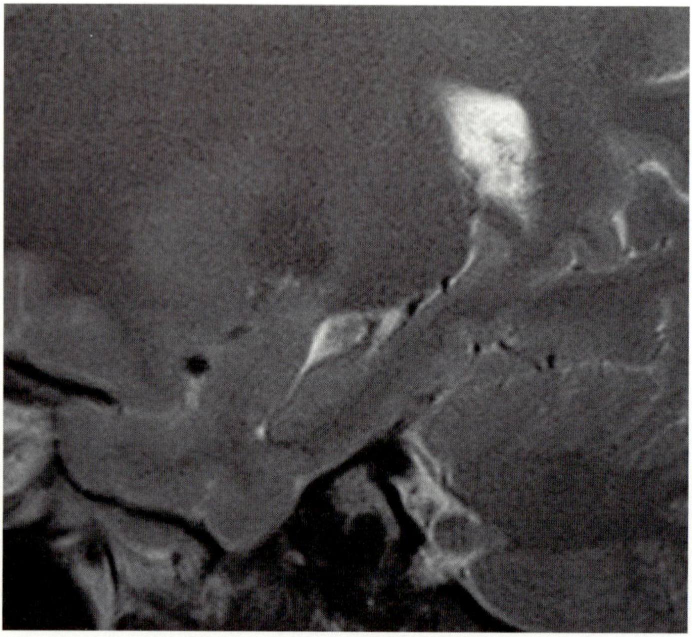

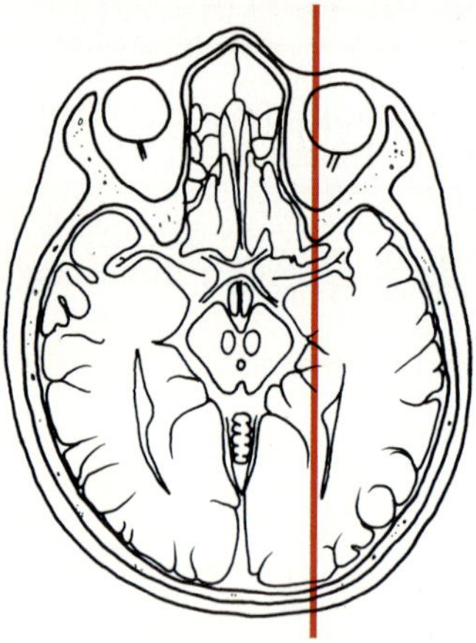

Frontallappen
Temporallappen
Parietallappen
Okzipitallappen
Zerebellum

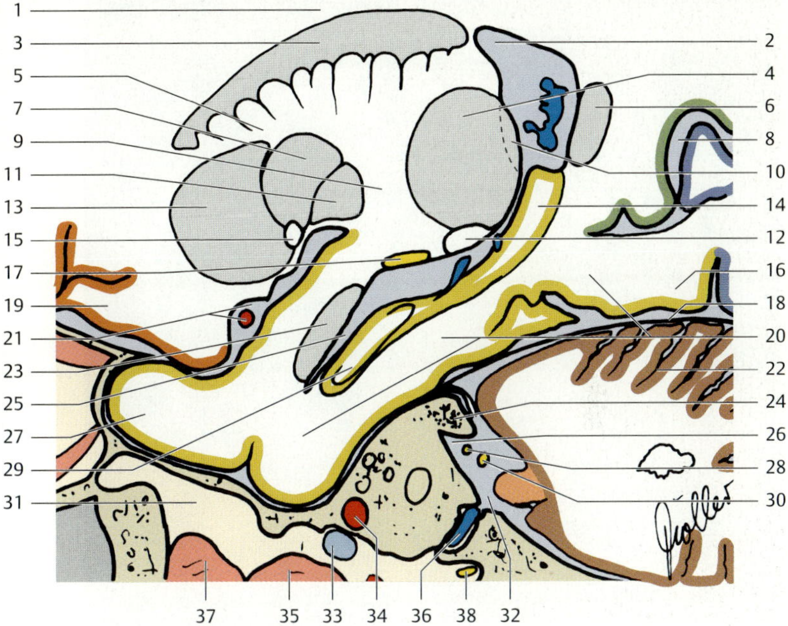

1 Corpus callosum (Truncus)
2 Seitenventrikel (Pars centralis)
3 Nucleus caudatus (Corpus)
4 Thalamus (Pulvinar)
5 Capsula interna (Crus anterius)
6 Corpus callosum (Forceps major)
7 Globus pallidus lateralis
8 Sulcus parietooccipitalis
9 Capsula interna (Crus posterius)
10 Fornix (Crus)
11 Globus pallidus medialis
12 Corpus geniculatum laterale
13 Putamen
14 Hippocampusformation (Subiculum)
15 Commissura anterior
16 Gyrus occipitotemporalis medialis
17 Tractus opticus
18 Tentorium cerebelli
19 Gyrus orbitalis
20 Gyrus parahippocampalis
21 A. cerebri media in der Cisterna der Fossa lateralis
22 Kleinhirnhemisphäre (Lobulus cranialis)
23 Nucleus amygdaloideus
24 Felsenbein
25 Seitenventrikel (Temporalhorn)
26 Meatus acusticus internus
27 Temporalpol
28 N. facialis (VII)
29 Gyrus dentatus
30 N. vestibulocochlearis (VIII)
31 Fossa infratemporalis
32 Cisterna pontocerebellaris
33 Tuba auditiva
34 A. carotis interna (Pars petrosa)
35 M. levator veli palatini
36 V. jugularis interna im Foramen jugulare
37 M. pterygoideus medialis
38 N. hypoglossus im Canalis hypoglossi

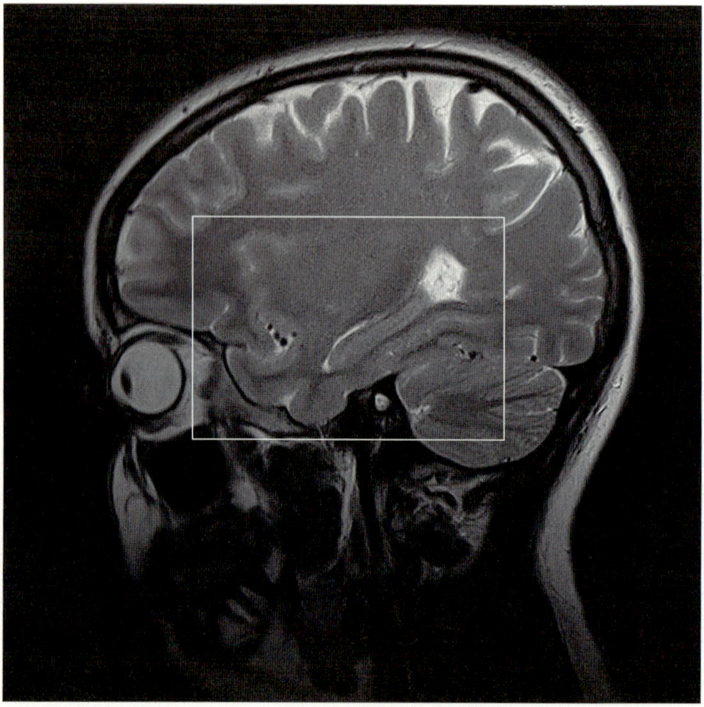

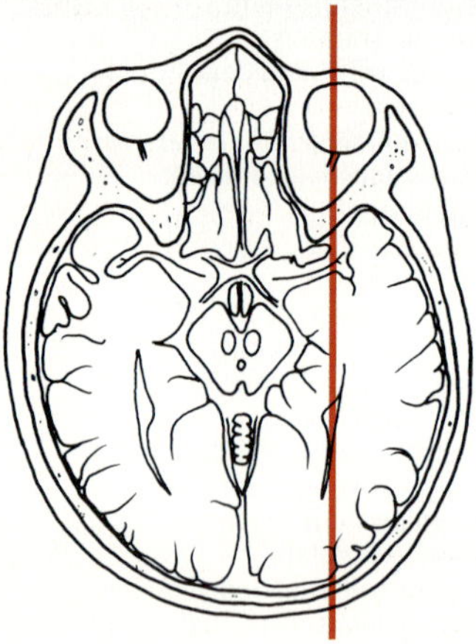

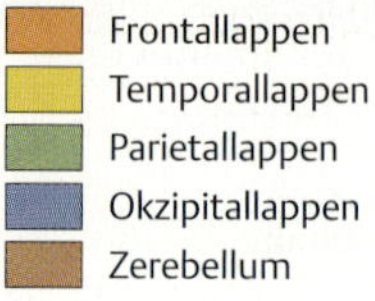

1 Os frontale und Sutura coronalis
2 Os parietale
3 Centrum semiovale
4 Gyrus praecentralis
5 Gyrus frontalis superior
6 Gyrus postcentralis
7 Stammganglien
8 Sulcus centralis

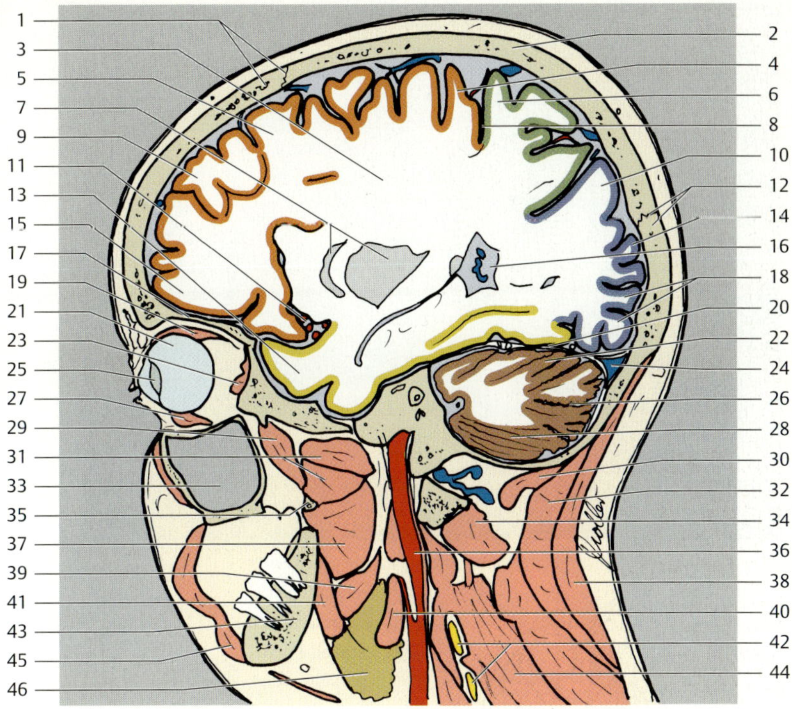

9 Gyrus frontalis medius
10 Praecuneus
11 Aa. insulares
12 Os occipitale und Sutura lambdoidea
13 Temporalpol
14 Cuneus
15 Gyrus orbitalis
16 Seitenventrikel (Okzipitalhorn)
17 Orbitadach
18 Gyri occipitales
19 M. rectus superior
20 Tentorium cerebelli
21 Bulbus oculi
22 Lobus cranialis (anterior) cerebelli
23 M. rectus lateralis
24 Sinus transversus
25 Linse
26 Fissura horizontalis
27 M. rectus inferior
28 Lobus caudalis (posterior) cerebelli
29 M. temporalis
30 M. rectus capitis posterior major
31 M. pterygoideus lateralis
32 M. semispinalis capitis
33 Sinus maxillaris
34 M. obliquus capitis inferior
35 Processus pterygoideus, Lamina lateralis
36 A. carotis interna
37 M. pterygoideus medialis
38 M. trapezius
39 M. styloglossus
40 M. digastricus
41 M. mylohyoideus
42 Nervenwurzeln (Plexus cervicalis)
43 Mandibula
44 M. levator scapulae
45 M. orbicularis oris
46 Glandula submandibularis

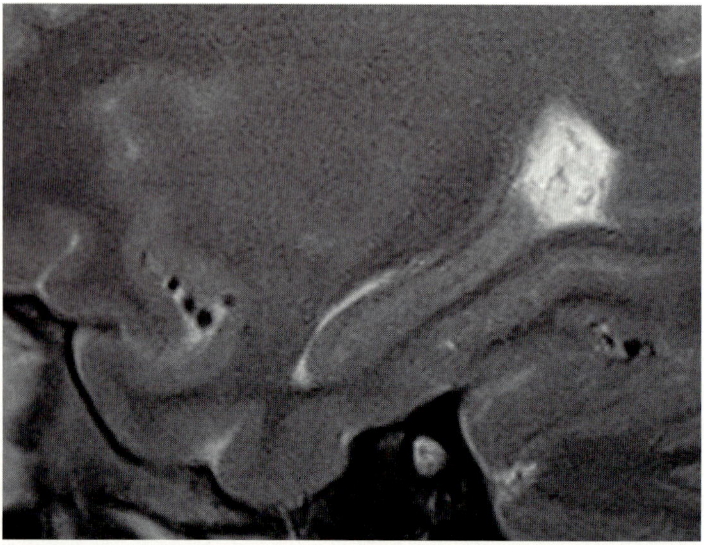

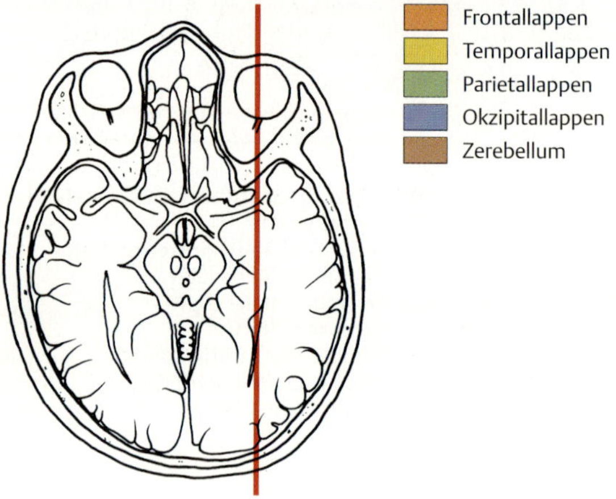
Frontallappen
Temporallappen
Parietallappen
Okzipitallappen
Zerebellum

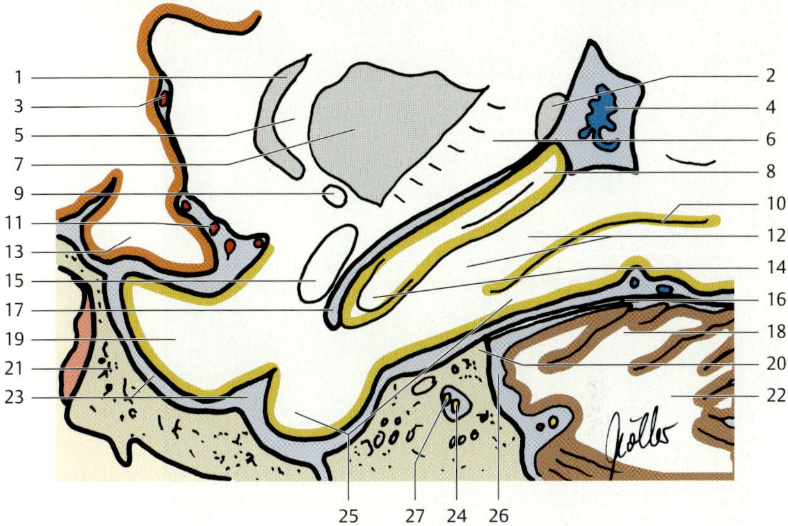

1 Claustrum
2 Nucleus caudatus (Cauda)
3 Aa. insulares
4 Seitenventrikel (Pars centralis) mit Plexus choroideus
5 Capsula externa
6 Capsula interna
7 Putamen
8 Hippocampusformation (Subiculum)
9 Commissura anterior
10 Sulcus collateralis
11 A. cerebri media
12 Gyrus parahippocampalis
13 Gyrus orbitalis
14 Gyrus dentatus
15 Nucleus amygdaloideus
16 Tentorium cerebelli
17 Seitenventrikel (Temporalhorn)
18 Kleinhirnhemisphäre (Lobulus cranialis)
19 Temporalpol
20 Os petrosum (Margo superior)
21 Os sphenoidale (Ala major)
22 Cerebellum (zentrales Mark)
23 Mittlere Schädelgrube
24 N. vestibulocochlearis (VIII) im Meatus acusticus internus
25 Gyrus occipitotemporalis medialis
26 Cisterna pontocerebellaris
27 N. facialis (VII) im Meatus acusticus internus

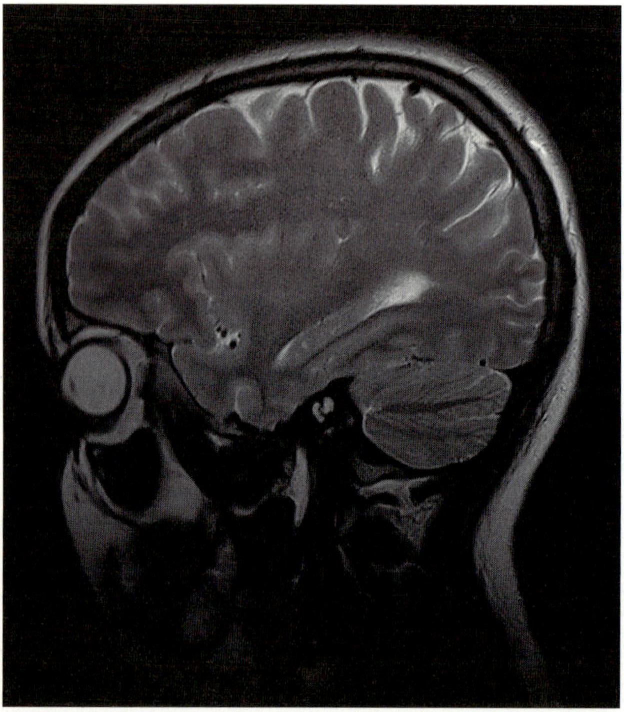

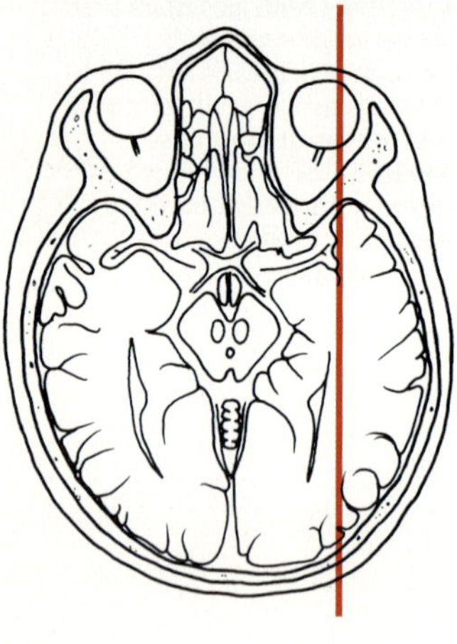

Frontallappen
Temporallappen
Parietallappen
Okzipitallappen
Zerebellum

1 Os frontale und Sutura coronalis
2 Os parietale
3 Gyrus frontalis medius
4 Gyrus praecentralis
5 Sulcus frontalis inferior
6 Gyrus postcentralis
7 Gyrus frontalis inferior
8 Sulcus centralis
9 Gyri insulares

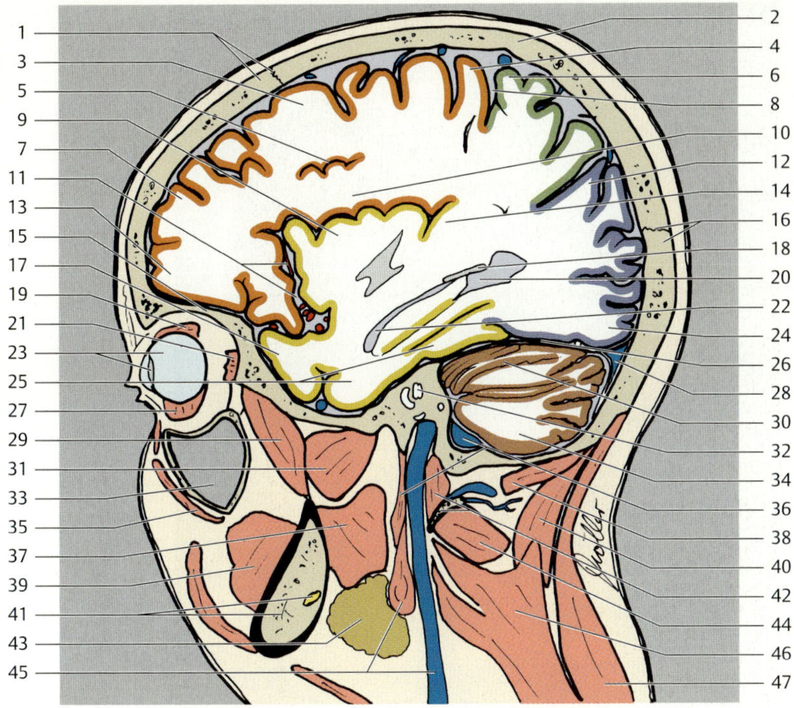

10 Operculum frontale
11 Inselzisterne und Aa. insulares
12 Praecuneus
13 Gyrus orbitalis
14 Gyrus temporalis transversus
15 Orbitadach
16 Os occipitale und Sutura lambdoidea
17 Temporalpol
18 Cauda nuclei caudati
19 M. levator palpebrae superioris
20 Seitenventrikel (Okzipitalhorn)
21 M. rectus lateralis
22 Seitenventrikel (Temporalhorn)
23 Bulbus oculi und Linse
24 Gyri occipitales
25 Gyrus occipitotemporalis medialis
26 Tentorium cerebelli
27 M. obliquus inferior
28 Sinus transversus
29 M. temporalis
30 Lobus cranialis (anterior) cerebelli
31 M. pterygoideus lateralis
32 Meatus acusticus internus
33 Sinus maxillaris
34 Lobus caudalis (posterior) cerebelli
35 M. orbicularis oculi
36 Sinus sigmoideus und M. stylopharyngeus
37 M. pterygoideus medialis
38 M. rectus capitis posterior major
39 M. buccinator
40 M. semispinalis capitis
41 Mandibula und Canalis mandibulae (N. alveolaris inferior)
42 Atlas, Processus transversus und M. rectus capitis lateralis
43 Glandula submandibularis
44 M. obliquus capitis inferior
45 V. jugularis interna und M. digastricus
46 M. levator scapulae
47 M. splenius capitis

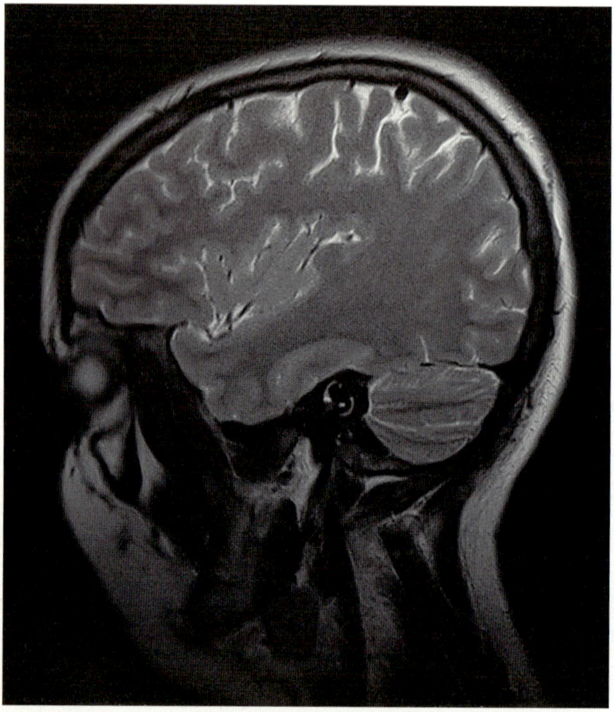

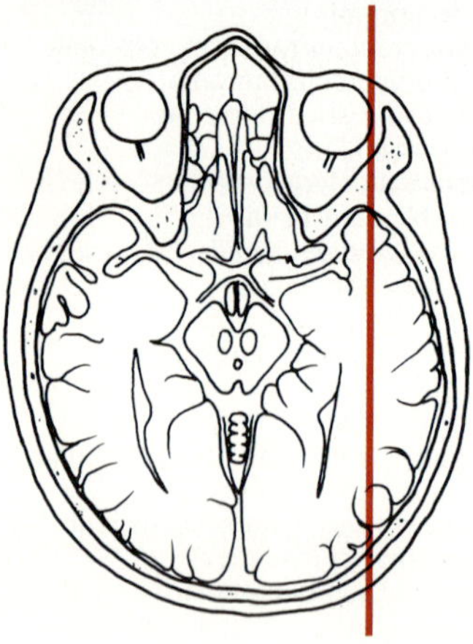

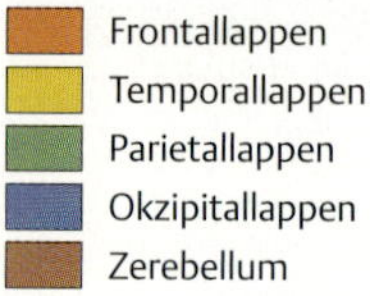

1 Os frontale und Sutura coronalis
2 Os parietale
3 Gyrus frontalis medius
4 Gyrus praecentralis
5 Sulcus frontalis inferior
6 Gyrus und Sulcus postcentralis
7 Gyri insulares
8 Sulcus centralis
9 Inselzisterne und Aa. insulares

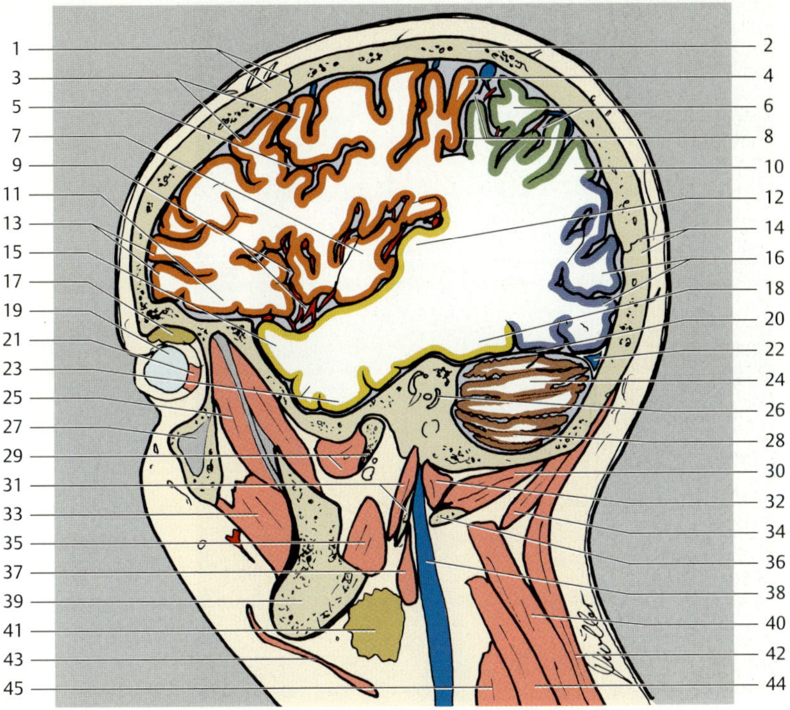

10 Gyrus angularis
11 Gyrus orbitalis
12 Gyrus temporalis transversus
13 Gyrus frontalis inferior
14 Os occipitale und Sutura lambdoidea
15 Gyrus temporalis superior
16 Gyri occipitales
17 Glandula lacrimalis
18 Gyrus temporalis inferior
19 Bulbus oculi
20 Tentorium cerebelli
21 M. rectus lateralis
22 Sinus transversus
23 Temporalpol und Gyrus temporalis medius
24 Lobus cranialis (anterior) cerebelli
25 M. temporalis
26 hinterer Bogengang (Canalis semicircularis posterior)
27 Sinus maxillaris
28 Lobus caudalis (posterior) cerebelli
29 M. pterygoideus lateralis und Kieferköpfchen
30 M. obliquus capitis superior
31 M. stylohyoideus und Processus styloideus
32 M. rectus capitis lateralis
33 M. buccinator
34 M. semispinalis capitis
35 M. pterygoideus medialis
36 Atlas, Processus transversus
37 M. digastricus, Venter posterior
38 V. jugularis interna
39 Mandibula
40 M. levator scapulae
41 Glandula submandibularis
42 M. splenius capitis
43 Platysma
44 M. splenius cervicis
45 M. scalenus posterior

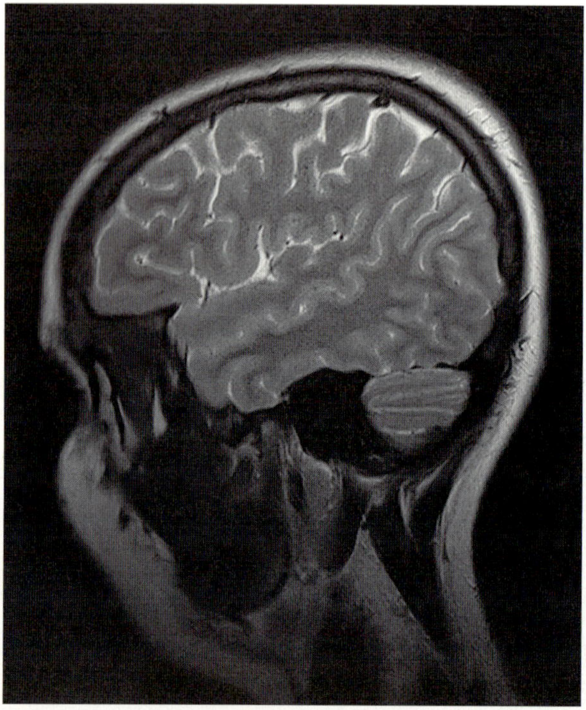

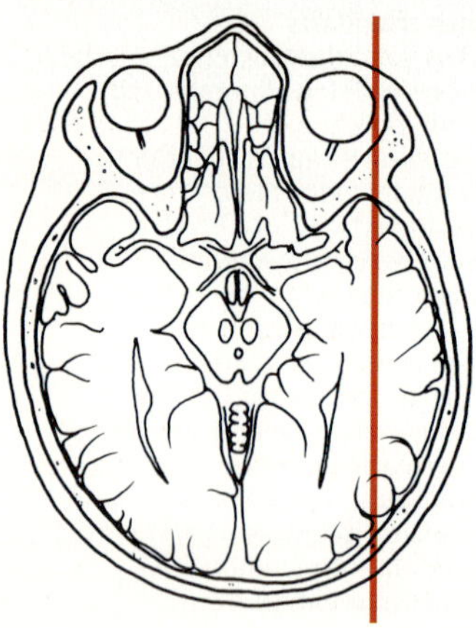

- Frontallappen
- Temporallappen
- Parietallappen
- Zerebellum

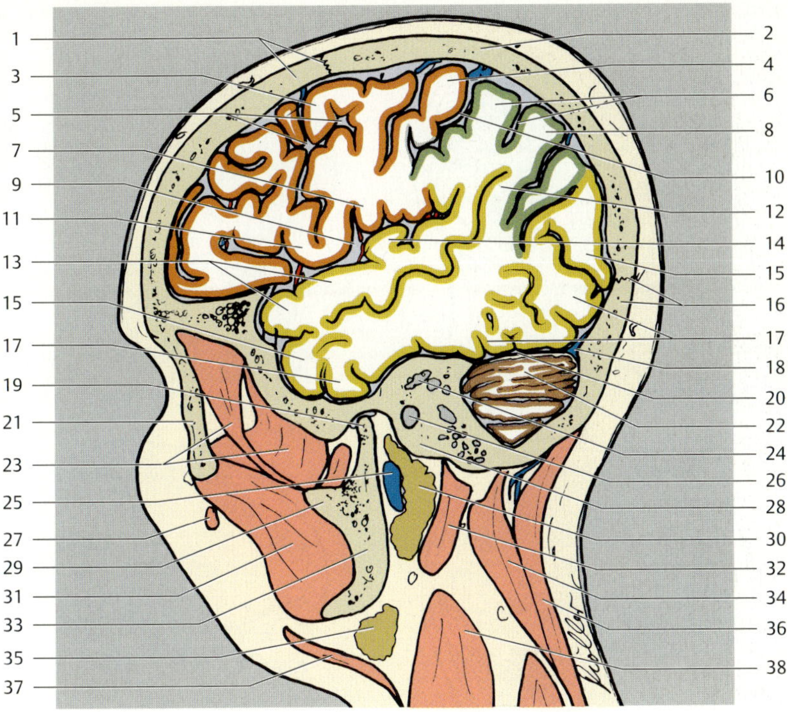

1 Os frontale und Sutura coronalis
2 Os parietale
3 Gyrus frontalis medius
4 Gyrus praecentralis
5 Sulcus frontalis inferior
6 Gyrus und Sulcus postcentralis
7 Gyrus frontalis inferior, Gyri insulares
8 Gyrus supramarginalis
9 Sulcus lateralis
10 Sulcus centralis
11 Gyrus frontalis inferior, Frontales Operculum
12 Gyrus angularis
13 Gyrus temporalis superior
14 Gyrus temporalis transversus
15 Gyrus temporalis medius
16 Os occipitale und Sutura lambdoidea
17 Gyrus temporalis inferior
18 Sinus transversus
19 Kieferköpfchen
20 Tentorium cerebelli
21 Os zygomaticum
22 Lobus caudalis (posterior) cerebelli
23 M. temporalis
24 Antrum mastoideum
25 V. retromandibularis
26 Meatus acusticus externus
27 M. zygomaticus
28 Processus mastoideus
29 Processus coronoideus
30 Glandula parotis
31 M. masseter
32 M. digastricus, Venter posterior
33 Mandibula (Ramus)
34 M. semispinalis capitis
35 Glandula submandibularis
36 M. splenius capitis
37 Platysma
38 M. sternocleidomastoideus

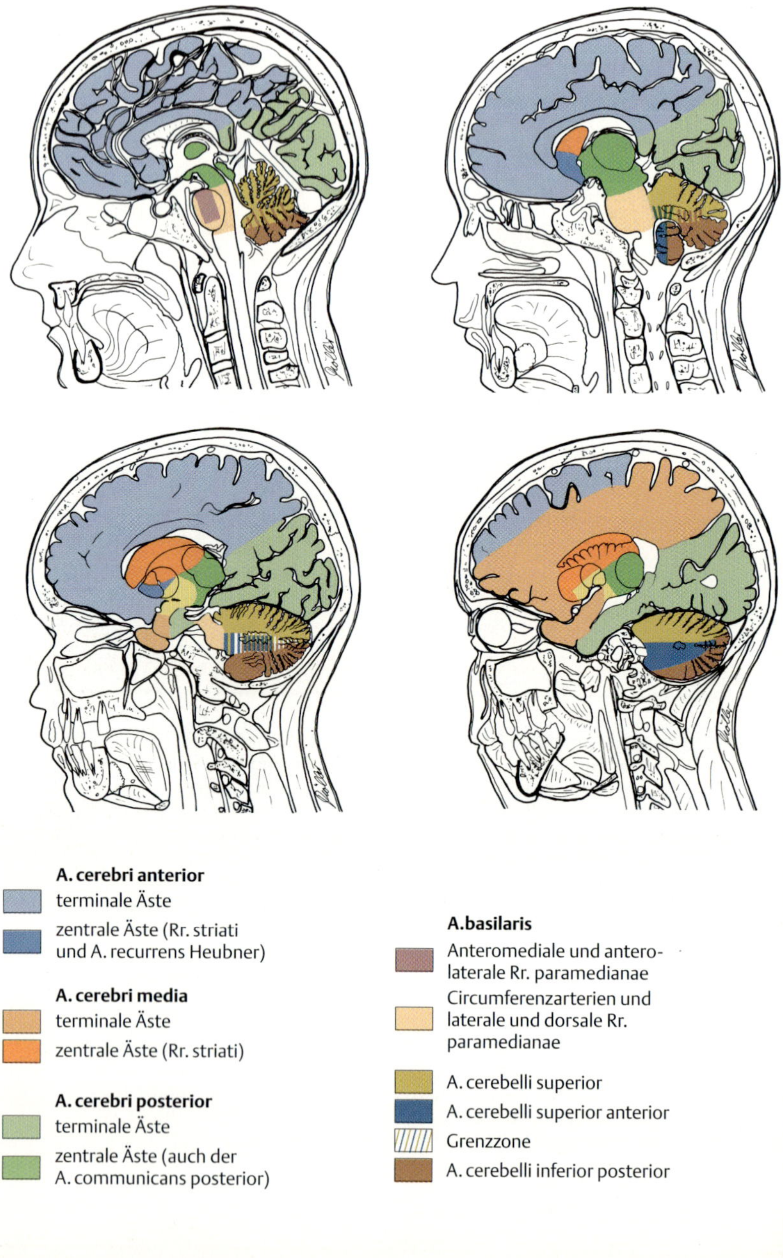
A. cerebri anterior
terminale Äste
zentrale Äste (Rr. striati und A. recurrens Heubner)
A. cerebri media
terminale Äste
zentrale Äste (Rr. striati)
A. cerebri posterior
terminale Äste
zentrale Äste (auch der A. communicans posterior)
A.basilaris
Anteromediale und anterolaterale Rr. paramedianae
Circumferenzarterien und laterale und dorsale Rr. paramedianae
A. cerebelli superior
A. cerebelli superior anterior
Grenzzone
A. cerebelli inferior posterior

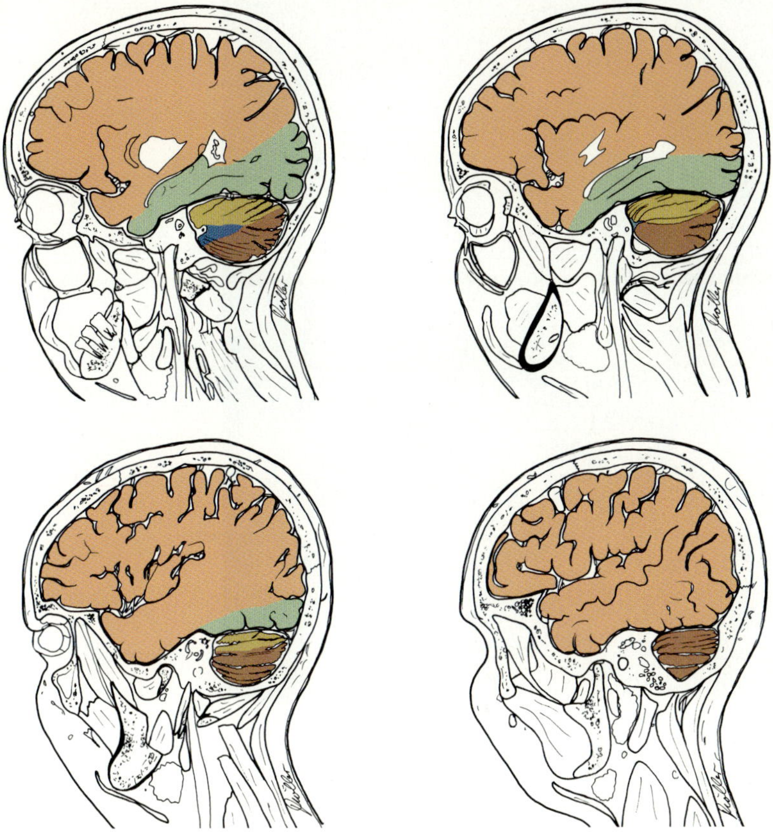

A. cerebri media

- terminale Äste
- zentrale Äste (Rr. striati)

A. cerebri posterior

- terminale Äste

- A. chorioidea anterior

- A. cerebelli superior
- A. cerebelli superior anterior
- A. cerebelli inferior posterior

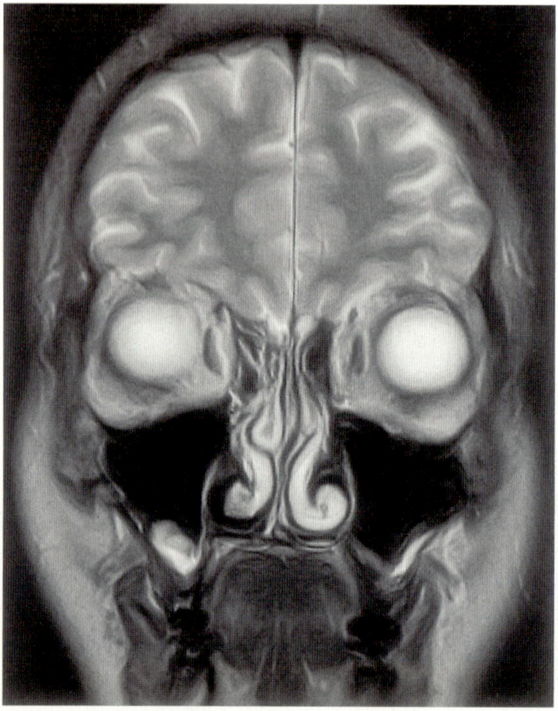

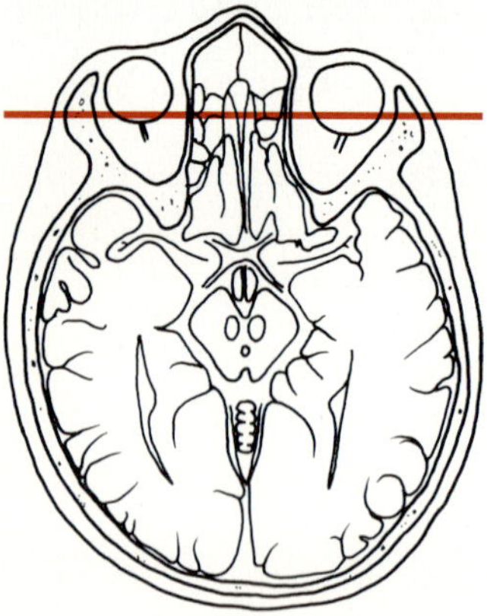

Frontallappen

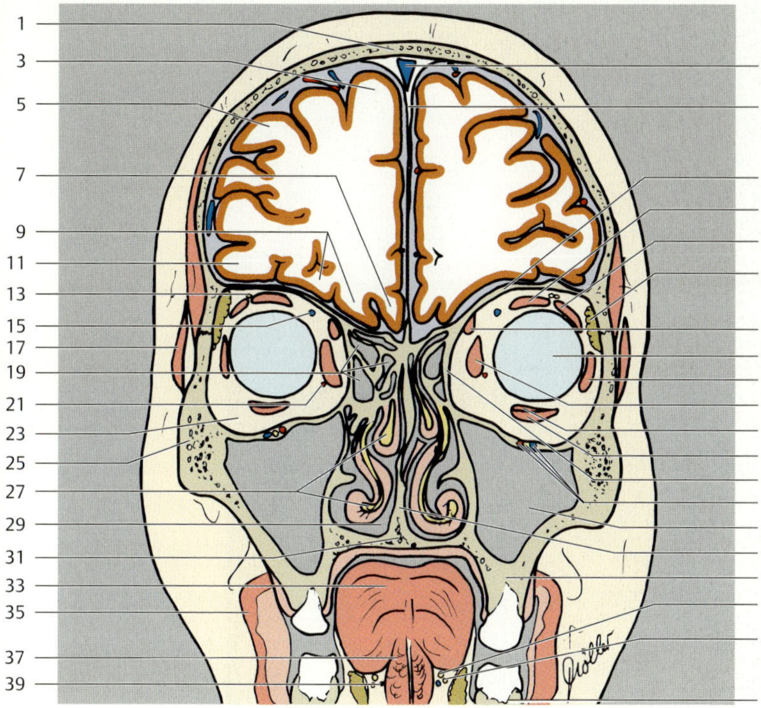

1 Os frontale
2 Sinus sagittalis superior
3 Gyrus frontalis superior
4 Falx cerebri
5 Gyrus frontalis medius
6 Orbitadach
7 Gyrus rectus
8 M. levator palpebrae superioris
9 Gyri orbitales
10 M. rectus superior
11 Gyrus frontalis inferior
12 Glandula lacrimalis
13 N. supraorbitalis
14 M. obliquus superior
15 V. ophthalmica superior
16 Bulbus oculi
17 M. orbicularis oculi
18 M. rectus lateralis
19 Cellulae ethmoidales (Siebbeinzellen)
20 M. rectus medialis
21 A. ophthalmica
22 M. rectus inferior
23 Orbita (peribulbärer Fettkörper)
24 M. obliquus inferior
25 Os zygomaticum
26 Lamina orbitalis (papyracea)
27 Concha nasalis media und inferior
28 A., N. und V. infraorbitalis
29 Nasenhaupthöhle
30 Sinus maxillaris (Oberkieferhöhle)
31 Palatum durum
32 Septum nasi
33 Zunge
34 Maxilla (Processus alveolaris)
35 M. depressor anguli oris
36 N. lingualis
37 M. genioglossus
38 N. hypoglossus
39 Ductus submandibularis
40 Corpus mandibulae (Unterkiefer)

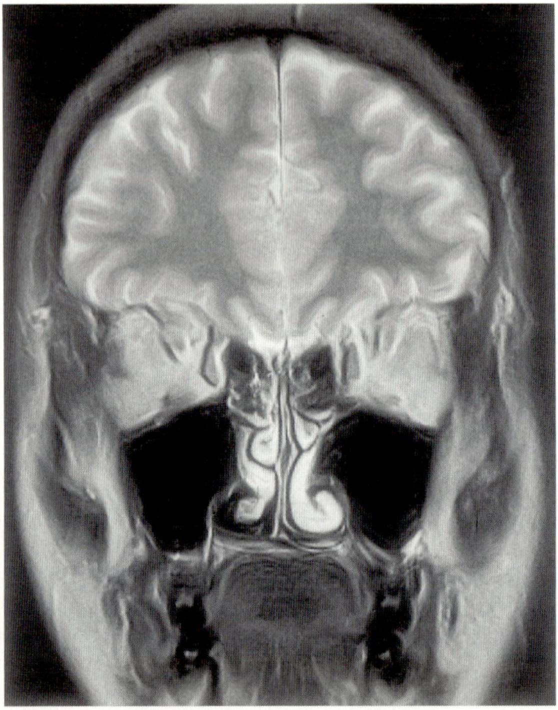

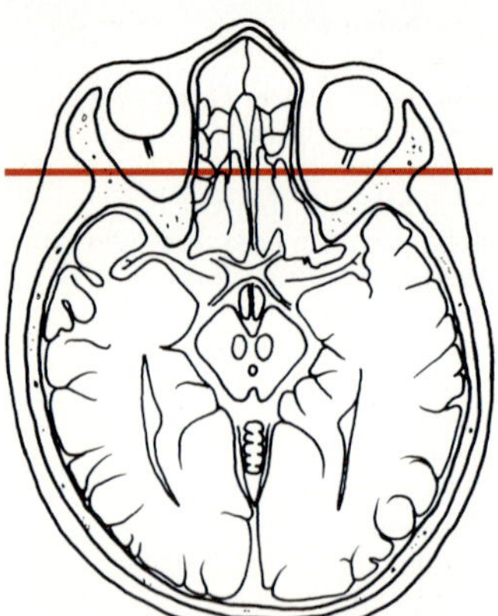

Frontallappen

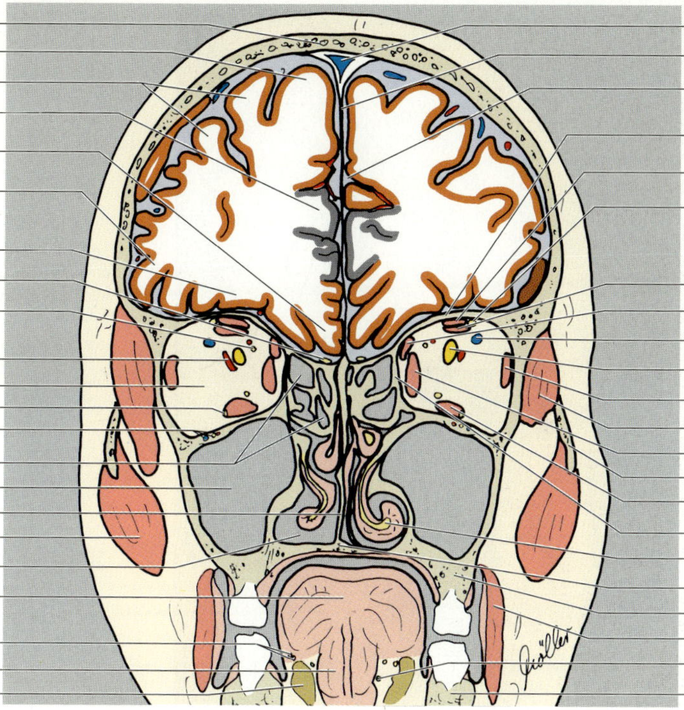

1 Os frontale
2 Sinus sagittalis superior
3 Gyrus frontalis superior
4 Falx cerebri
5 Gyrus frontalis medius
6 Interhemisphärenspalt
7 Gyrus cinguli
8 Orbitadach
9 Gyrus rectus
10 M. levator palpebrae superioris
11 Gyrus frontalis inferior
12 N. supraorbitalis
13 Gyri orbitales
14 M. rectus superior
15 Bulbus olfactorius
16 M. obliquus superior
17 N. nasociliaris
18 V. ophthalmica superior
19 A. ophthalmica
20 N. opticus
21 Orbita (retrobulbärer Fettkörper)
22 M. rectus lateralis
23 N. occulomotorius (inferiorer Anteil)
24 M. temporalis
25 A., N. und V. infraorbitalis
26 M. rectus medialis
27 Cellulae ethmoidales (Siebbeinzellen)
28 Os zygomaticum
29 Sinus maxillaris (Oberkieferhöhle)
30 M. rectus inferior
31 Septum nasi
32 Lamina orbitalis (papyracea)
33 M. masseter
34 Concha nasalis inferior
35 Nasenhaupthöhle
36 Palatum durum
37 Zunge
38 Maxilla (Processus alveolaris)
39 N. lingualis und N. hypoglossus
40 M. depressor anguli oris
41 M. genioglossus
42 Ductus submandibularis
43 Glandula submandibularis
44 Corpus mandibulae (Unterkiefer)

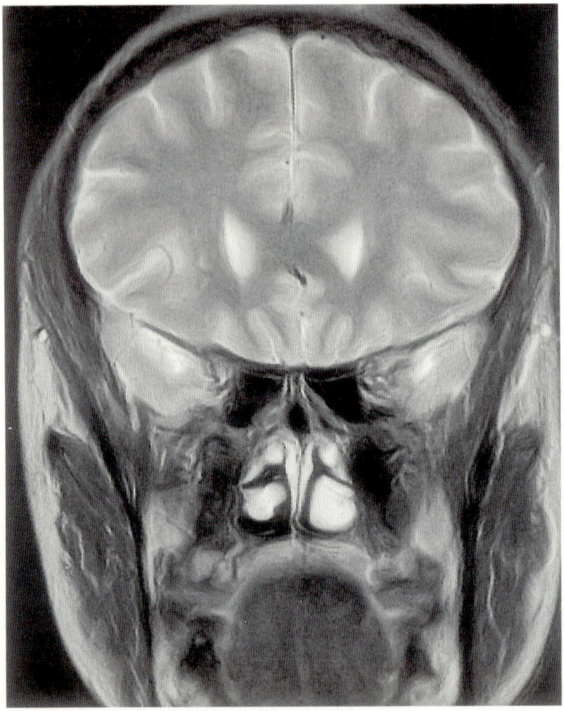

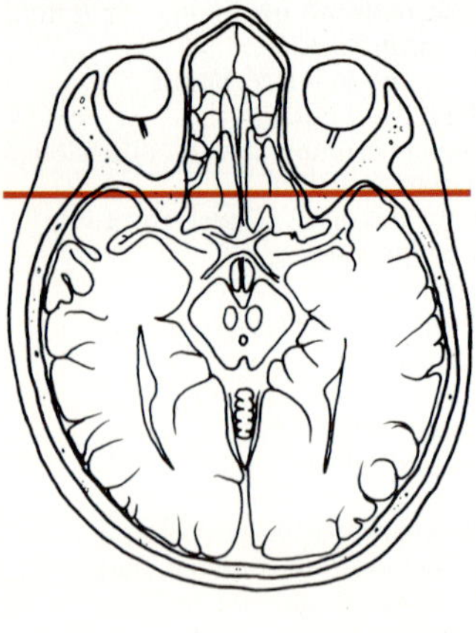

Frontallappen

Temporallappen

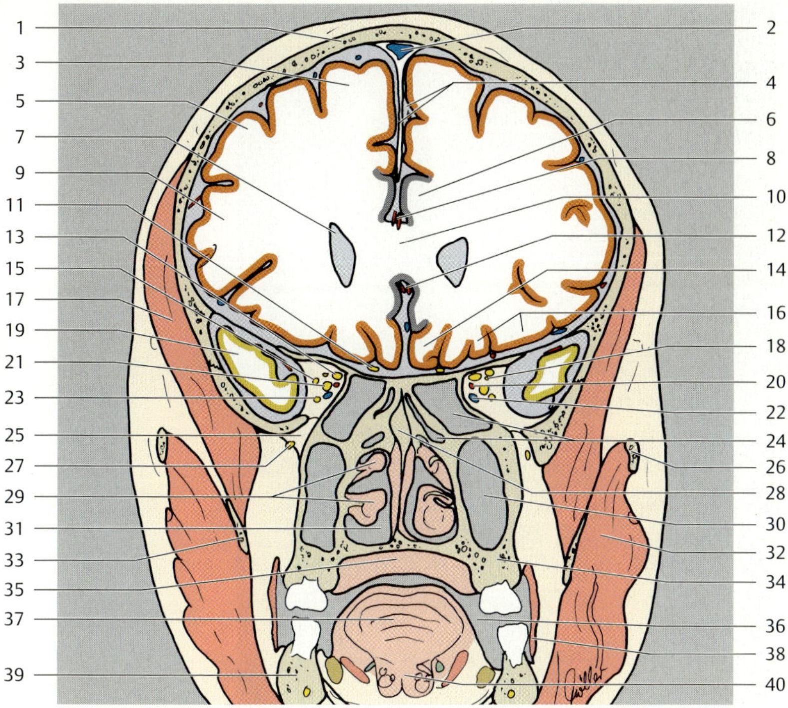

1 Os frontale
2 Sinus sagittalis superior
3 Gyrus frontalis superior
4 Falx cerebri im Interhemisphärenspalt
5 Gyrus frontalis medius
6 Gyrus cinguli
7 Seitenventrikel (Frontalhorn)
8 A. pericallosa
9 Gyrus frontalis inferior
10 Corpus callosum (Genu)
11 Tractus olfactorius
12 A. cerebri anterior
13 N. opticus
14 Gyrus rectus
15 N. occulomotorius
16 Gyri orbitales
17 M. temporalis
18 N. trochlearis
19 Temporallappen (Pol)
20 A. ophthalmica
21 N. ophthalmicus
22 V. ophthalmica superior
23 N. abducens
24 Cellulae ethmoidales (Siebbeinzellen)
25 Fossa pterygopalatina
26 Arcus zygomaticus
27 N. maxillaris (2. Trigeminusast)
28 Septum nasi
29 Concha nasalis media und inferior
30 Sinus maxillaris (Oberkieferhöhle)
31 Nasenhaupthöhle
32 M. masseter
33 Ramus mandibulae
34 Maxilla (Processus alveolaris)
35 Palatum molle
36 Mundhöhle
37 Zunge
38 M. buccinator
39 Corpus mandibulae (Unterkiefer)
40 M. genioglossus

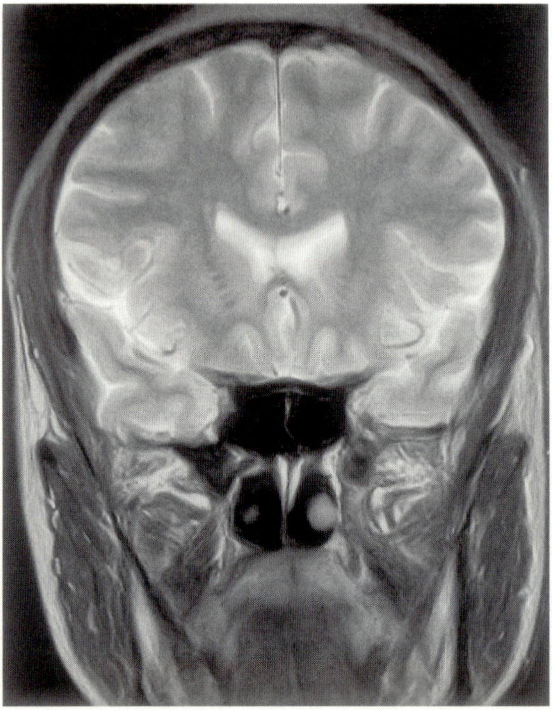

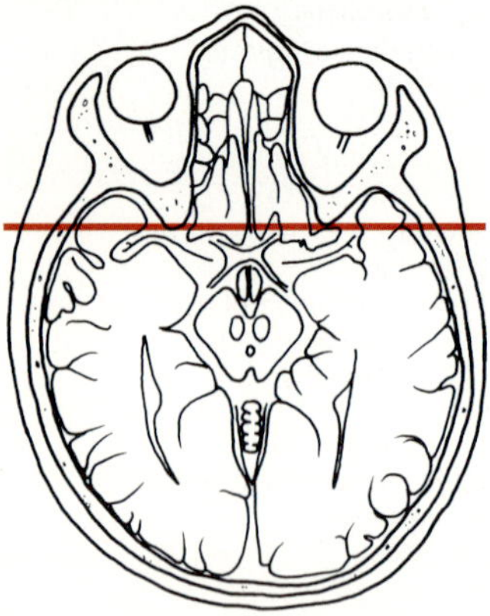

Frontallappen

Temporallappen

1 Os frontale
2 Sinus sagittalis superior
3 Gyrus frontalis superior
4 Falx cerebri im Interhemisphärenspalt
5 Gyrus frontalis medius
6 Sulcus cinguli
7 A. pericallosa

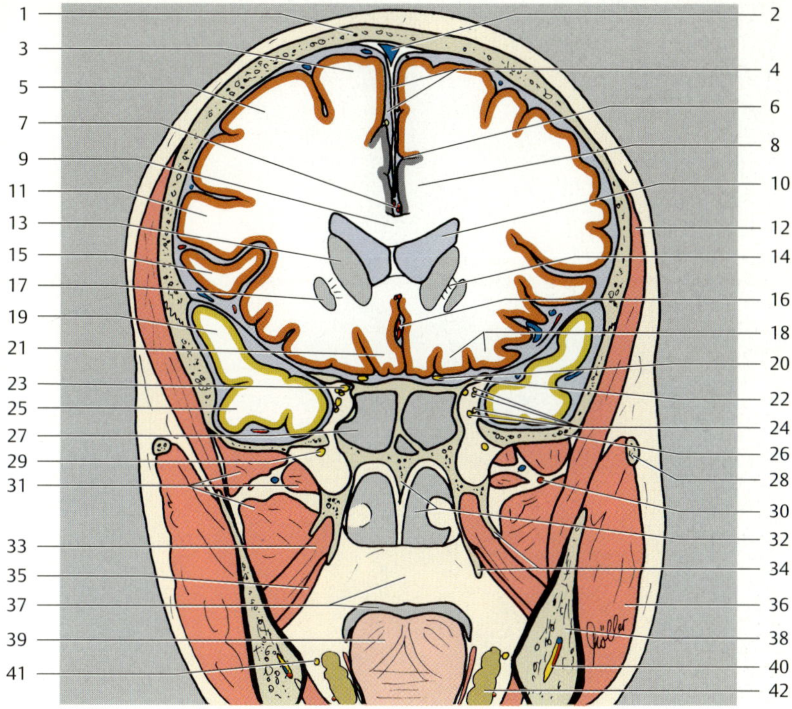

8 Gyrus cinguli
9 Corpus callosum (Truncus)
10 Seitenventrikel (Frontalhorn)
11 Gyrus frontalis inferior
12 M. temporalis
13 Caput nuclei caudati
14 Capsula interna (Crus anterius)
15 Operculum frontale
16 A. cerebri anterior
17 Putamen
18 Gyri orbitales
19 Gyrus temporalis superior
20 Tractus olfactorius
21 Gyrus rectus
22 Os sphenoidale (Ala minor)
23 N. opticus
24 Nn. trochlearis, occulomotorius, ophthalmicus, abducens
25 Gyrus temporalis medius
26 Os temporale
27 Sinus sphenoidalis
28 Arcus zygomaticus
29 N. maxillaris in der Fossa pterygopalatina
30 A. maxillaris
31 M. pterygoideus lateralis in der Fossa infratemporalis
32 Septum nasi und Nasenhaupthöhle
33 M. pterygoideus medialis
34 Processus pterygoideus (Lamina medialis und lateralis)
35 M. tensor veli palatini
36 M. masseter
37 Palatum molle und Mundhöhle
38 R. mandibulae
39 Zunge
40 A.,V. und N. alveolaris inferior im Canalis mandibulae
41 N. lingualis
42 Glandula submandibularis

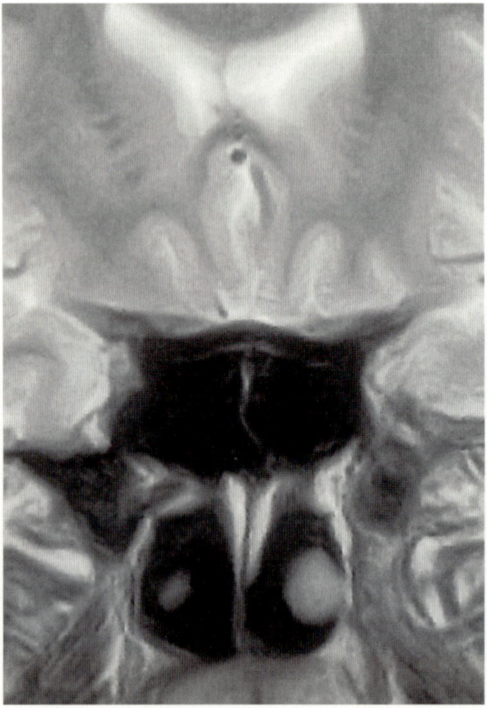

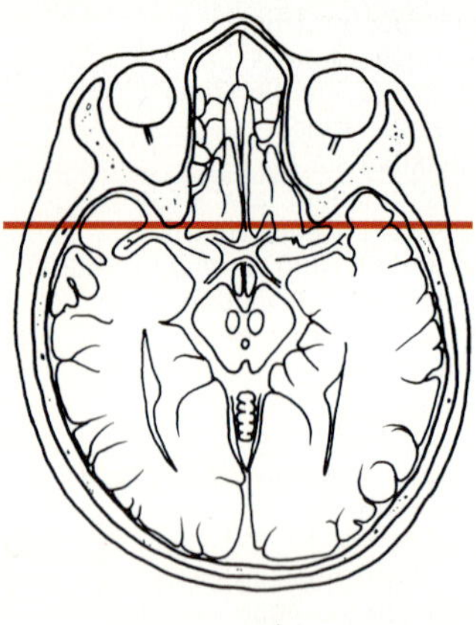

Frontallappen
Temporallappen

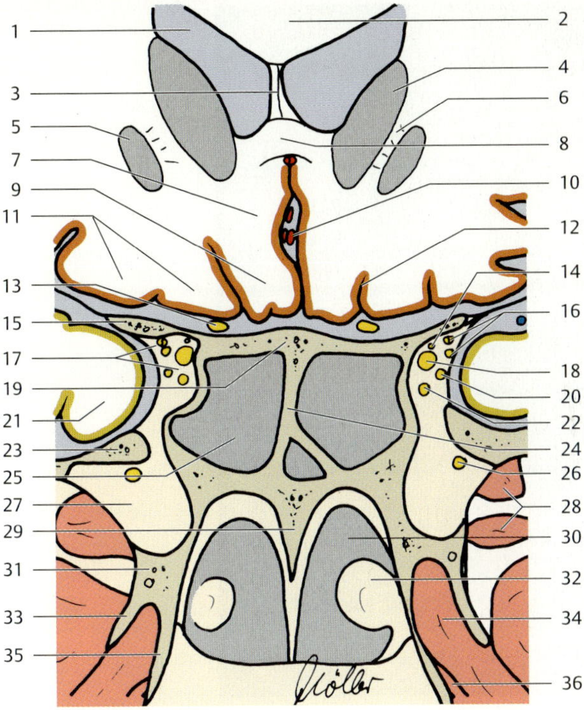

1 Seitenventrikel (Frontalhorn)
2 Corpus callosum (Truncus)
3 Septum pellucidum
4 Caput nuclei caudati
5 Putamen
6 Capsula interna (Crus anterius)
7 Area subcallosa
8 Corpus callosum (Genu)
9 Gyrus rectus
10 A. pericallosa
11 Gyri orbitales
12 Sulcus olfactorius
13 Tractus olfactorius
14 N. oculomotorius (III, oberer Ast)
15 Processus clinoideus anterior (Os sphenoidale, Ala minor)
16 N. ophthalmicus (Nn. frontalis, lacrimalis, nasociliaris) = oberer Ast des N. trigeminus (V)
17 Fissura orbitalis superior
18 N. opticus
19 Planum sphenoidale
20 N. abducens
21 Temporalpol
22 N. oculomotorius (unterer Ast)
23 Os sphenoidale, Ala minor
24 Septum des Sinus sphenoidalis
25 Sinus sphenoidalis
26 N. maxillaris in der Fossa pterygopalatina
27 Fossa pterygopalatina
28 M. pterygoideus lateralis
29 Vomer
30 Nasenhaupthöhle
31 Processus pterygoideus (Os sphenoidale)
32 Concha nasalis media
33 Processus pterygoideus (Lamina lateralis)
34 M. pterygoideus medialis
35 Processus pterygoideus (Lamina medialis)
36 M. tensor veli palatini

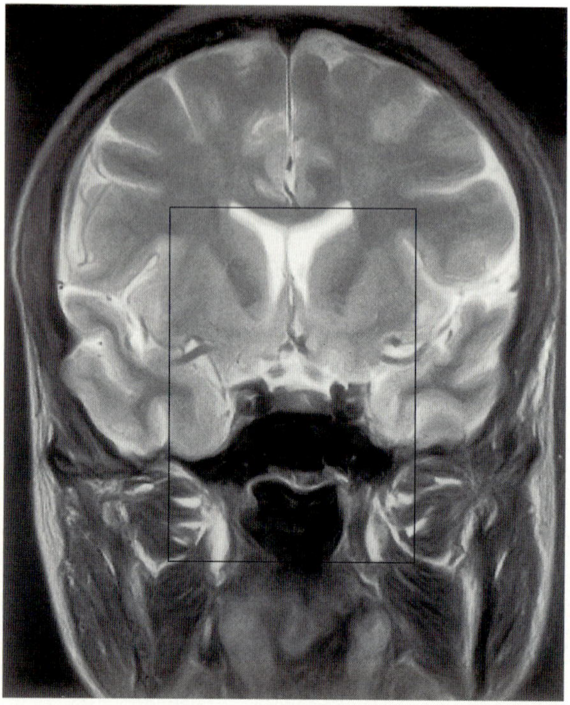

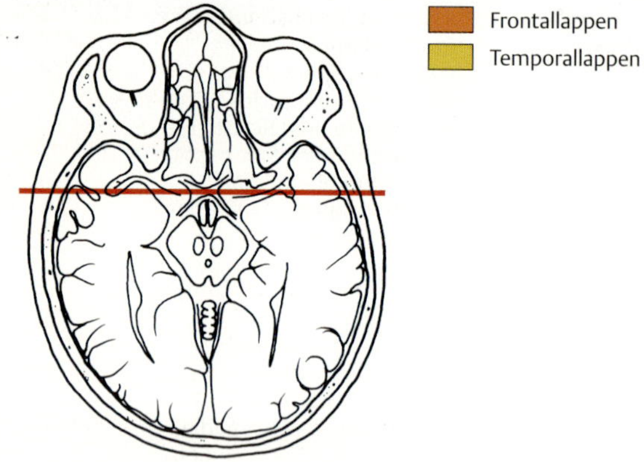

Frontallappen
Temporallappen

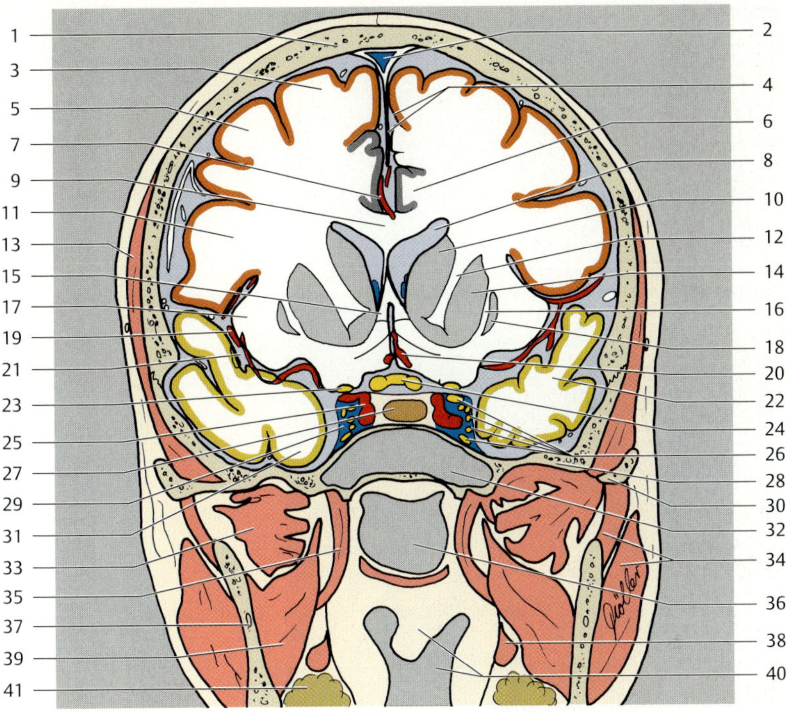

1 Os frontale
2 Sinus sagittalis superior
3 Gyrus frontalis superior
4 Falx cerebri im Interhemisphärenspalt
5 Gyrus frontalis medius
6 Gyrus cinguli
7 A. pericallosa
8 Seitenventrikel (Frontalhorn)
9 Corpus callosum (Genu)
10 Caput nuclei caudati
11 Gyrus frontalis inferior
12 Capsula interna (Crus anterius)
13 M. temporalis
14 Putamen
15 Area subcallosa
16 Capsula externa
17 Insula
18 Claustrum
19 Aa. insulares
20 A. cerebri anterior
21 Sulcus lateralis
22 Gyrus temporalis superior
23 Tractus olfactorius
24 Chiasma opticum
25 A. carotis interna (Syphon)
26 Nn. trochlearis, oculomotorius, ophthalmicus, abducens
27 Hypophyse
28 Os temporale
29 Sinus cavernosus
30 Arcus zygomaticus
31 Gyrus temporalis medius
32 Sinus sphenoidalis
33 M. pterygoideus lateralis
34 M. masseter
35 M. tensor veli palatini
36 Nasopharynx (Pharynx, Pars nasalis)
37 R. mandibulae
38 M. styloglossus
39 M. pterygoideus medialis
40 Uvula und Oropharynx (Pharynx, Pars oralis)
41 Glandula submandibularis

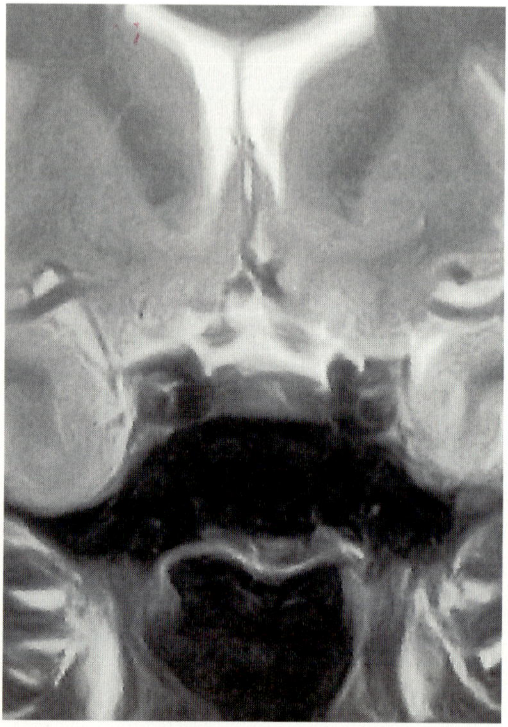

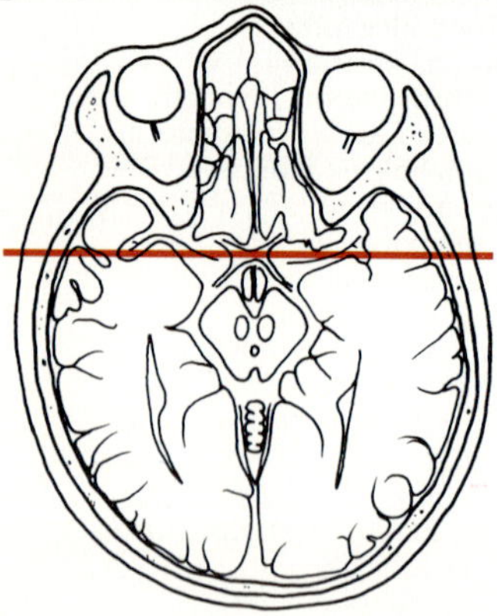

Temporallappen

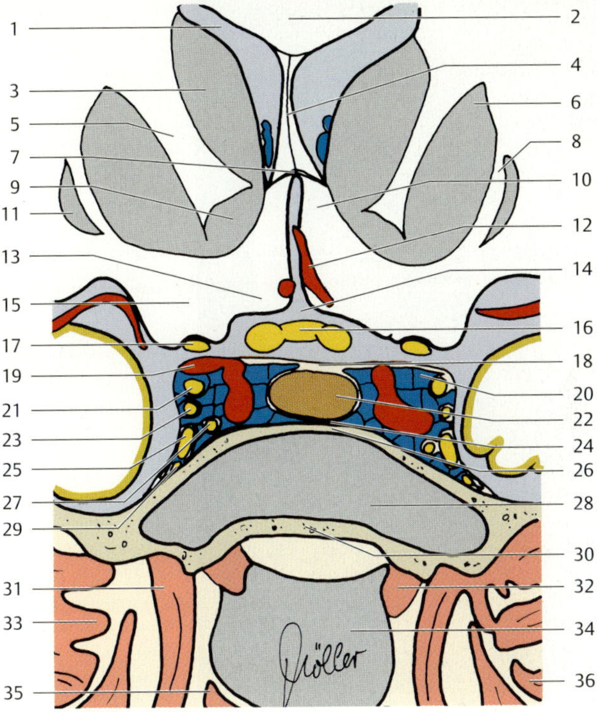

1 Seitenventrikel (Frontalhorn)
2 Corpus callosum (Truncus)
3 Caput nuclei caudati
4 Septum pellucidum
5 Capsula interna (Crus anterius)
6 Putamen
7 Corpus callosum, Rostrum
8 Capsula externa
9 Nucleus acumbens
10 Area subcallosa
11 Claustrum
12 A. cerebri anterior
13 Gyrus rectus
14 Cisterna chiasmatica
15 Gyri orbitales
16 Chiasma opticum
17 Tractus olfactorius
18 Diaphragma sellae
19 A. carotis interna (Syphon)
20 Sinus cavernosus
21 N. occulomotorius (III)
22 Hypophyse
23 N. trochlearis
24 Sinus intercavernosus inferior
25 N. ophthalmicus (V1)
26 Sellaboden
27 N. abducens
28 Sinus sphenoidalis
29 N. maxillaris (V2)
30 Os sphenoidale (Corpus)
31 M. tensor veli palatini
32 Tuba auditiva (Eustachii)
33 M. pterygoideus lateralis
34 Nasopharynx (Pharynx, Pars nasalis)
35 M. levator veli palatini
36 M. pterygoideus medialis

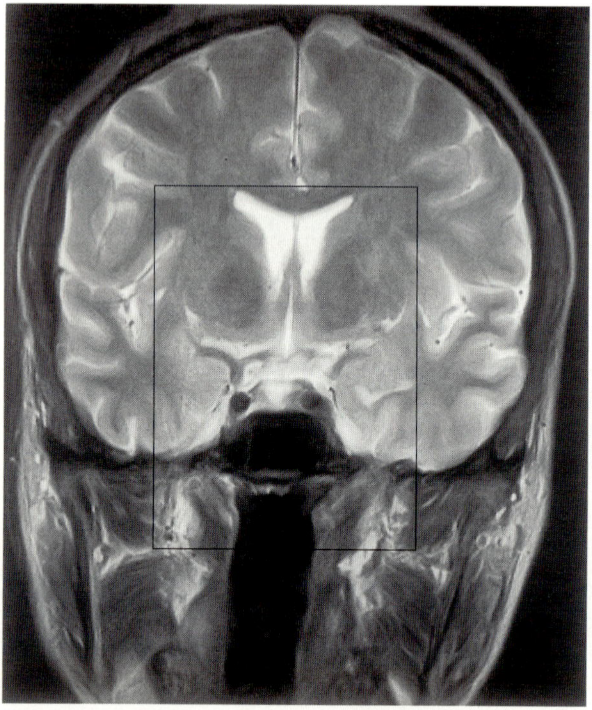

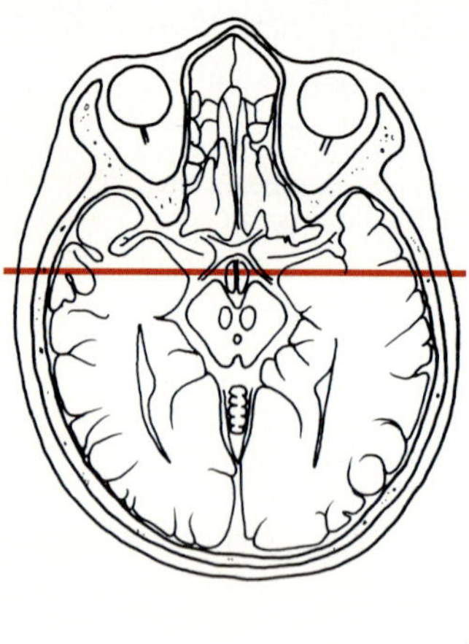

Frontallappen
Temporallappen

1 Os frontale
2 Sinus sagittalis superior
3 Falx cerebri im Interhemisphärenspalt
4 Gyrus frontalis superior
5 A. pericallosa
6 Gyrus frontalis medius
7 Corpus callosum (Genu)

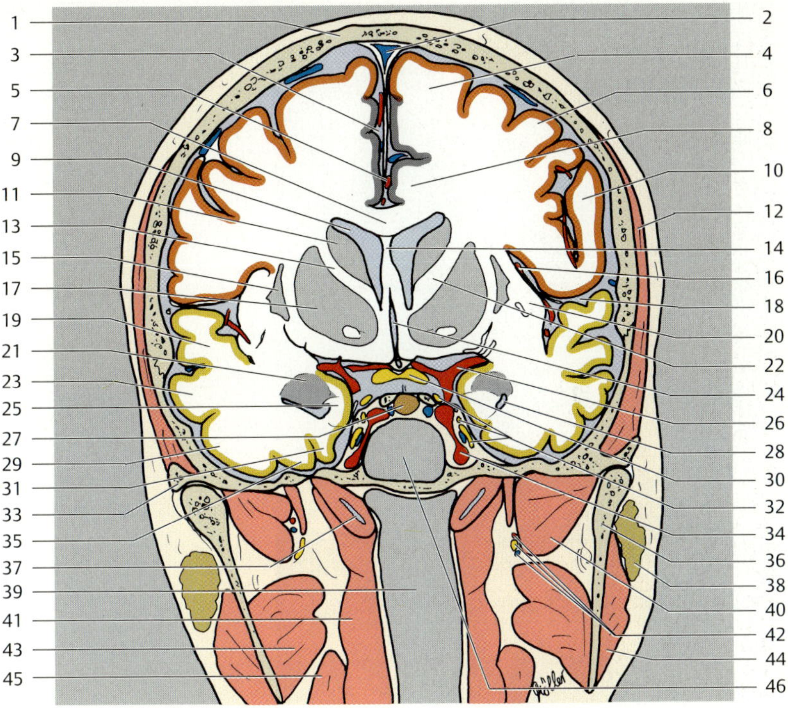

8 Gyrus cinguli
9 Seitenventrikel (Frontalhorn)
10 Gyrus frontalis inferior
11 Caput nuclei caudati
12 M. temporalis
13 Capsula externa
14 Septum pellucidum
15 Claustrum
16 Aa. insulares
17 Putamen
18 Sulcus lateralis
19 Gyrus temporalis superior
20 Insula
21 Corpus amygdaloideum
22 Capsula interna (Crus anterius)
23 Gyrus temporalis medius
24 Interhemisphärenspalt
25 Hippocampus
26 A. cerebri media
27 Hypophyse
28 Ventriculus lateralis (Cornu temporale)
29 Gyrus temporalis inferior
30 Chiasma opticum
31 Gyrus parahippocampalis
32 Nn. trochlearis, occulomotorius, abducens, Ganglion trigeminale
33 Os temporale (Processus zygomaticus)
34 A. carotis interna (Syphon)
35 Gyrus occipitotemporalis lateralis
36 Kieferköpfchen
37 Tuba auditiva (Eustachii)
38 Glandula parotidea
39 Pharynx
40 M. pterygoideus lateralis
41 M. constrictor pharyngis
42 A.,V. und N. mandibularis
43 M. pterygoideus medialis
44 M. masseter
45 M. styloglossus
46 Sinus sphenoidalis

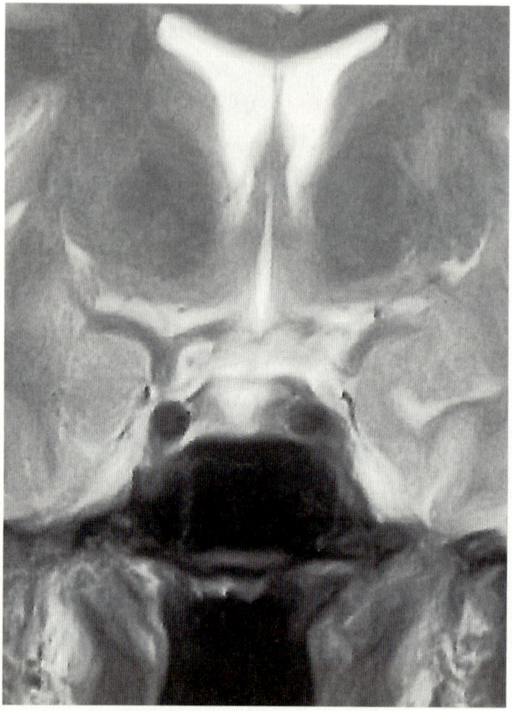

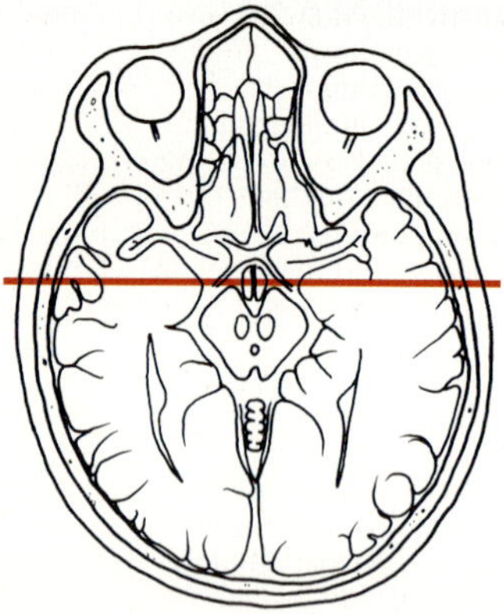

Temporallappen

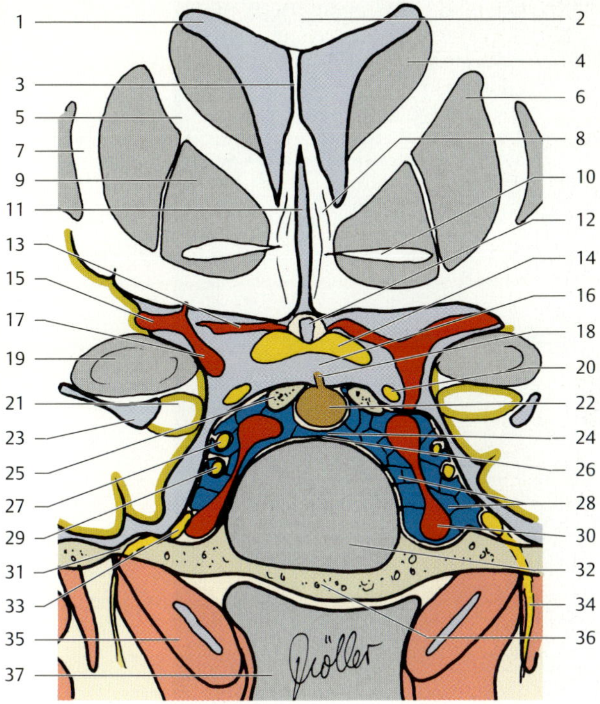

1 Seitenventrikel (Frontalhorn)
2 Corpus callosum (Truncus)
3 Septum pellucidum
4 Caput nuclei caudati
5 Capsula interna (Crus anterius)
6 Putamen
7 Capsula externa
8 präkommissuraler Fornix
9 Globus pallidus
10 Commissura anterior
11 Interhemisphärenspalt
12 Recessus opticus
13 A. cerebri anterior (A 1-Segment)
14 Chiasma opticum
15 A. cerebri media
16 supraselläre Zisterne
17 A. carotis interna
18 Infundibulum
19 Corpus amygdaloideum
20 N. occulomotorius
21 Hippocampus
22 Hypophyse
23 Ventriculus lateralis, Temporalhorn
24 Sinus intercavernosus inferior
25 Processus clinoideus posterior
26 Sellaboden
27 N. trochlearis
28 Sinus cavernosus
29 N. abducens, Ganglion trigeminale
30 A. carotis interna (Syphon)
31 Foramen ovale
32 Sinus sphenoidalis
33 Ganglion trigeminale (V)
34 N. mandibularis (V 3)
35 Tuba Eustachii
36 Os sphenoidale (Corpus)
37 Nasopharynx

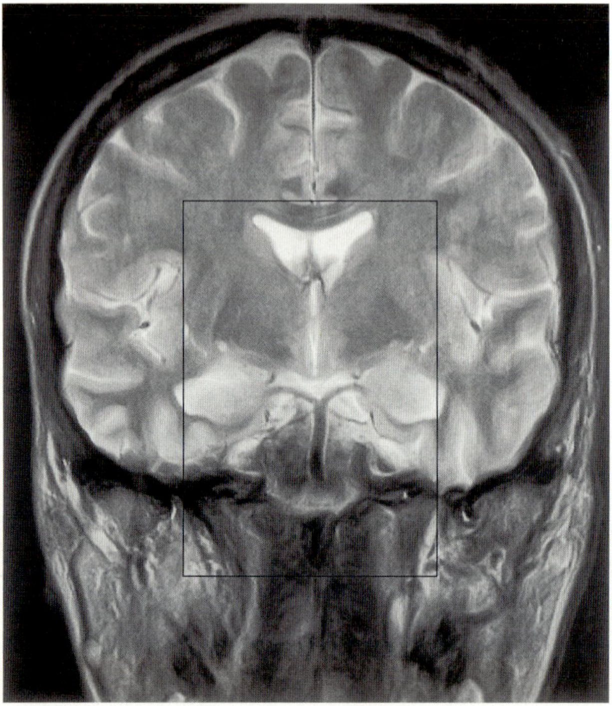

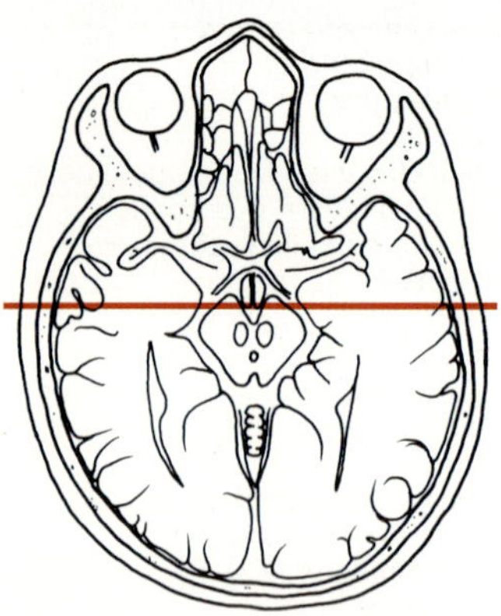

Frontallappen
Temporallappen
Parietallappen

1 Os frontale
2 Sinus sagittalis superior
3 Falx cerebri im Interhemisphärenspalt
4 Gyrus frontalis superior
5 Gyrus cinguli
6 Gyrus frontalis medius
7 Corpus callosum (Truncus)
8 Centrum semiovale

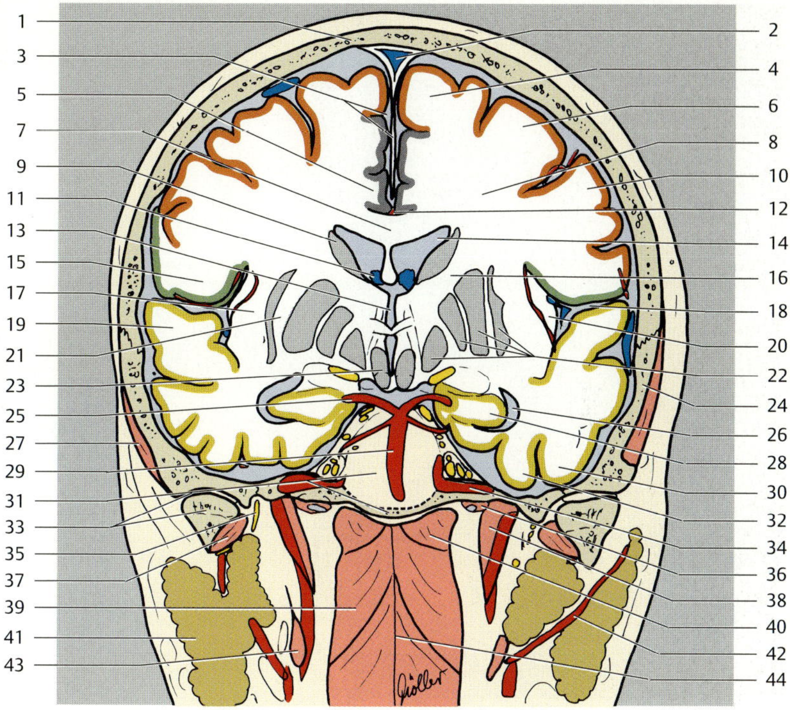

9 Corpus nuclei caudati
10 Gyrus frontalis inferior
11 Foramen interventriculare (Monroi)
12 A. pericallosa
13 III. Ventrikel
14 Seitenventrikel (Frontalhorn)
15 Operculum frontale
16 Capsula interna (Genu)
17 Capsula extrema
18 Sulcus lateralis
19 Gyrus temporalis superior
20 Insula
21 Capsula externa
22 Stammganglien (Nucleus lentiformis)
23 Corpus mamillare und Hypothalamus
24 Os temporale
25 A. cerebri posterior
26 Ventriculus lateralis (Cornu temporale)
27 M. temporalis
28 Hippocampus
29 A. basilaris
30 Gyrus temporalis medius
31 Os occipitale (Clivus)
32 Gyrus occipitotemporalis lateralis
33 Kieferköpfchen und Kiefergelenk
34 A. carotis interna (Syphon)
35 N. mandibularis
36 Tuba Eustachii
37 M. pterygoideus lateralis
38 M. levator veli palatini
39 M. constrictor pharyngis (superior, medius und inferior)
40 Fascia pharyngobasilaris
41 Glandula parotidea
42 A. carotis externa
43 M. stylopharyngeus
44 Raphe pharyngis

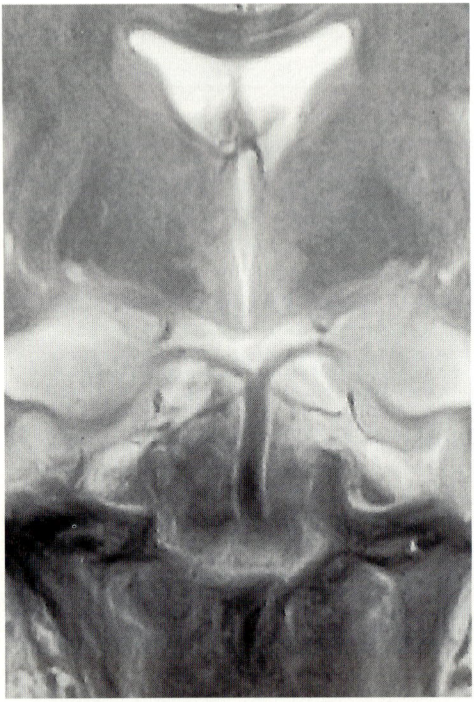

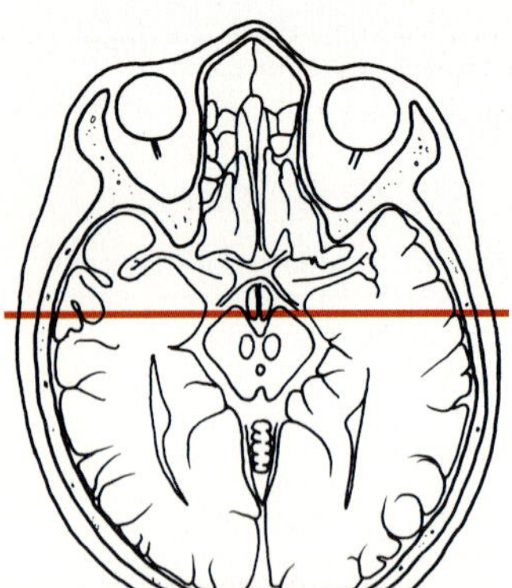

Temporallappen

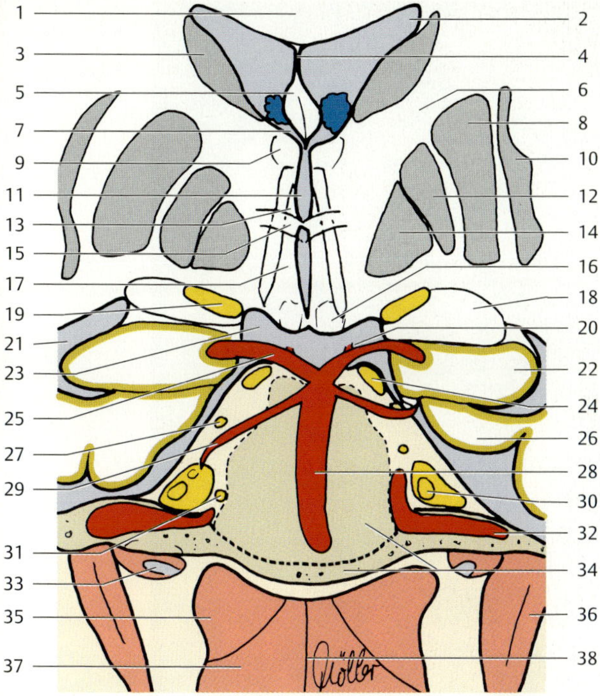

1 Corpus callosum (Truncus)
2 Seitenventrikel (Frontalhorn)
3 Corpus nuclei caudati
4 Septum pellucidum
5 Fornix (Corpus)
6 Capsula interna (Genu)
7 Foramen interventriculare (Monroi)
8 Putamen
9 Thalamus (Nucleus ventralis anterior)
10 Claustrum
11 III. Ventrikel
12 Globus pallidus lateralis und medialis
13 Fornix (Columna)
14 Globus pallidus medialis
15 Commissura anterior
16 Corpus mamillare
17 Hypothalamus
18 Corpus amygdaloideum
19 Tractus opticus
20 A. communicans posterior
21 Ventriculus lateralis (Cornu temporale)
22 Hippocampus
23 Cisterna ambiens
24 N. occulomotorius (III)
25 A. cerebri posterior
26 Gyrus parahippocampalis
27 N. trochlearis (IV)
28 A. basilaris
29 A. cerebelli superior
30 N. trigeminus (Ganglion, V)
31 N. abducens (VI)
32 A. carotis interna (Syphon)
33 Tuba Eustachii
34 Os occipitale (Pars basilaris), Clivus
35 Fascia pharyngobasilaris
36 M. levator veli palatini
37 M. constrictor pharyngis (superior)
38 Raphe pharyngis

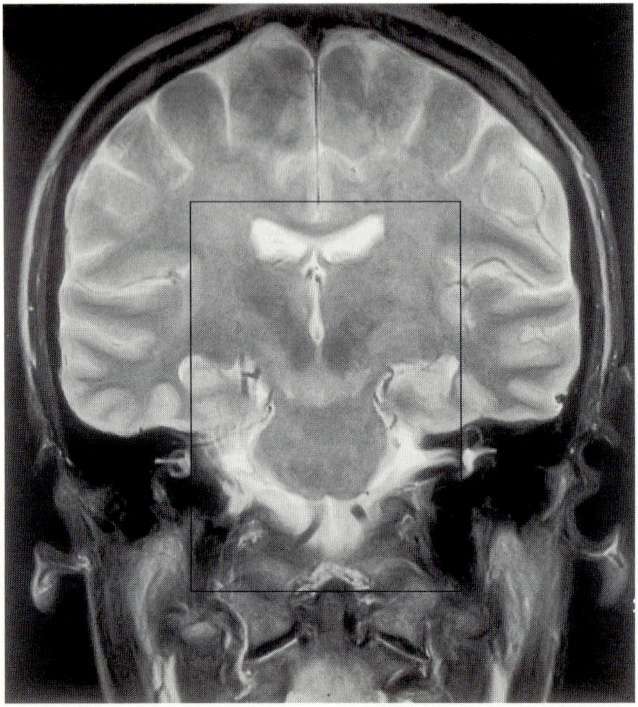

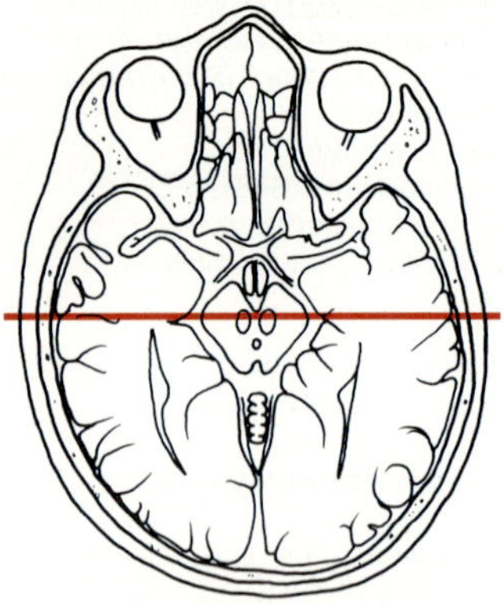

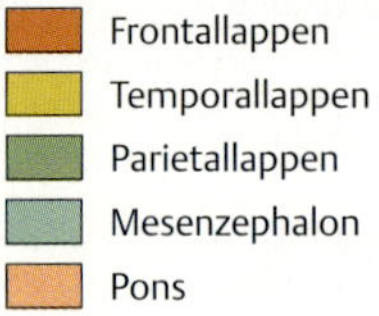

1 Os parietale
2 Sinus sagittalis superior
3 Gyrus frontalis superior
4 Falx cerebri
5 Centrum semiovale
6 Gyrus cinguli
7 Gyrus praecentralis
8 A. pericallosa
9 Sulcus centralis
10 Corpus callosum (Truncus)

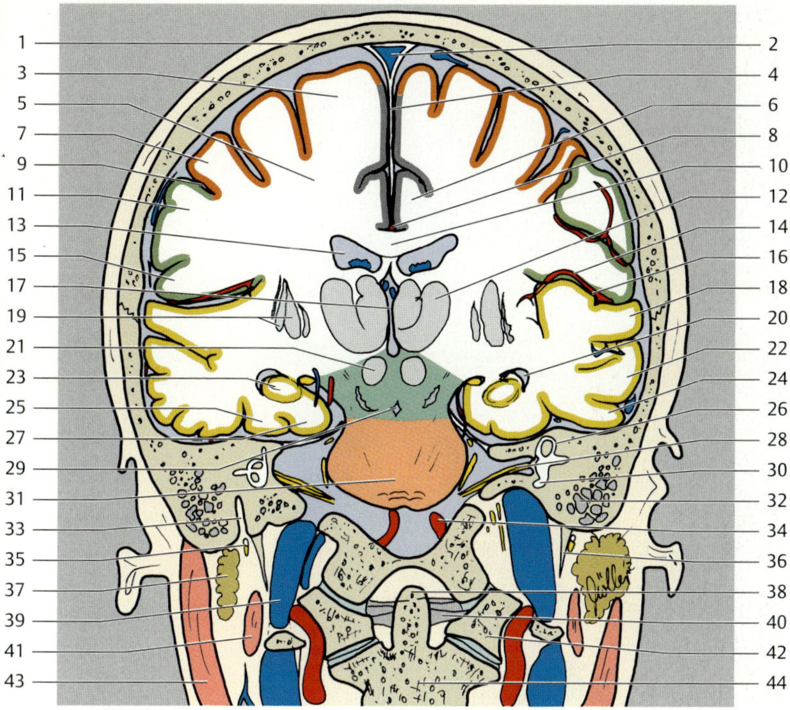

11 Gyrus postcentralis
12 Thalamus
13 Seitenventrikel (Ventriculus lateralis)
14 Aa. insulares
15 Operculum parietale
16 Sulcus lateralis
17 III. Ventrikel
18 Gyrus temporalis superior
19 Stammganglien (Nucleus lentiformis)
20 Seitenventrikel (Ventriculus lateralis, Cornu temporale)
21 Nucleus ruber
22 Gyrus temporalis medius
23 Hippocampus
24 Gyrus temporalis inferior
25 Gyrus occipitotemporalis lateralis
26 Canalis semicircularis (oberer Bogengang)
27 Gyrus parahippocampalis
28 Nn. vestibulocochlearis und facialis im Meatus acusticus internus
29 Cisterna interpeduncularis
30 Cochlea (Schnecke)
31 Pons
32 Processus mastoideus mit Mastoidzellen
33 Foramen stylomastoideum
34 A. vertebralis
35 N. facialis
36 Processus styloideus
37 Glandula parotidea
38 Dens
39 V. jugularis interna
40 Lig. transversum atlantis
41 M. digastricus (Venter posterior)
42 Atlas (Massa lateralis)
43 M. sternocleidomastoideus
44 Axis

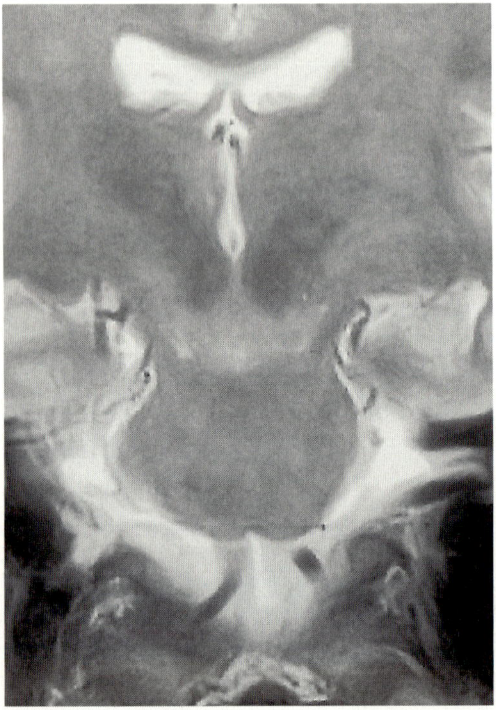

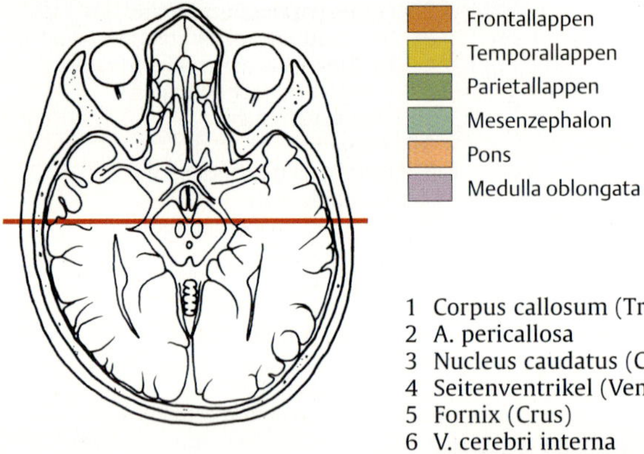

1 Corpus callosum (Truncus)
2 A. pericallosa
3 Nucleus caudatus (Corpus)
4 Seitenventrikel (Ventriculus lateralis)
5 Fornix (Crus)
6 V. cerebri interna
7 Thalamus (Nucleus lateralis dorsalis)
8 Capsula interna (Crus posterius)
9 Thalamus (Nucleus ventralis lateralis)

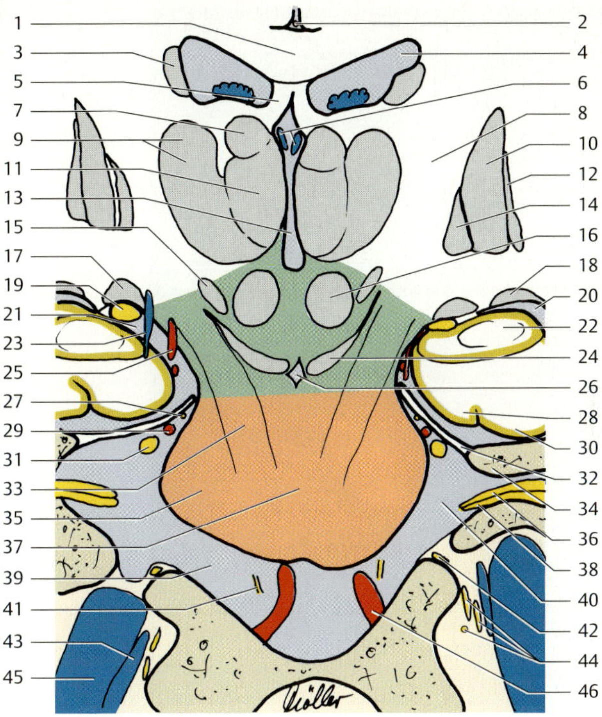

10 Putamen
11 Thalamus (Nucleus medialis)
12 Claustrum
13 III. Ventrikel
14 Globus pallidus
15 Nucleus subthalamicus
16 Nucleus ruber
17 Corpus geniculatum laterale
18 Nucleus caudatus (Cauda)
19 Tractus opticus
20 Seitenventrikel (Ventriculus lateralis, Cornu temporale)
21 Cisterna ambiens
22 Hippocampus
23 V. basalis
24 Substantia nigra
25 A. cerebri posterior
26 Cisterna interpeduncularis
27 N. trochlearis (IV)
28 Gyrus parahippocampalis
29 A. cerebelli superior
30 Gyrus occipitotemporalis lateralis
31 N. trigeminus (V)
32 Tentorium cerebelli
33 Tractus corticospinalis
34 Os petrosum (Felsenbein)
35 Pedunculus cerebellaris medius
36 N. facialis im Meatus acusticus internus
37 Pons
38 N. vestibulocochlearis im Meatus acusticus internus
39 Präpontine Zisterne
40 Kleinhirnbrückenwinkelzisterne (Cisterna pontocerebellaris)
41 N. abducens (VI)
42 N. glossopharyngeus (IX)
43 V. vertebralis
44 Nn. vagus (X), accessorius (XI), hypoglossus (XII)
45 V. jugularis interna
46 A. vertebralis

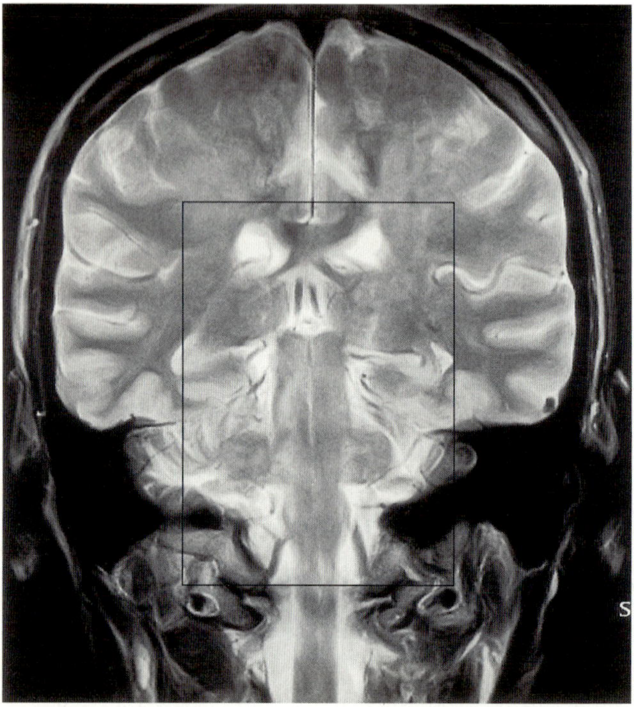

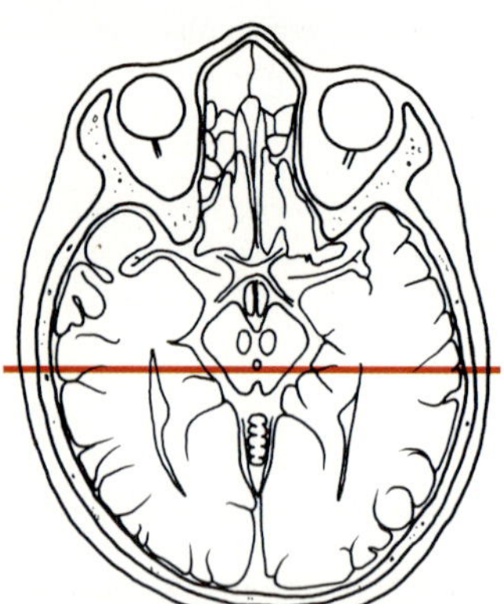

Frontallappen
Temporallappen
Parietallappen
Zerebellum
Mesenzephalon
Pons
Medulla oblongata

1 Os parietale
2 Sinus sagittalis superior
3 Gyrus frontalis superior
4 Gyrus praecentralis
5 Lobus paracentralis
6 Sulcus centralis
7 Falx cerebri
8 Gyrus postcentralis
9 Gyrus cinguli

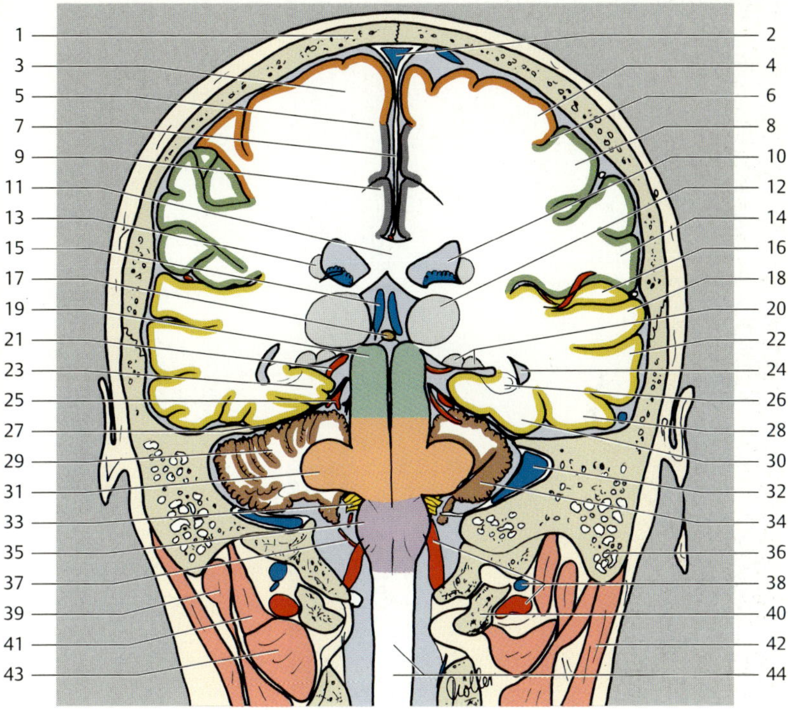

10 Seitenventrikel (Ventriculus lateralis)
11 Corpus callosum
12 Thalamus
13 Nucleus caudatus
14 Gyrus supramarginalis
15 V. cerebri interna
16 Gyrus temporalis transversus
17 Corpus pineale
18 Gyrus temporalis superior
19 Colliculus superior (cranialis)
20 Corpus geniculatum mediale und laterale
21 A. occipitalis (lateralis)
22 Gyrus temporalis medius
23 Gyrus parahippocampalis
24 Seitenventrikel (Ventriculus lateralis, Cornu temporale)
25 A. cerebelli superior
26 Hippocampus
27 Tentorium cerebelli
28 Gyrus temporalis inferior
29 Lobus cranialis (anterior) cerebelli
30 Gyrus occipitotemporalis lateralis
31 Pedunculus cerebellaris medius
32 Sinus sigmoideus
33 Nn. facialis, vestibulocochlearis, glossopharyngeus
34 Flocculus
35 Nucleus olivaris caudalis
36 Processus mastoideus mit Mastoidzellen
37 A. cerebelli inferior posterior
38 A. und V. vertebralis
39 M. digastricus (Venter posterior)
40 Atlas (Massa lateralis)
41 M. obliquus capitis superior
42 M. sternocleidomastoideus
43 M. obliquus capitis inferior
44 Myelon mit Fissura mediana

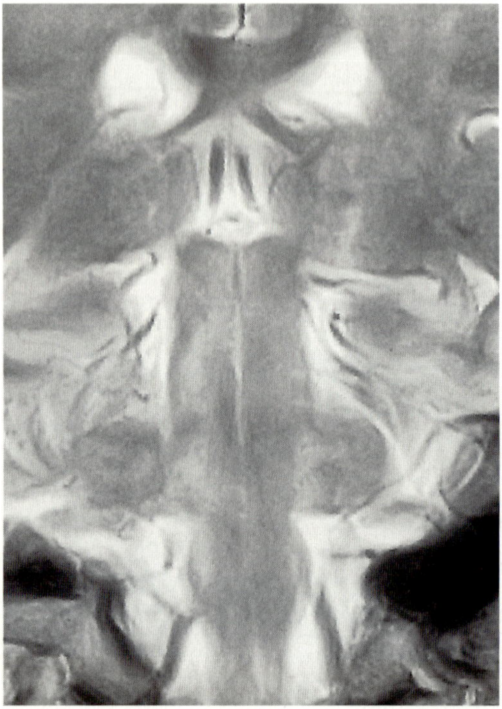

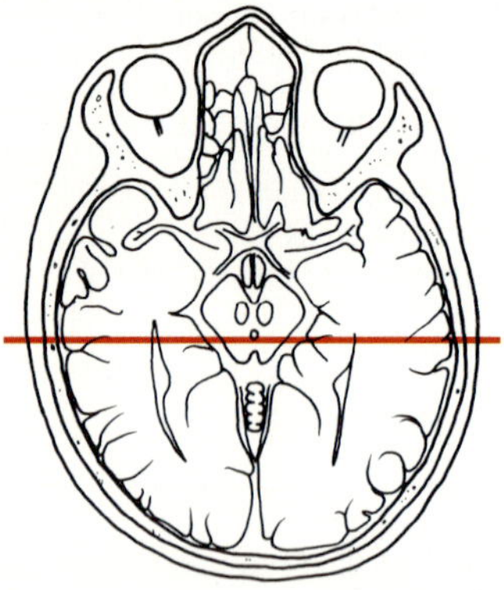

Temporallappen
Zerebellum
Mesenzephalon
Pons
Medulla oblongata

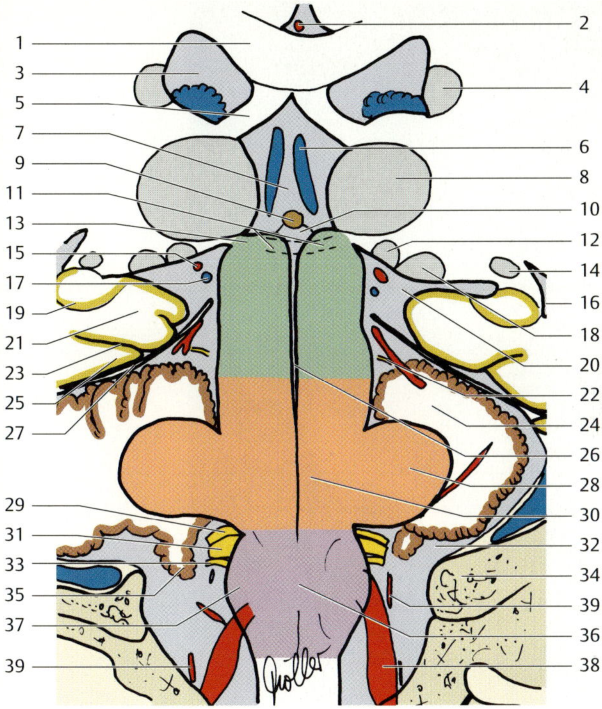

1 Corpus callosum (Truncus)
2 A. pericallosa
3 Seitenventrikel (Ventriculus lateralis)
4 Nucleus caudatus (Corpus)
5 Fornix (Crus)
6 V. cerebri interna
7 Recessus suprapinealis
8 Thalamus (Pulvinar)
9 Corpus pineale
10 Aquaeductus mesencephali (Additus)
11 Commissura posterior
12 Corpus geniculatum mediale
13 Colliculus superior (cranialis)
14 Corpus geniculatum laterale
15 A. cerebri posterior
16 Nucleus caudatus (Cauda)
17 V. basalis (Rosenthal)
18 Seitenventrikel (Ventriculus lateralis, Cornu temporale)
19 Hippocampus
20 Cisterna ambiens
21 Gyrus parahippocampalis
22 N. trochlearis (IV)
23 Sulcus collateralis
24 Lobus cranialis (anterior) cerebelli
25 Gyrus occipitotemporalis lateralis
26 Aquädukt
27 Tentorium cerebelli
28 Pedunculus cerebellaris medius
29 N. glossopharyngeus (XI)
30 Pons
31 N. vagus
32 Cisterna pontocerebellaris
33 N. accessorius (XI)
34 Os occipitale
35 Flocculus
36 Medulla oblongata
37 Nucleus olivaris caudalis
38 A. vertebralis
39 A. cerebelli inferior posterior

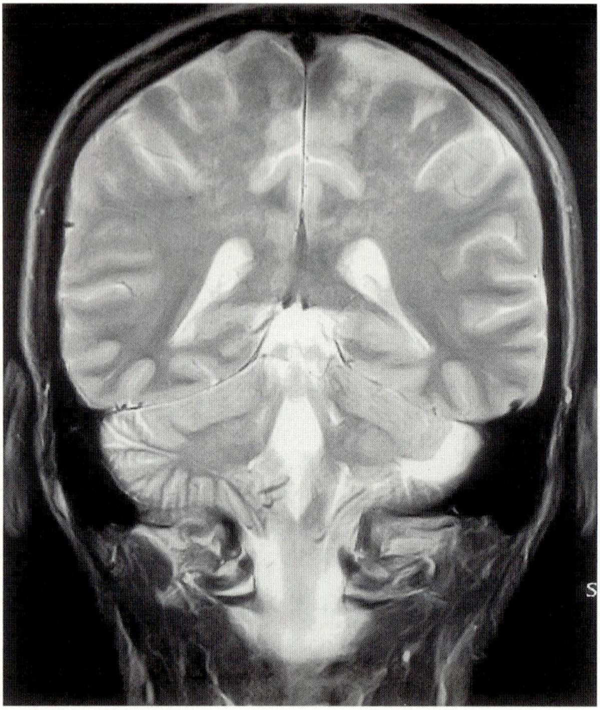

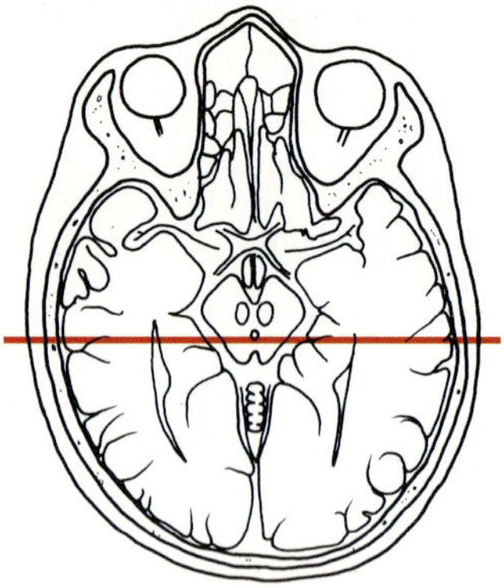

Frontallappen

Temporallappen

Parietallappen

Zerebellum

1 Os parietale
2 Sinus sagittalis superior
3 Gyrus frontalis superior
4 Falx cerebri
5 Gyrus praecentralis
6 Lobus paracentralis
7 Sulcus centralis

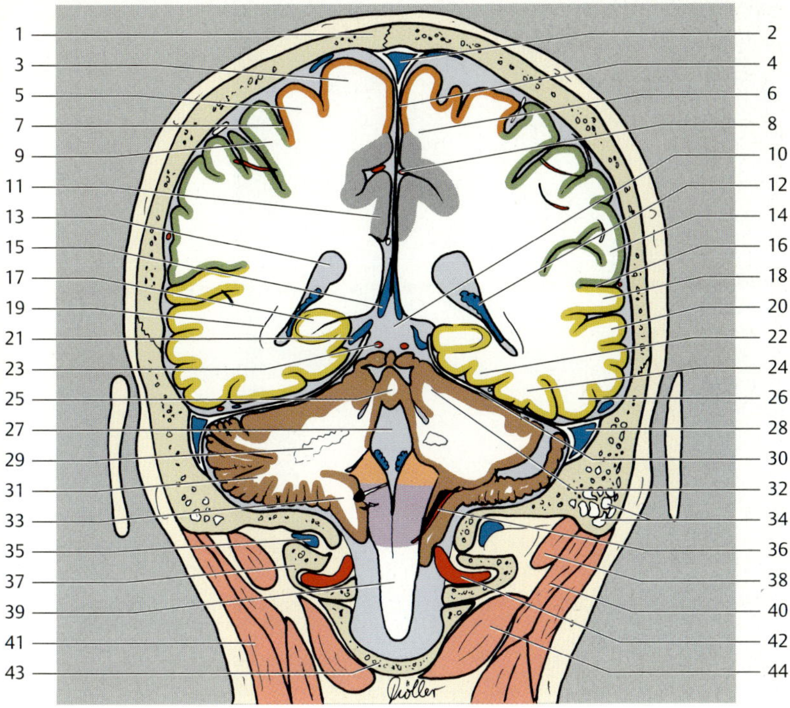

8 A. praecunealis
9 Gyrus postcentralis
10 Cisterna quadrigemina
11 Praecuneus
12 Plexus choroideus
13 Seitenventrikel (Trigonum)
14 Gyrus supramarginalis
15 V. cerebri interna
16 Sulcus lateralis
17 Hippocampus
18 Gyrus temporalis superior
19 Sehstrahlung
20 Gyrus temporalis medius
21 V. basalis (Rosenthal)
22 Gyrus occipitotemporalis medialis
23 A. cerebelli superior
24 Gyrus occipitotemporalis lateralis
25 Vermis cerebelli (superior)
26 Gyrus temporalis inferior
27 IV. Ventrikel
28 Sinus transversus
29 Nucleus dentatus
30 Tentorium cerebelli
31 Lobus caudalis (posterior) cerebelli
32 Lobus cranialis (anterior) cerebelli
33 Tonsilla cerebelli
34 Mastoidzellen im Processus mastoideus
35 V. vertebralis
36 A. cerebelli inferior posterior
37 Atlas (Massa lateralis)
38 M. obliquus capitis superior
39 Myelon
40 M. longus capitis
41 M. sternocleidomastoideus
42 A. vertebralis
43 3. HWK (hinterer Bogen)
44 M. obliquus capitis inferior

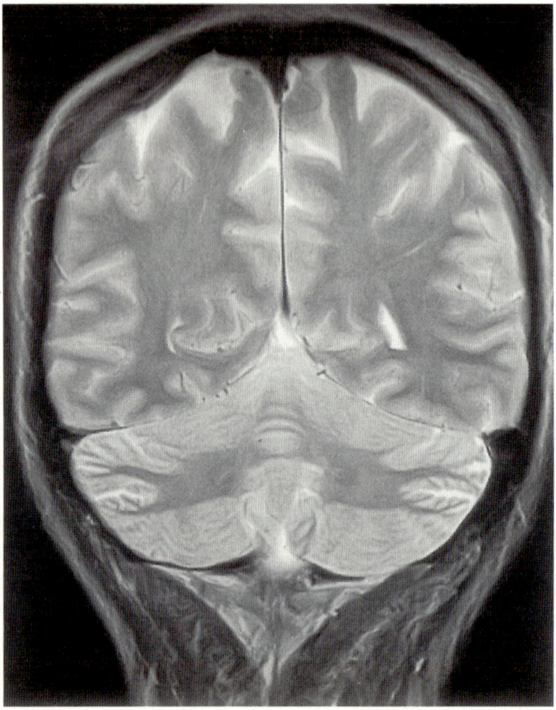

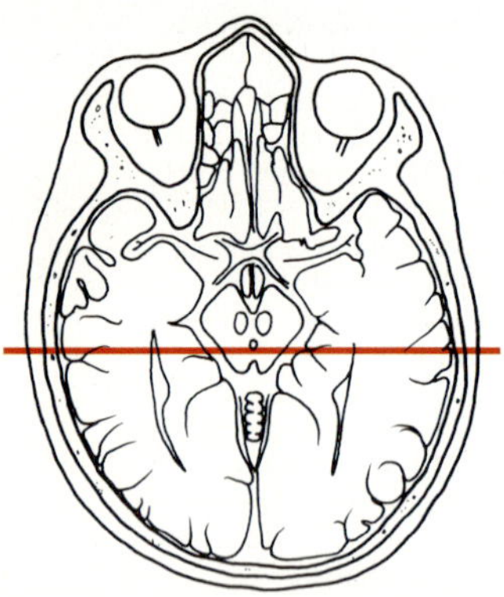

Frontallappen
Temporallappen
Parietallappen
Zerebellum

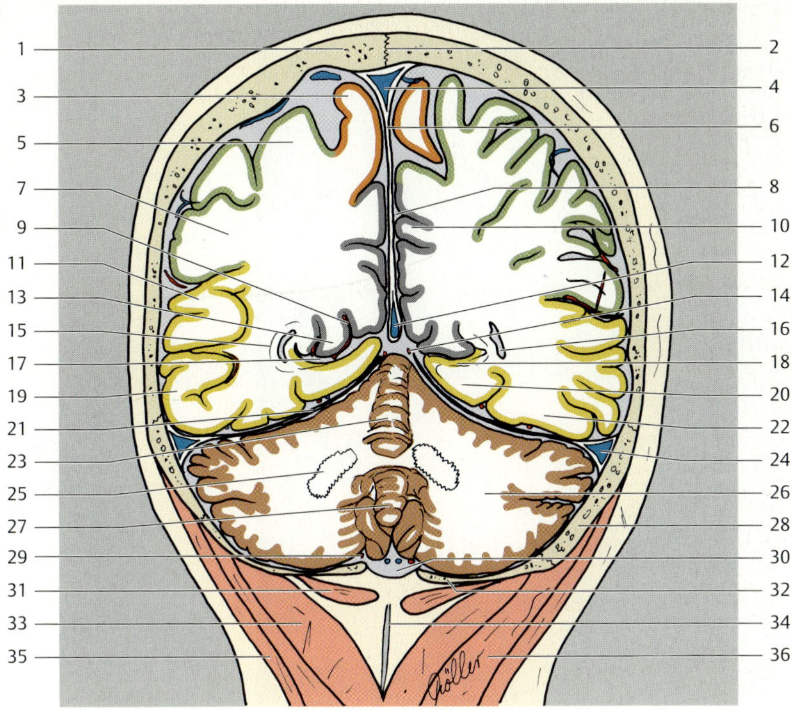

1 Os parietale
2 Sutura sagittalis
3 Gyrus praecentralis
4 Sinus sagittalis superior
5 Gyrus postcentralis
6 Falx cerebri
7 Gyrus supramarginalis
8 Interhemisphärenspalt
9 Sulcus parietooccipitalis
10 Praecuneus
11 Gyrus temporalis medius
12 Sinus rectus
13 Cuneus
14 A. cerebelli superior
15 Sehstrahlung
16 Seitenventrikel (Okzipitalhorn)
17 Sulcus calcarinus
18 Area striata
19 Gyrus temporalis inferior
20 Gyrus occipitotemporalis medialis
21 Tentorium cerebelli
22 Gyrus occipitotemporalis lateralis
23 Vermis cerebelli (superior)
24 Sinus transversus
25 Nucleus dentatus
26 Lobus caudalis (posterior) cerebelli
27 Uvula vermis
28 Os temporale
29 A. cerebelli inferior posterior
30 Cisterna cerebellomedullaris (magna)
31 M. rectus capitis posterior minor
32 Os occipitale
33 M. rectus capitis posterior major
34 Lig. nuchae
35 M. splenius capitis
36 M. semispinalis capitis

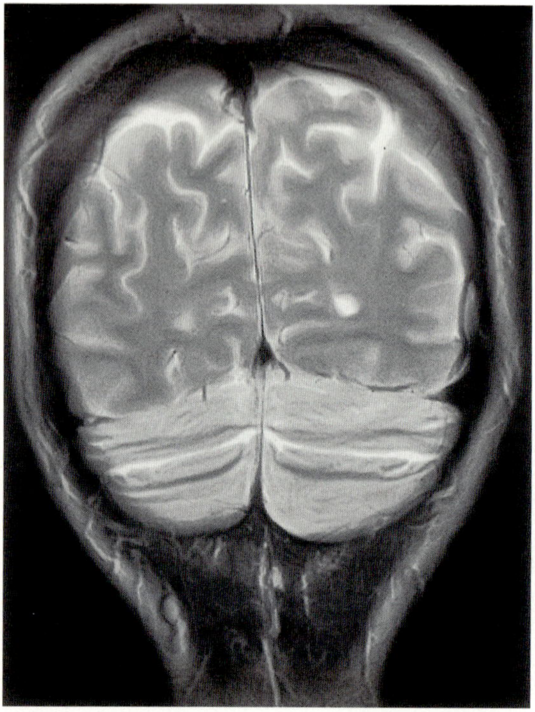

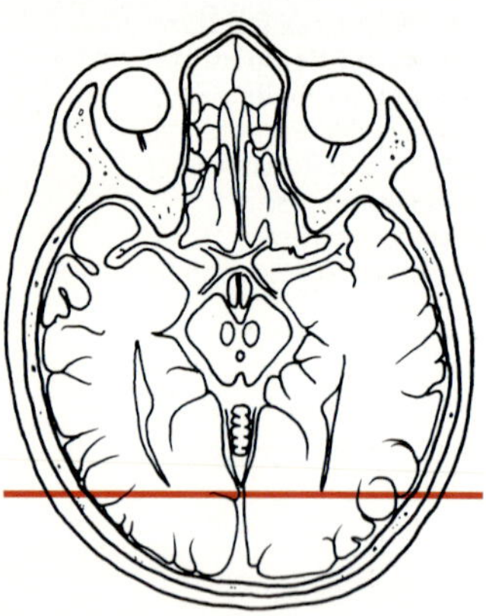

Parietallappen
Okzipitallappen
Zerebellum

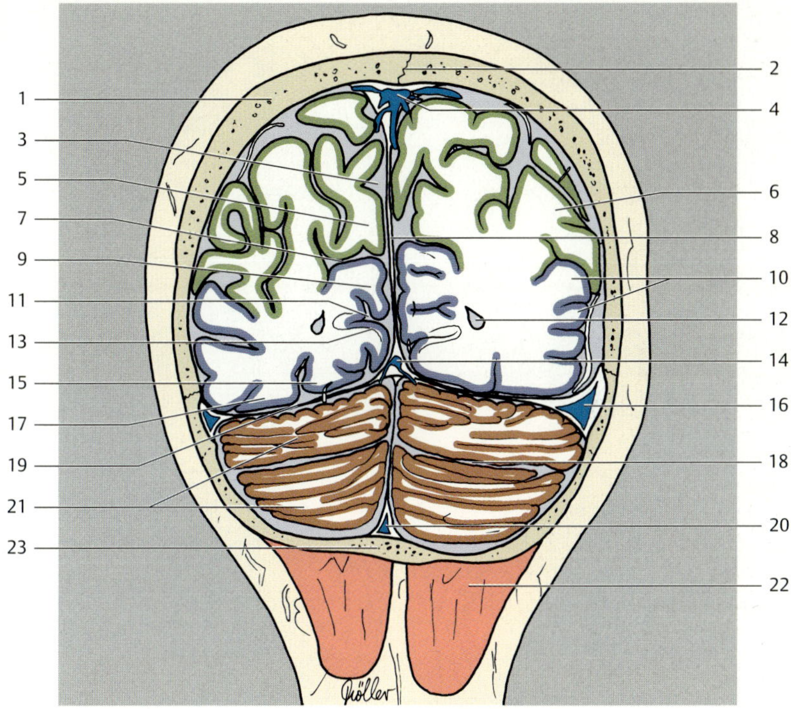

1 Os parietale
2 Sutura sagittalis
3 Interhemisphärenspalt
4 Sinus sagittalis superior
5 Praecuneus
6 Gyrus angularis
7 Sulcus parietooccipitalis
8 Falx cerebri
9 Cuneus
10 Gyri occipitales
11 Sulcus calcarinus
12 Seitenventrikel (Okzipitalhorn)
13 Area striata
14 Sinus rectus
15 Gyrus occipitotemporalis medialis
16 Sinus transversus
17 Gyrus occipitotemporalis lateralis
18 Fissura horizontalis
19 Tentorium cerebelli
20 Sinus occipitalis
21 Lobus caudalis (posterior) cerebelli
22 M. semispinalis capitis
23 Os occipitale

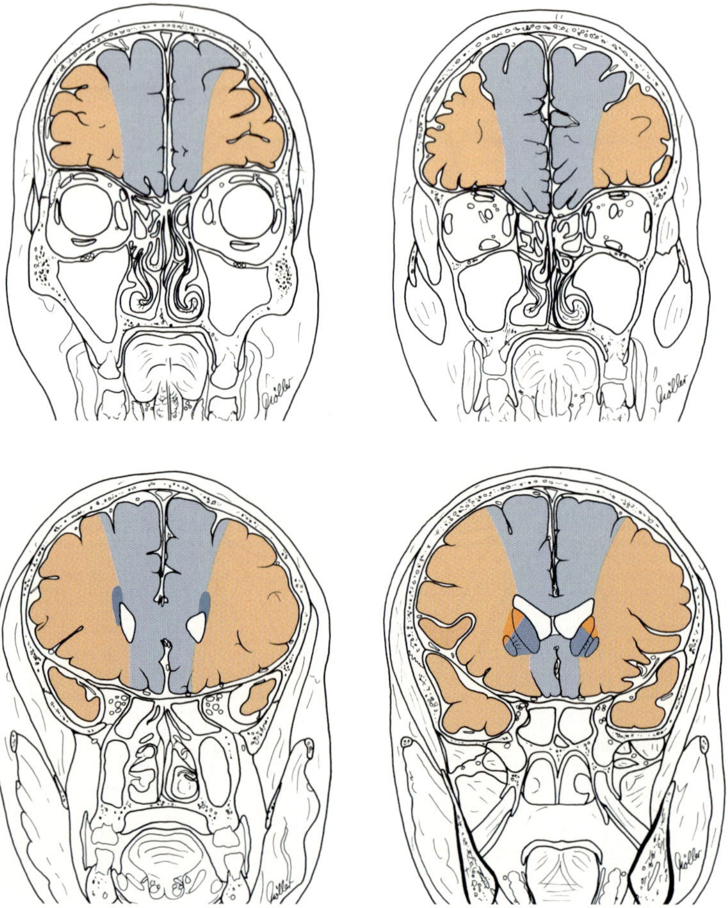

A. cerebri anterior
- terminale Äste
- zentrale Äste

A. cerebri media
- terminale Äste
- zentrale Äste

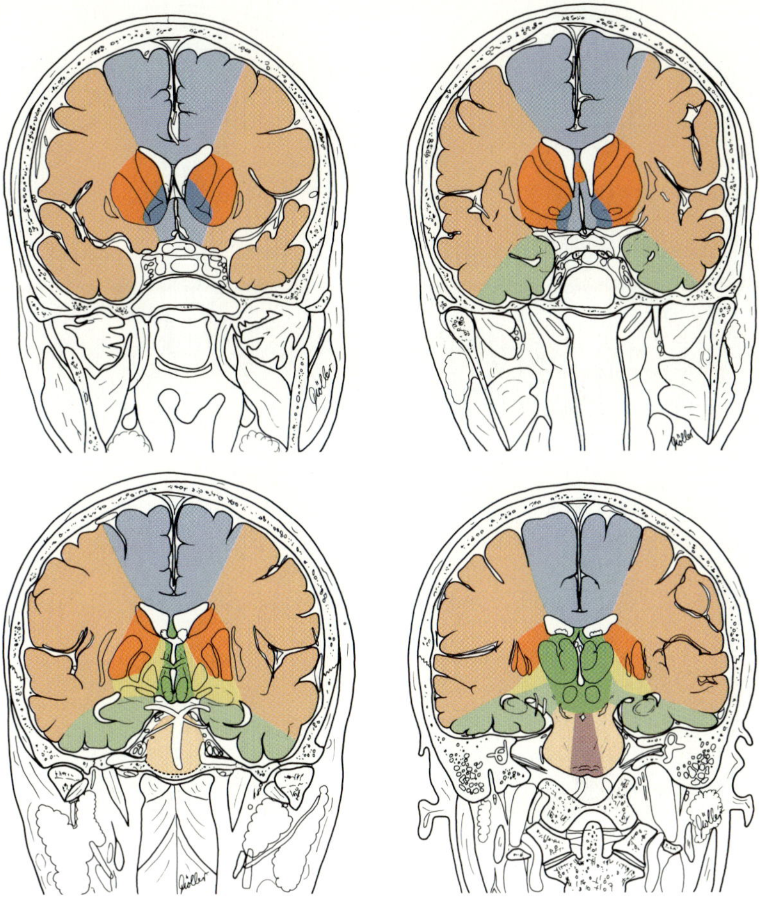

A. cerebri anterior
- terminale Äste
- zentrale Äste (Rr. striati und A. recurrens Heubner)

A. cerebri media
- terminale Äste
- zentrale Äste (Rr. striati)

A. cerebri posterior
- terminale Äste
- zentrale Äste (auch der A. communicans posterior)

- A. choroidea anterior

A. basilaris
- anteromediale und anterolaterale Rr. paramedianae
- Zirkumferenzarterien u. laterale u. dorsale Rr. paramedianae

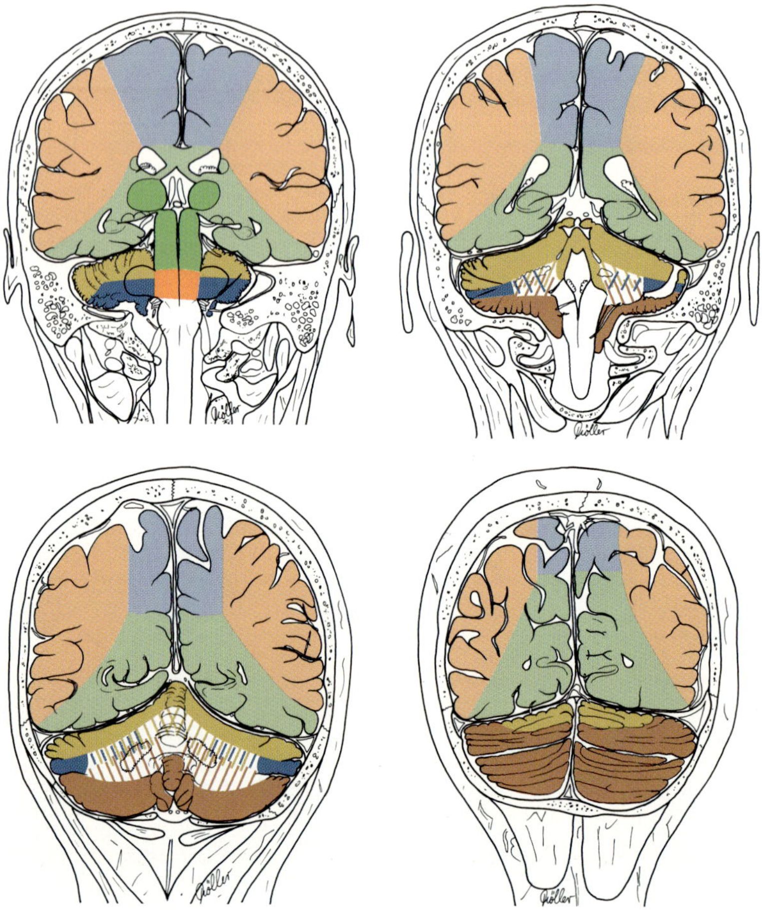

A. cerebri anterior
- terminale Äste

A. cerebri media
- terminale Äste

A. cerebri posterior
- terminale Äste
- zentrale Äste (auch der A. communicans posterior)

- A. choroidea anterior

A. basilaris
- Zirkumferenzarterien u. laterale u. dorsale Rr. paramedianae

- A. cerebelli superior
- A. cerebelli inferior anterior
- Grenzzone
- A. cerebelli inferior posterior

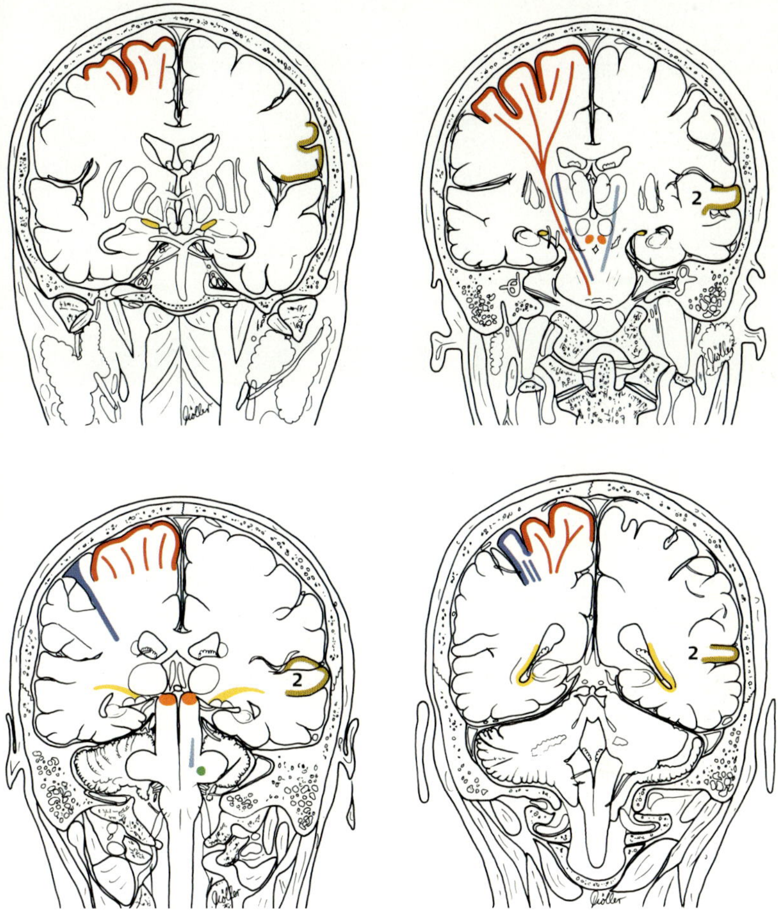

motorisches System

sensibles System

Tractus lemnicus medialis

Tractus spinothalamicus

Nucleus mesencephali trigemini

okulomotorischer Kern und Bahnen

Tractus opticus

Sprachzentrum (1 = motorisch, 2 = sensorisch)

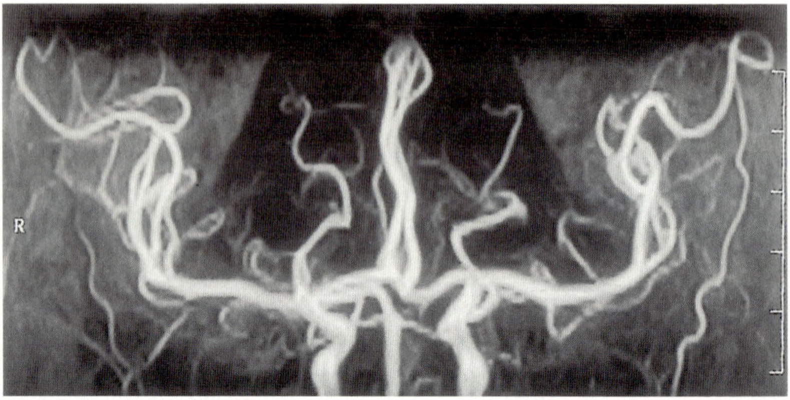

Frontale Sicht

- A. cerebri anterior
- A. cerebri media
- A. cerebri posterior

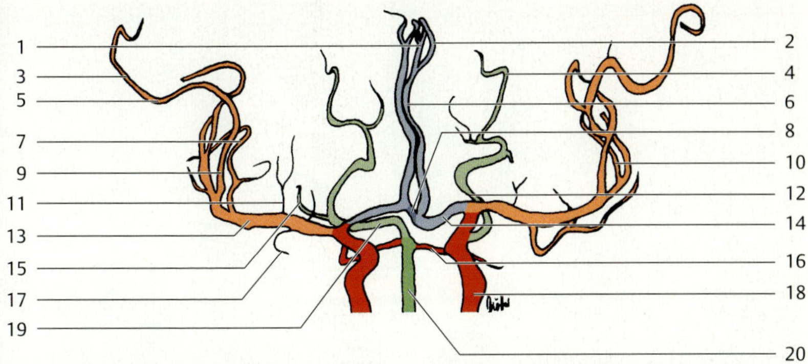

1 A. callosomarginalis
2 A. pericallosa
3 A. parietalis superior
4 A. parietooccipitalis
5 A. cerebri media (Pars opercularis)
6 A. cerebri anterior (Pars postcommunicantes)
7 Aa. insulares
8 A. communicans anterior
9 A. cerebri media (Pars insularis)
10 A. temporalis (anterior und media)
11 Rr. centrales der A. cerebri media
12 A. cerebri posterior sinistra (aus der A. carotis interna, Variante)
13 A. cerebri media (Pars sphenoidalis)
14 A. cerebri anterior (Pars praecommunicantes)
15 A. cerebri posterior (R. temporalis et temporooccipitalis)
16 A. cerebelli superior
17 A. temporalis (polaris)
18 A. carotis interna
19 A. cerebri posterior dextra
20 A. basilaris

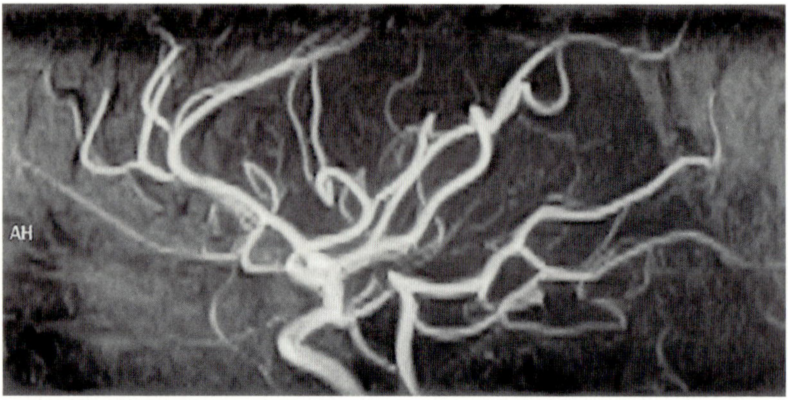

Seitliche Sicht

- A. cerebri anterior
- A. cerebri media
- A. cerebri posterior

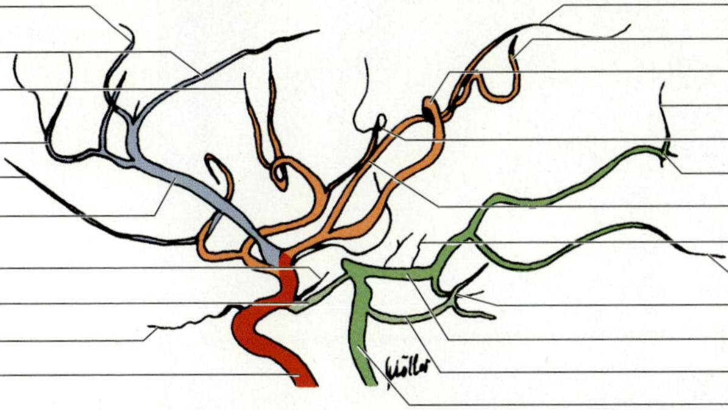

1 A. callosomarginalis
2 A. parietalis
3 A. pericallosa
4 A. gyri angularis
5 A. sulci praecentralis (praerolandica)
6 A. cerebri media (pars opercularis)
7 A. frontopolaris
8 A. parietooccipitalis
9 A. frontobasalis
10 A. sulci centralis (Rolandica)
11 A. cerebri anterior (Segment 2)
12 A. calcarea
13 A. choroidea anterior
14 A. cerebri media (Segment 2)
15 A. communicans posterior
16 Aa. centrales
17 A. ophthalmica
18 A. temporooccipitalis
19 A. carotis interna
20 A. temporalis posterior
21 A. cerebri posterior
22 A. cerebelli superior
23 A. basilaris

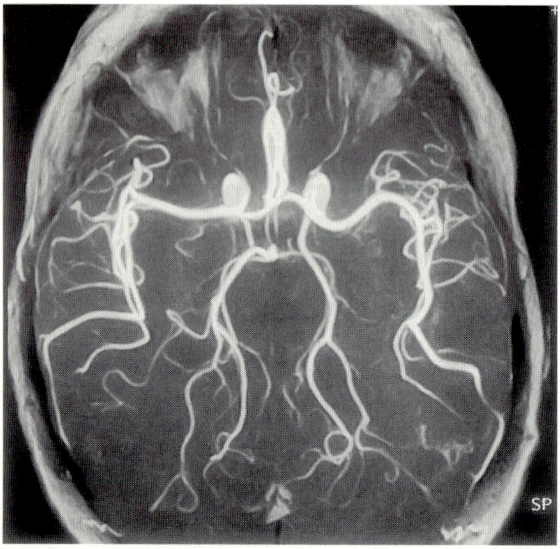

Craniale Sicht

- A. cerebri anterior
- A. cerebri media
- A. cerebri posterior

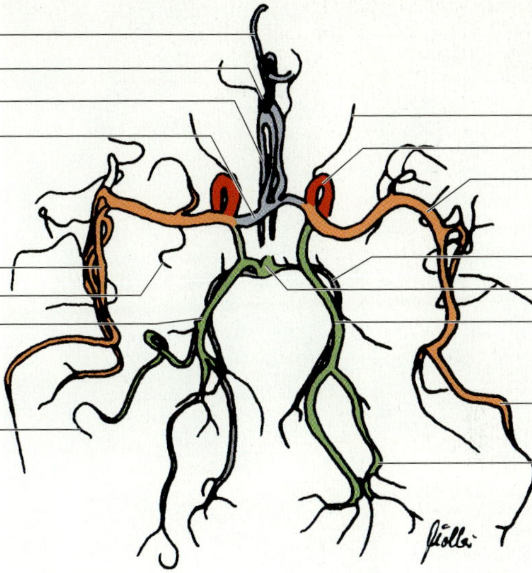

1 R. frontalis der A. cerebri anterior
2 R. orbitalis
3 A. cerebri anterior (Pars postcommunicantes)
4 A. carotis interna
5 A. communicans anterior
6 A. cerebri media (Pars sphenoidalis)
7 A. cerebri anterior (Pars praecommunicantes)
8 A. cerebelli superior
9 A. cerebri media (Pars insularis)
10 A. basilaris
11 A. choroidea anterior
12 A. cerebri posterior sinistra (aus der A. carotis interna, Variante)
13 A. cerebri posterior dextra
14 A. cerebri media (Pars opercularis)
15 A. temporalis
16 A. parietooccipitalis

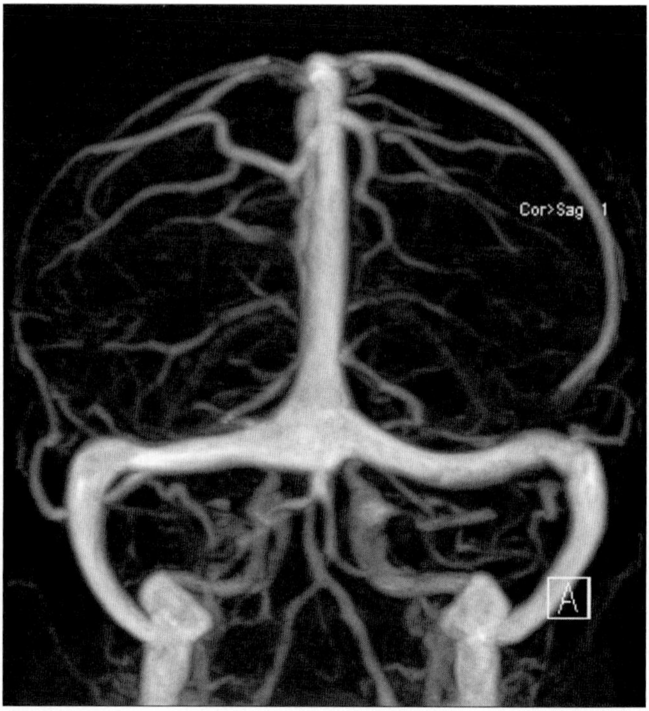
Cor>Sag 1
A

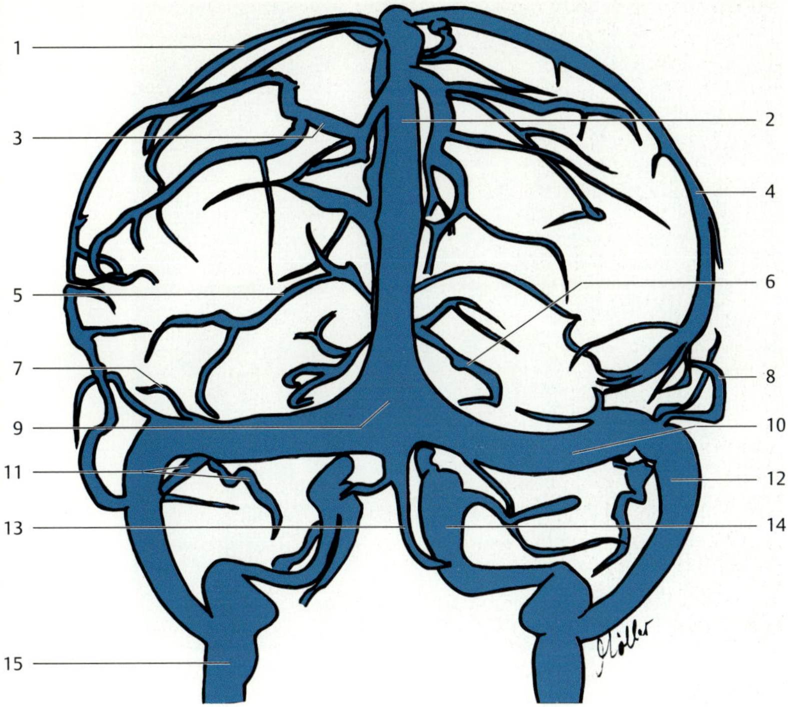

1 Vv. cerebri superiores
2 Sinus sagittalis superior
3 Vv. parietales
4 Vv. centrales (V. Rolandi)
5 Vv. frontales
6 V. basalis (Rosenthal)
7 Vv. temporo-occipitales mediales
8 Sinus sphenoparietalis
9 Confluens sinuum
10 Sinus transversus
11 Vv. cerebelli superiores
12 Sinus sigmoideus
13 Vv. cerebelli inferiores
14 Sinus cavernosus
15 V. jugularis interna

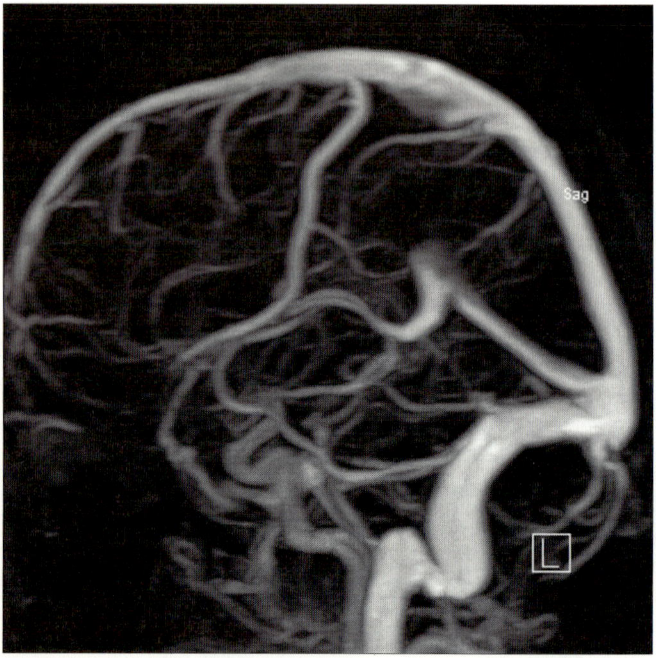
Sag
L

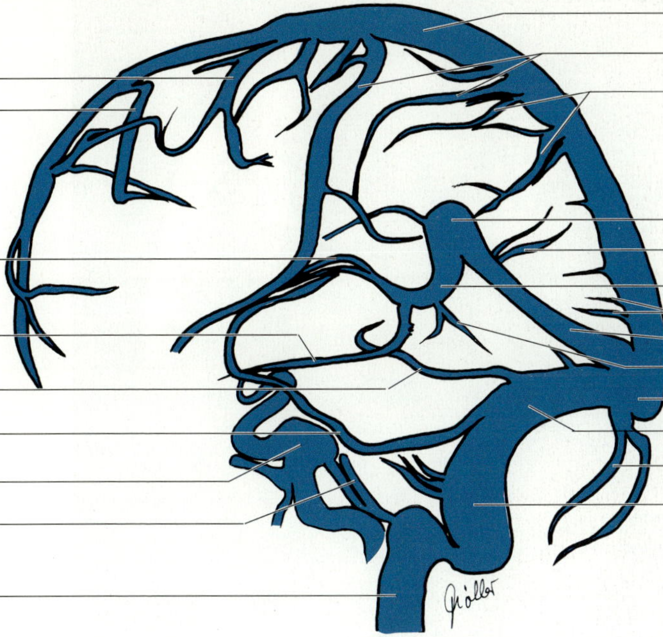

1 Vv. praecentrales
2 Sinus sagittalis superior
3 Vv. frontales
4 Vv. cerebri superiores
5 Vv. cerebri internae
6 Vv. parietales
7 V. basalis (Rosenthal)
8 Confluens sinuum falcotentorii
9 Vv. temporo-occipitales (V. Labbé)
10 V. occipitalis interna
11 S. petrosus superior
12 V. cerebri magna
13 S. cavernosus
14 Vv. cerebri posteriores
15 S. petrosus inferior
16 S. rectus
17 V. jugularis interna
18 Vv. cerebelli superiores
19 Confluens sinuum
20 Sinus transversus
21 Vv. cerebelli inferiores
22 Sinus sigmoideus

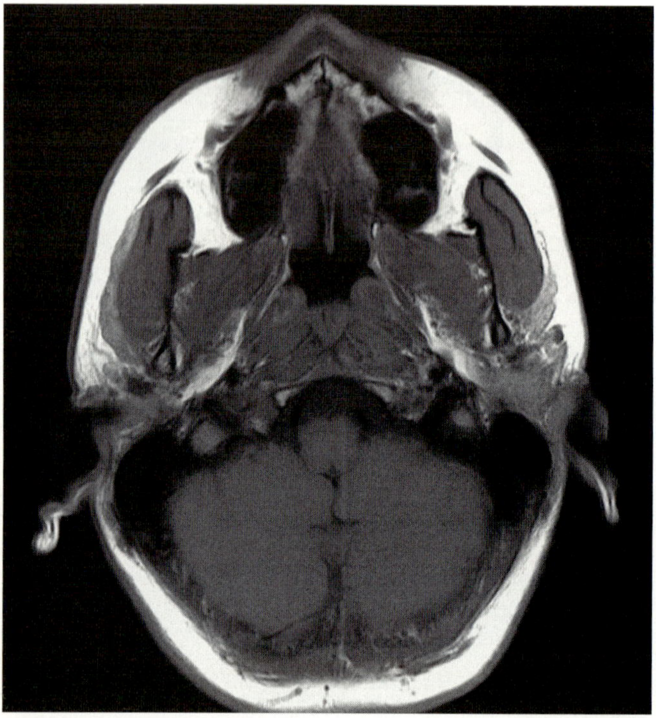

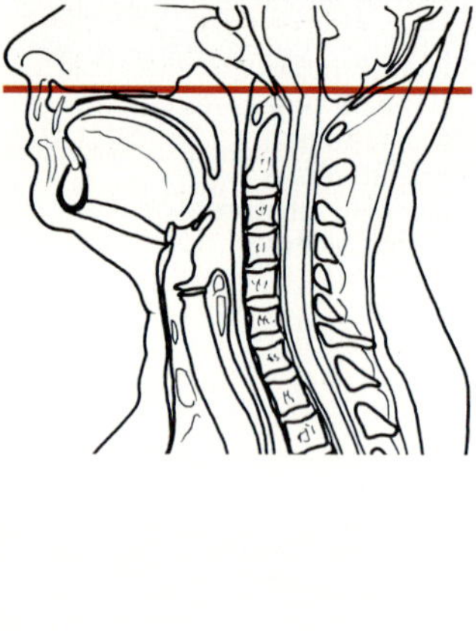

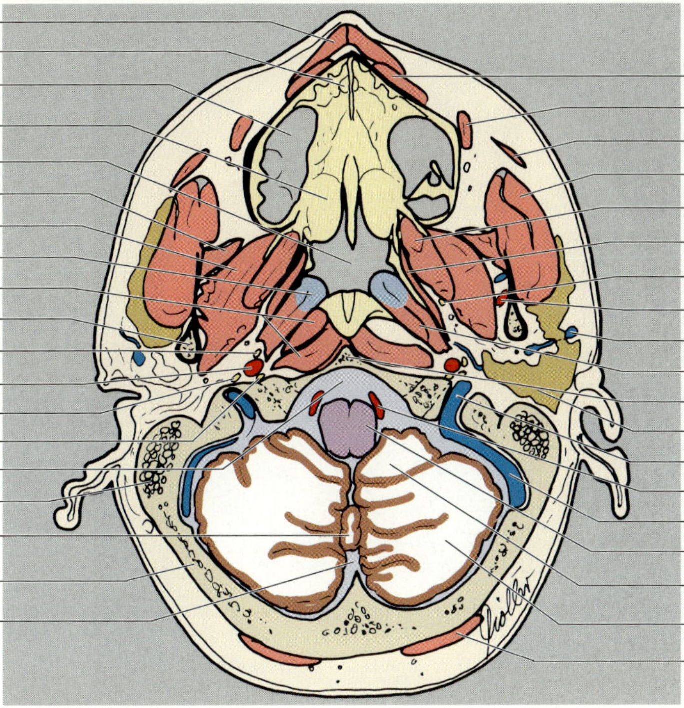

1 M. orbicularis oris
2 M. levator labii superioris
3 Maxilla (Processus palatinus) und Canalis incisivus
4 M. levator anguli oris
5 Sinus maxillaris (Oberkieferhöhle)
6 M. zygomaticus
7 Weicher Gaumen
8 M. masseter
9 Nasopharynx
10 M. pterygoideus medialis
11 M. temporalis
12 M. tensor veli palatini
13 M. pterygoideus lateralis
14 N. mandibularis (V3)
15 Tuba auditiva (Torus levatorius)
16 A. maxillaris
17 M. longus capitis
18 V. retromandibularis
19 R. mandibulae
20 M. levator veli palatini
21 N. glossopharyngeus
22 Os occipitale, Pars basilaris (Basion)
23 A. carotis interna
24 Glandula parotis
25 N. vagus (X)
26 V. jugularis interna (Bulbus)
27 N. hypoglossus (XII)
28 A. vertebralis
29 Hintere Basalzisterne
30 Sinus sigmoideus
31 Cellulae mastoideae (Mastoidzellen)
32 Medulla oblongata
33 Vermis
34 Tonsilla cerebelli
35 Os occipitale
36 Kleinhirnhemisphäre (Lobus caudalis posterior cerebelli)
37 Cisterna cerebellomedullaris (magna)
38 M. semispinalis capitis

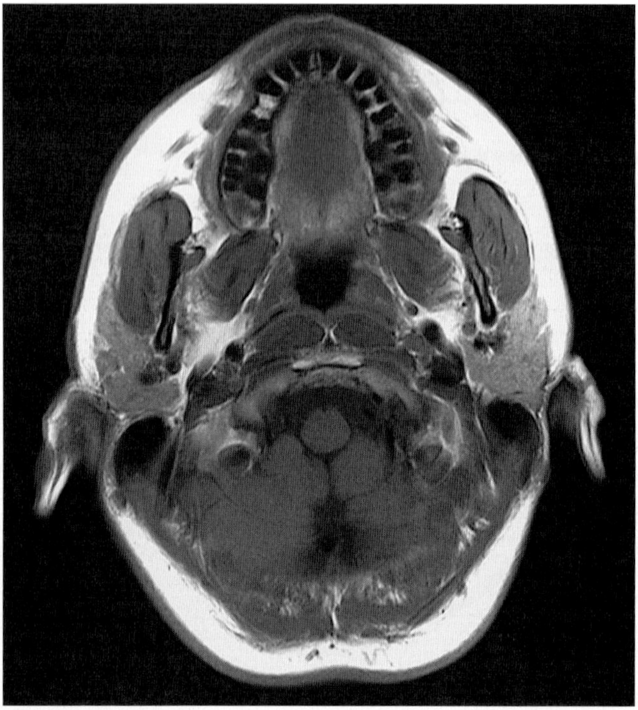

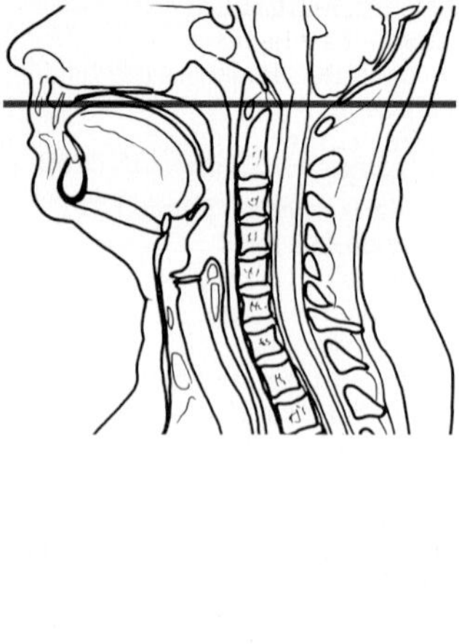

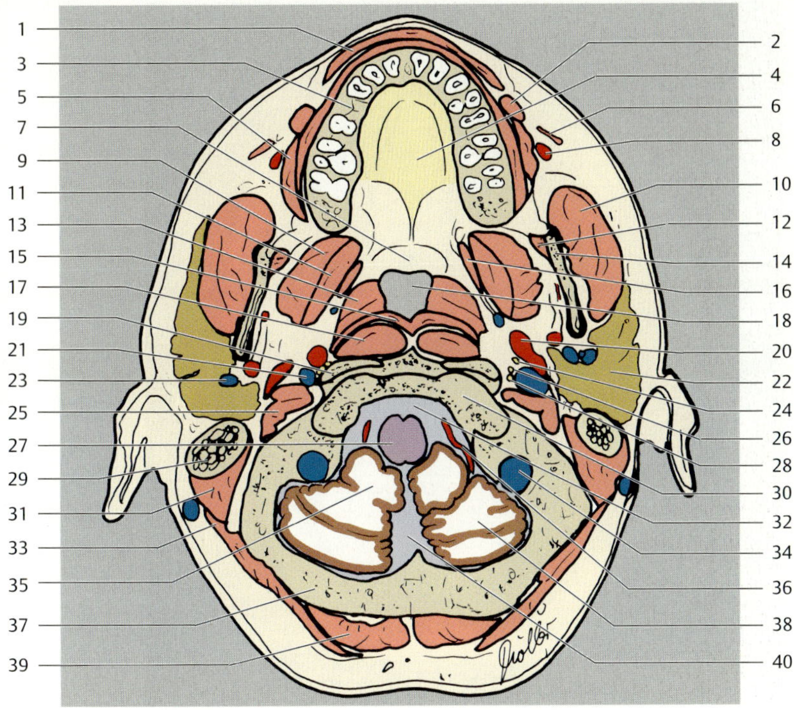

1 M. orbicularis oris
2 M. levator anguli oris
3 Maxilla (Processus alveolaris)
4 Palatum durum (harter Gaumen)
5 M. buccinator
6 M. zygomaticus
7 Palatum molle (weicher Gaumen)
8 A. facialis
9 M. pterygoideus lateralis
10 M. masseter
11 M. pterygoideus medialis
12 M. temporalis
13 M. levator veli palatini
14 Ramus mandibulae
15 M. splenius capitis
16 M. tensor veli palatini
17 M. longus capitis
18 Nasopharynx
19 vorderer Atlasbogen
20 A. carotis interna
21 V. jugularis interna
22 Glandula parotis
23 V. retromandibularis
24 N. vagus (X)
25 M. rectus capitis lateralis
26 N. hypoglossus (XII)
27 Medulla oblongata
28 N. accessorius (XI)
29 Cellulae mastoideae (Processus mastoideus)
30 Os occipitale, Pars basilaris (Basion)
31 M. digastricus (Venter posterior)
32 hintere Basalzisterne
33 M. splenius capitis
34 Canalis condylaris mit Emissarvenen
35 Tonsilla cerebelli
36 A. vertebralis
37 Os occipitale
38 Kleinhirnhemisphäre (Lobus caudalis posterior cerebelli)
39 M. semispinalis capitis
40 Cisterna cerebellomedullaris (magna)

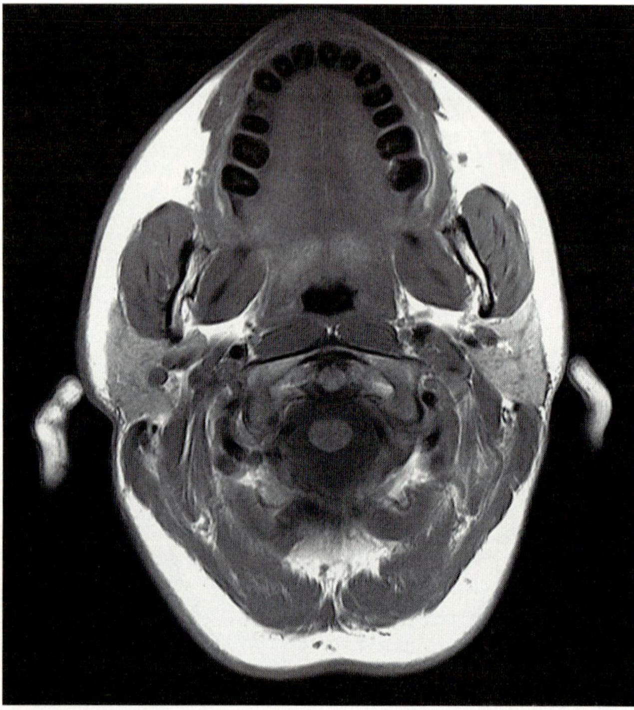

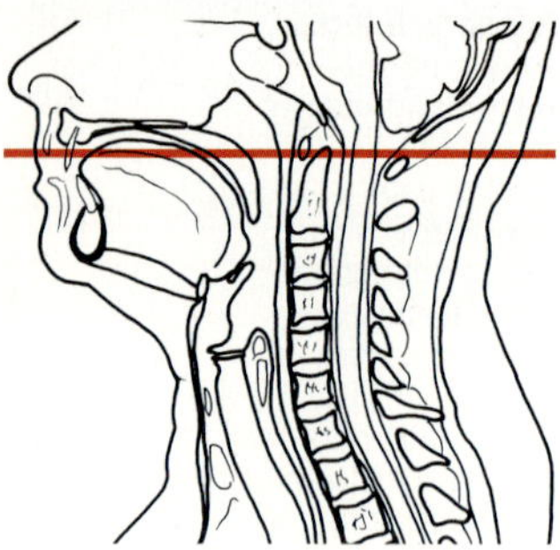

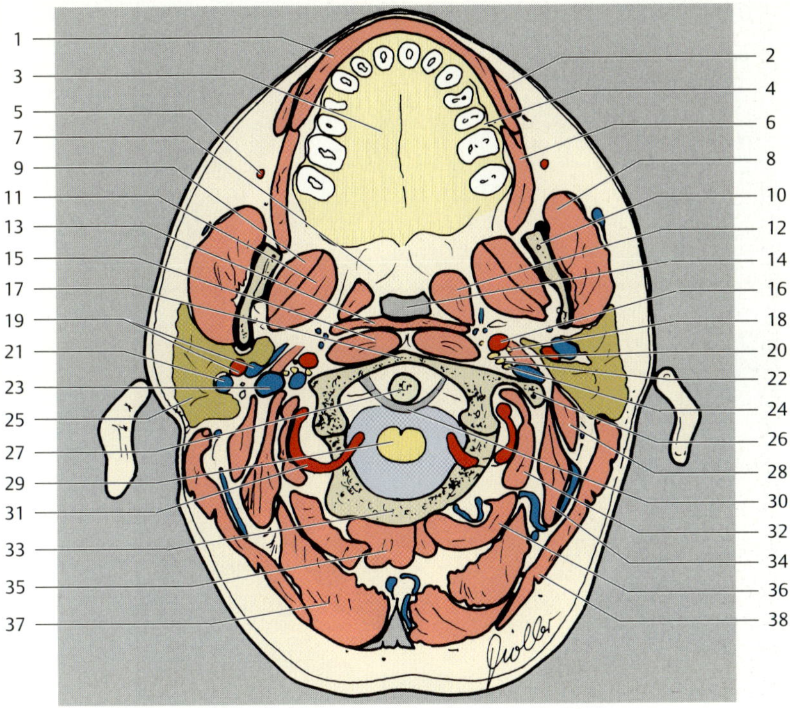

1 M. orbicularis oris
2 M. levator anguli oris
3 Palatum durum (harter Gaumen)
4 Maxilla (Processus alveolaris)
5 A. facialis
6 M. buccinator
7 Palatum molle (weicher Gaumen)
8 M. masseter
9 M. pterygoideus lateralis
10 Ramus mandibulae
11 M. pterygoideus medialis
12 M. tensor veli palatini
13 M. constrictor pharyngis superior
14 Pharynx
15 M. longus capitis
16 A. carotis interna
17 Atlas, vorderer Bogen
18 N. glossopharyngeus (IX)
19 A. und V. maxillaris
20 N. vagus (X)
21 V. retromandibularis
22 N. hypoglossus (XII)
23 M. stylopharyngeus
24 N. accessorius (XI)
25 Glandula parotis
26 Atlas, Processus transversus
27 Dens axis
28 M. digastricus (Venter posterior)
29 Medulla oblongata
30 Lig. transversum atlantis
31 A. vertebralis
32 M. rectus capitis lateralis
33 Atlas, hinterer Bogen
34 M. obliquus capitis superior
35 M. rectus capitis posterior minor
36 M. obliquus capitis inferior
37 M. semispinalis capitis
38 M. splenius capitis

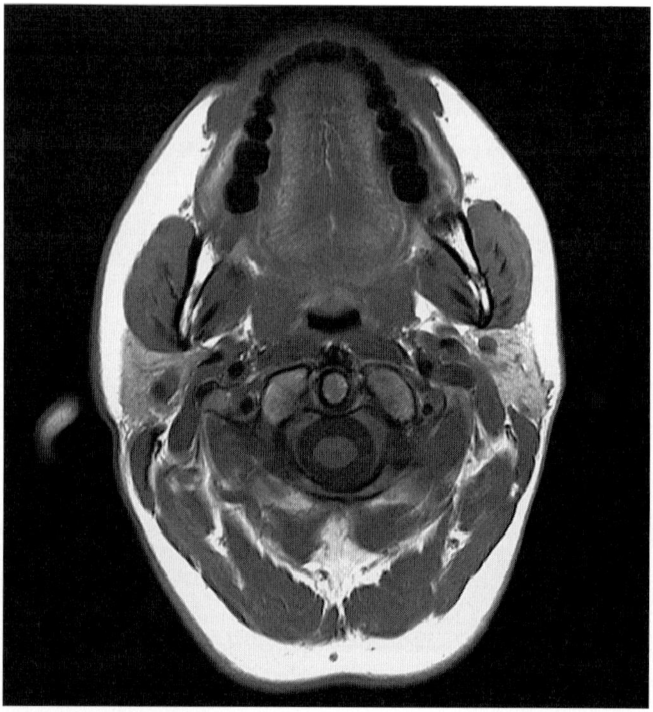

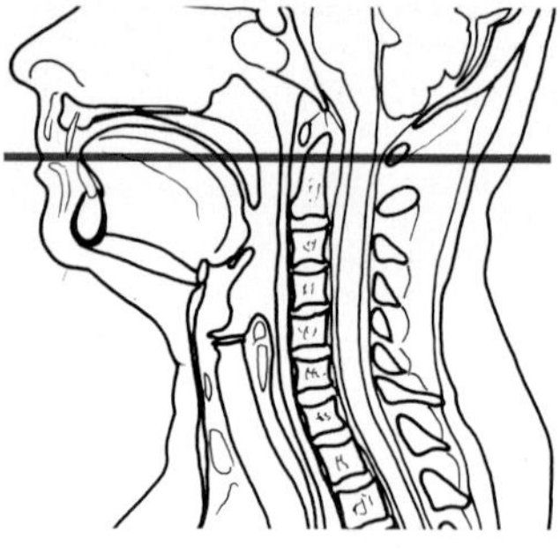

1 Oberlippe
2 Dentes incisivi (1 und 2 links, Schneidezahn)
3 M. orbicularis oris
4 Dens caninus (3 links, Eckzahn)
5 M. levator anguli oris
6 Dentes praemolares (4 und 5 links, Backenzähne)

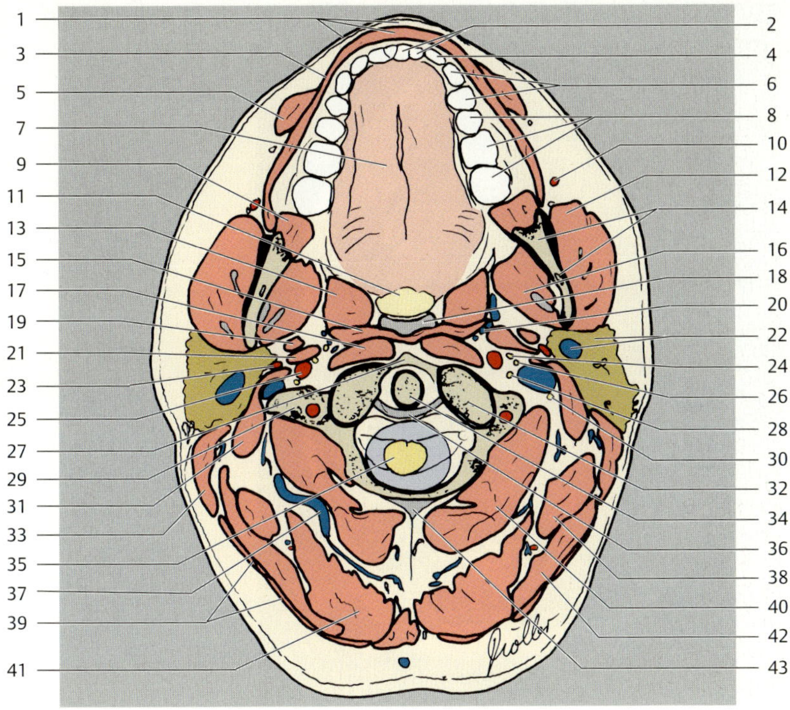

7 Zunge
8 Dentes molares (6, 7 und 8 links, Mahlzähne)
9 M. buccinator
10 A. facialis
11 Uvula
12 M. masseter
13 M. tensor veli palatini
14 Ramus mandibulae mit Canalis alveolaris
15 M. constrictor pharyngis superior
16 M. pterygoideus medialis
17 M. longus capitis
18 Oropharynx
19 M. styloglossus
20 Plexus venosus pharyngeus
21 M. stylopharyngeus
22 Glandula parotis und V. retromandibularis
23 A. maxillaris
24 N. glossopharyngeus (IX)
25 A. carotis interna
26 N. hypoglossus (XII)
27 Atlas, vorderer Bogen
28 N. vagus (X)
29 Processus transversus und Foramen transversarium
30 N. accessorius (XI)
31 M. digastricus (Venter posterior)
32 Atlas, Massa lateralis
33 M. sternocleidomastoideus
34 Dens axis
35 Medulla spinalis, Rückenmark
36 Lig. transversum atlantis
37 Vv. cervicalis profunda
38 M. longissimus capitis
39 M. trapezius
40 M. obliquus capitis inferior
41 M. semispinalis capitis
42 Lig. nuchae

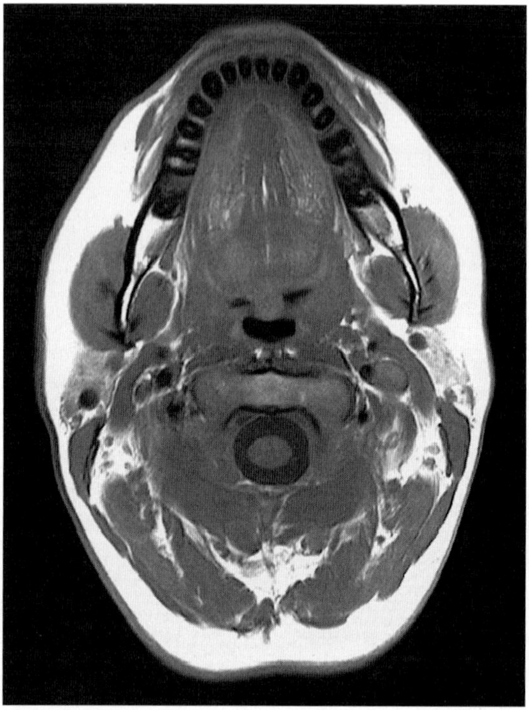

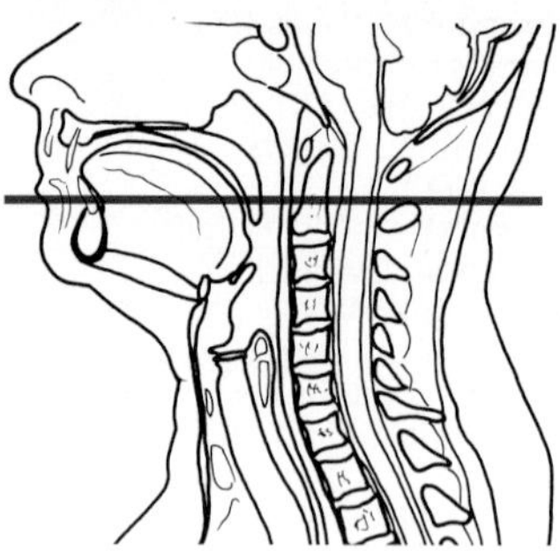

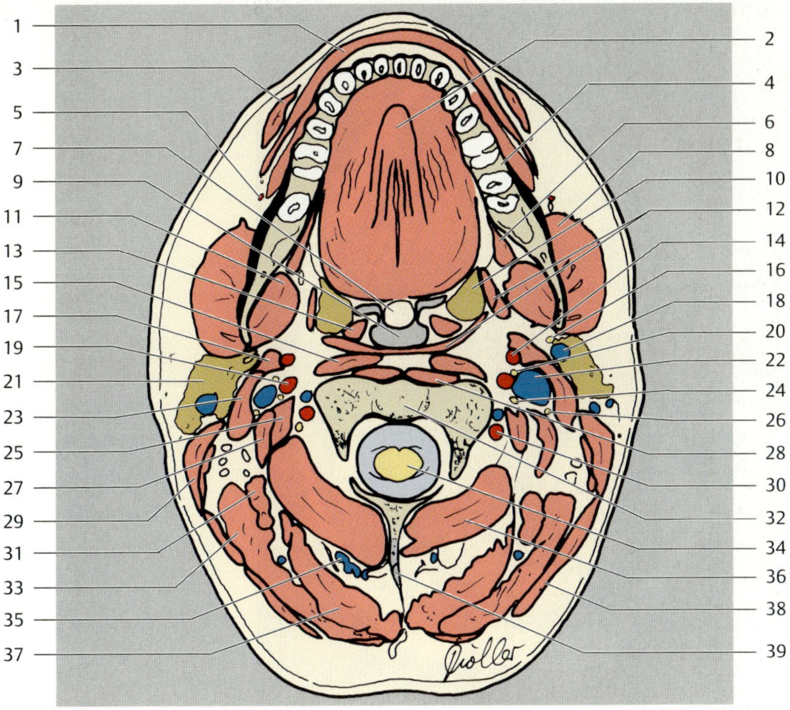

1 M. orbicularis oris
2 Zunge (M. genioglossus)
3 M. levator anguli oris
4 Mandibula
5 A. facialis
6 M. hyoglossus
7 Uvula
8 M. masseter
9 Oropharynx
10 Tonsilla palatina
11 M. pterygoideus medialis
12 M. constrictor pharyngis superior
13 M. palatopharyngeus
14 A. carotis externa
15 M. longus capitis
16 N. facialis
17 M. stylohyoideus, M. styloglossus
18 V. retromandibularis
19 A. carotis interna
20 N. hypoglossus (XII)
21 Glandula parotis
22 V. jugularis interna
23 M. digastricus (Venter posterior)
24 N. vagus (X)
25 M. longissimus cervicis
26 N. accessorius (XI)
27 M. levator scapulae
28 M. longus colli
29 M. sternocleidomastoideus
30 A. vertebralis
31 M. longissimus capitis
32 Axis, Corpus
33 M. splenius capitis
34 Medulla spinalis, Rückenmark
35 Vv. cervicalis profunda
36 M. obliquus capitis inferior
37 M. semispinalis capitis
38 M. trapezius
39 Lig. nuchae

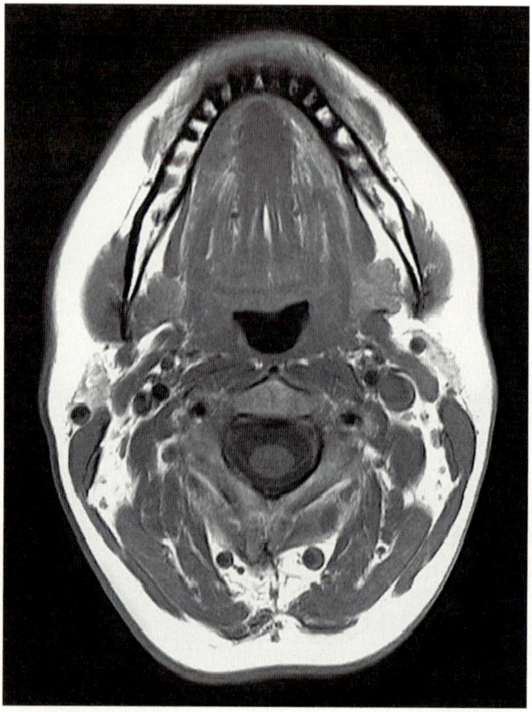

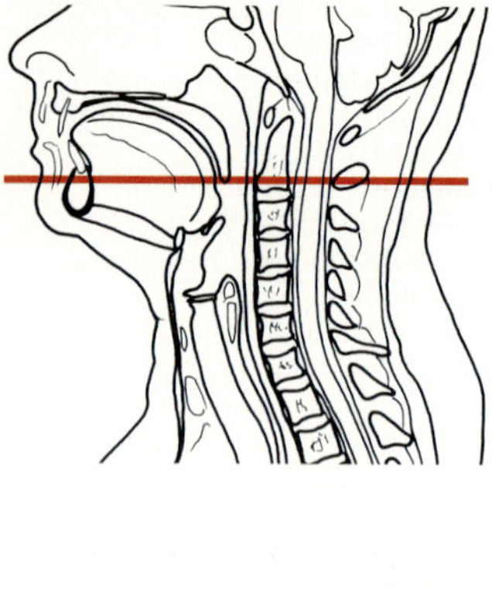

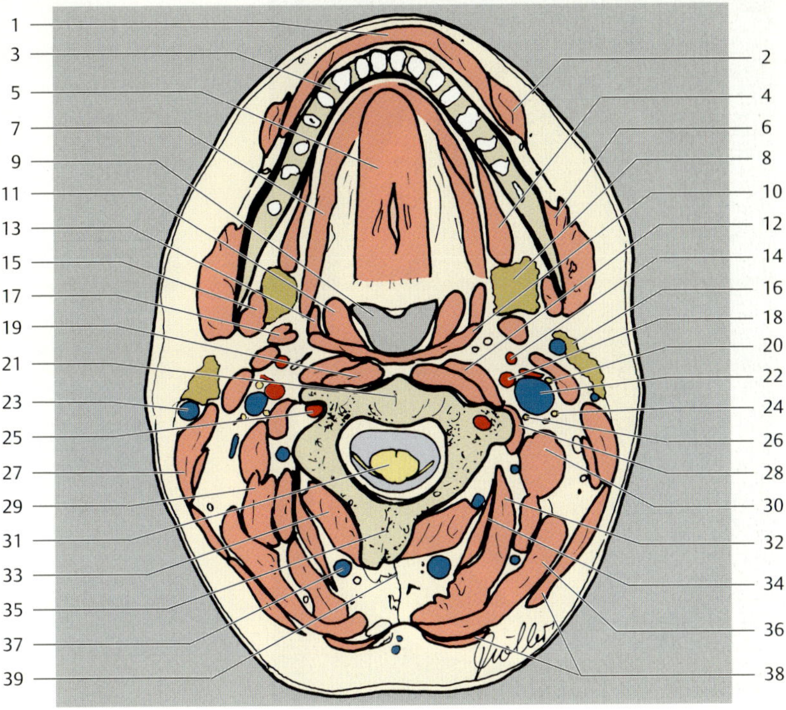

1 M. orbicularis oris
2 M. depressor anguli oris
3 Mandibula
4 M. mylohyoideus
5 M. genioglossus
6 M. masseter
7 M. hyoglossus
8 Glandula submandibularis
9 Oropharynx
10 M. constrictor pharyngis superior
11 M. palatopharyngeus
12 M. longus capitis
13 M. constrictor pharyngis medius
14 A. carotis externa
15 M. pterygoideus medialis
16 Glandula parotis
17 M. styloglossus, M. stylohyoideus
18 A. carotis interna
19 M. longus colli
20 N. hypoglossus (XII)
21 Axis (C2), Corpus
22 V. jugularis interna
23 V. retromandibularis
24 N. accessorius (XI)
25 A. vertebralis
26 N. vagus (X)
27 M. sternocleidomastoideus
28 M. longissimus cervicis
29 M. longissimus capitis
30 M. levator scapulae
31 Medulla spinalis, Rückenmark
32 M. semispinalis capitis
33 M. spinalis capitis und M. multifidus
34 M. semispinalis cervicis
35 Processus spinosus
36 M. splenius capitis
37 Vv. cervicalis profunda
38 M. trapezius
39 Lig. nuchae

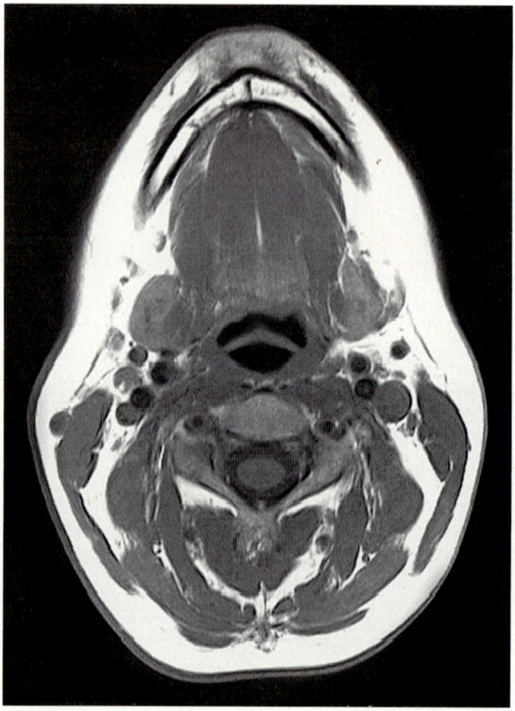

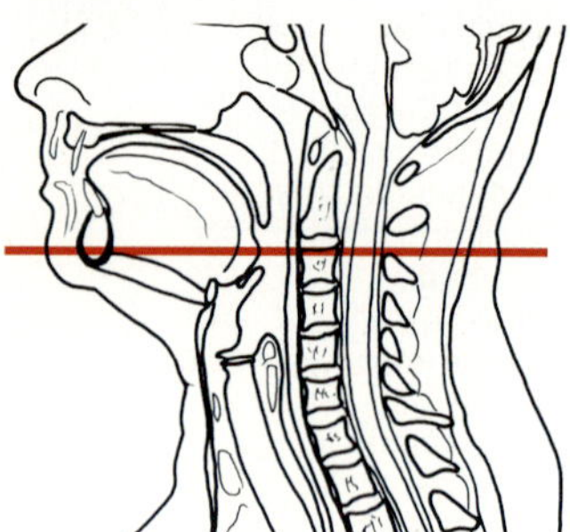

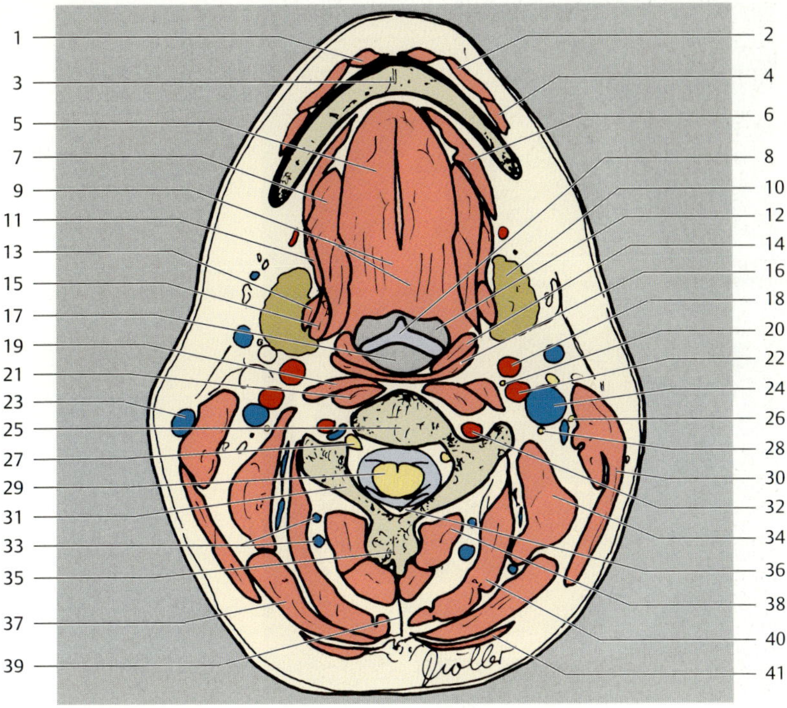

1 M. mentalis
2 M. depressor anguli oris
3 Mandibula
4 Platysma
5 M. genioglossus
6 M. mylohyoideus
7 M. hyoglossus
8 Epiglottis
9 Radix linguae
10 Glandula submandibularis
11 M. styloglossus
12 Oropharynx
13 M. stylohyoideus
14 M. palatopharyngeus
15 M. digastricus (Venter posterior)
16 M. constrictor pharyngis medius
17 Hypopharynx
18 A. carotis externa
19 M. longus capitis
20 N. laryngealis superior (N. vagus)
21 M. longus colli
22 A. carotis interna
23 V. jugularis externa
24 V. jugularis interna
25 Halswirbelkörper C 3, Corpus
26 N. accessorius (XI)
27 Nervenwurzel C 4
28 N. vagus (X)
29 Medulla spinalis, Rückenmark
30 M. sternocleidomastoideus
31 C 3, Hinterer Wirbelbogen
32 A. vertebralis
33 Vv. cervicalis profunda
34 M. levator scapulae
35 Processus spinosus
36 Lig. flavum
37 M. splenius capitis
38 M. spinalis cervicis
39 Lig. nuchae
40 M. semispinalis capitis
41 M. trapezius

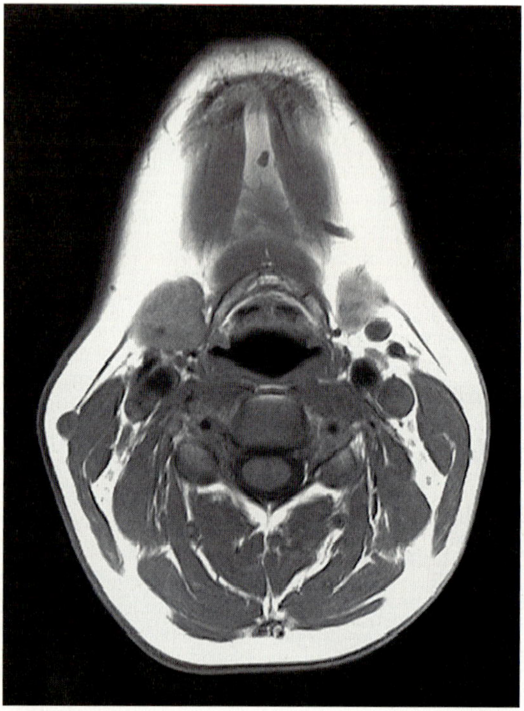

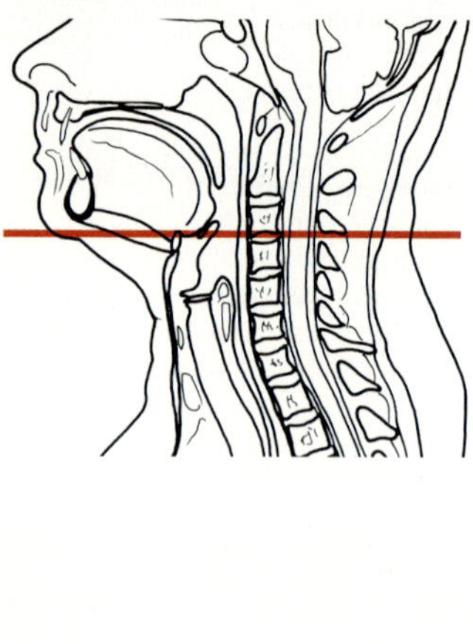

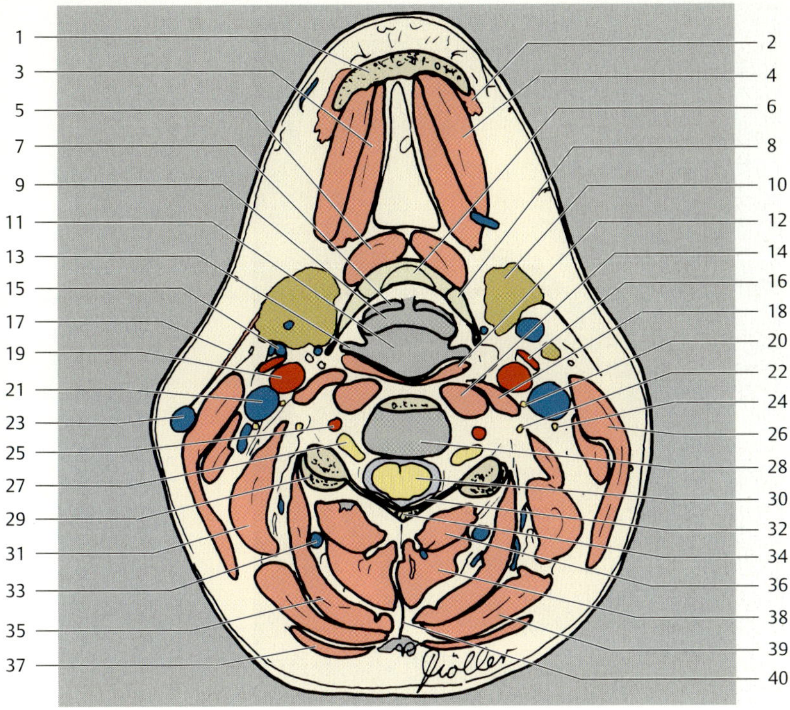

1 Mandibula
2 M. depressor anguli oris
3 M. mylohyoideus
4 M. digastricus (Venter anterior)
5 M. geniohyoideus
6 Os hyoideum (Corpus)
7 Vallecula epiglottica
8 Os hyoideum (Cornu majus)
9 Epiglottis
10 Glandula submandibularis
11 Hypopharynx
12 M. constrictor pharyngis inferior
13 Recessus piriformis
14 M. longus colli
15 V. retromandibularis
16 A. thyroidea superior
17 Platysma
18 M. longus capitis
19 A. carotis communis (Bifurcatio)
20 N. vagus (X)
21 V. jugularis interna
22 Spinalnerv (C 3)
23 V. jugularis externa
24 Spinalnerv (C 2)
25 A. vertebralis
26 M. sternocleidomastoideus
27 Nervenwurzel (C 4)
28 Zwischenwirbelraum C 3/C 4
29 kleines Wirbelgelenk (Articulatio zygapophysealis)
30 Medulla spinalis, Rückenmark
31 M. levator scapulae
32 Lig. flavum
33 Vv. cervicalis profunda
34 C 3, hinterer Wirbelbogen
35 M. semispinalis capitis
36 M. spinalis cervicis
37 M. trapezius
38 M. semispinalis cervicis
39 M. splenius capitis
40 Lig. nuchae

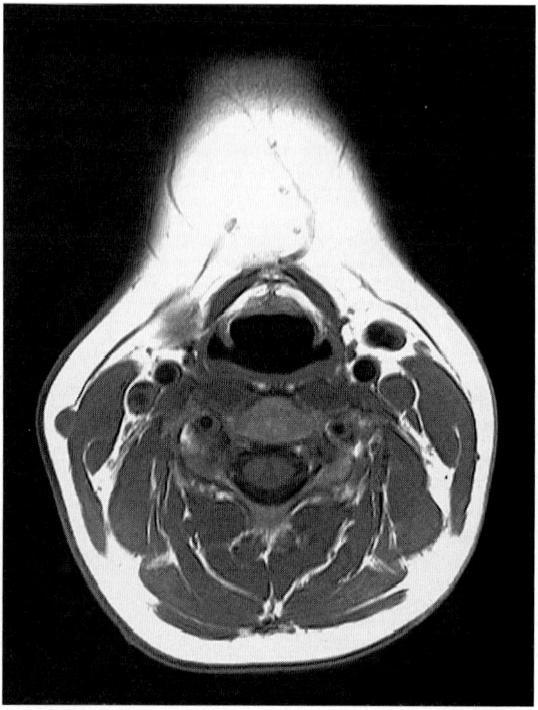

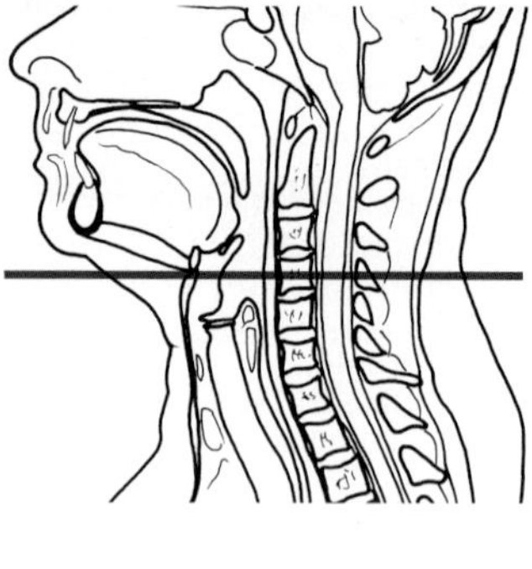

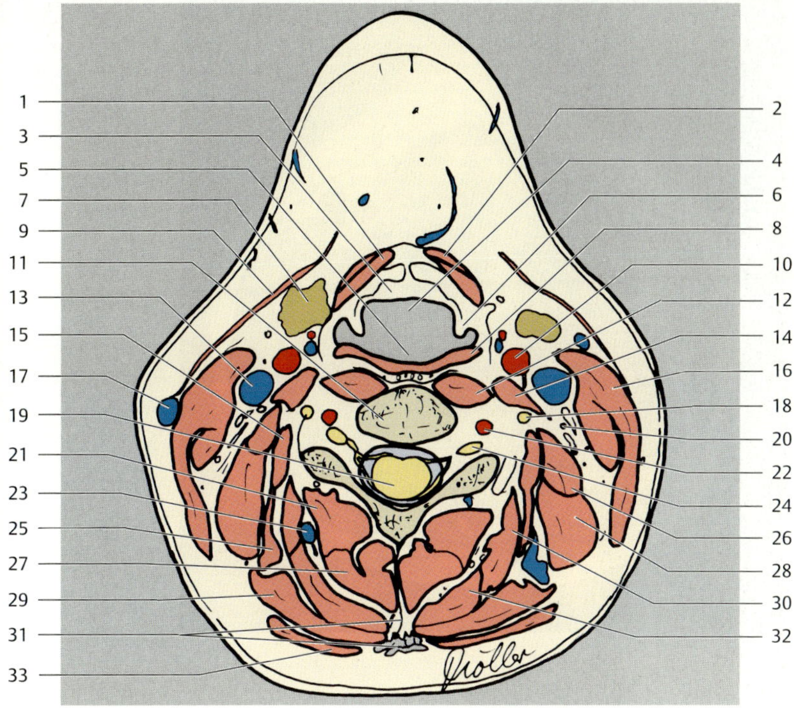

1 M. thyrohyoideus
2 M. sternohyoideus
3 Epiglottis (Cartilago)
4 Vestibulum laryngis
5 Hypopharynx
6 aryepiglottische Falte
7 Glandula submandibularis
8 M. constrictor pharyngis inferior
9 Platysma
10 A. carotis communis
11 Halswirbelkörper C4, Corpus
12 M. longus colli
13 V. jugularis interna
14 M. longus capitis
15 M. longissimus capitis
16 M. sternocleidomastoideus
17 V. jugularis externa
18 Spinalnerv (C4)
19 Medulla spinalis, Rückenmark
20 Spinalnerv (C3)
21 M. spinalis cervicis
22 A. vertebralis
23 Vv. cervicalis profunda
24 Nervenwurzel (C5)
25 M. longissimus cervicis
26 M. scalenus medius
27 M. semispinalis cervicis
28 M. levator scapulae
29 M. splenius capitis
30 M. splenius cervicis
31 Lig. nuchae
32 M. semispinalis capitis
33 M. trapezius

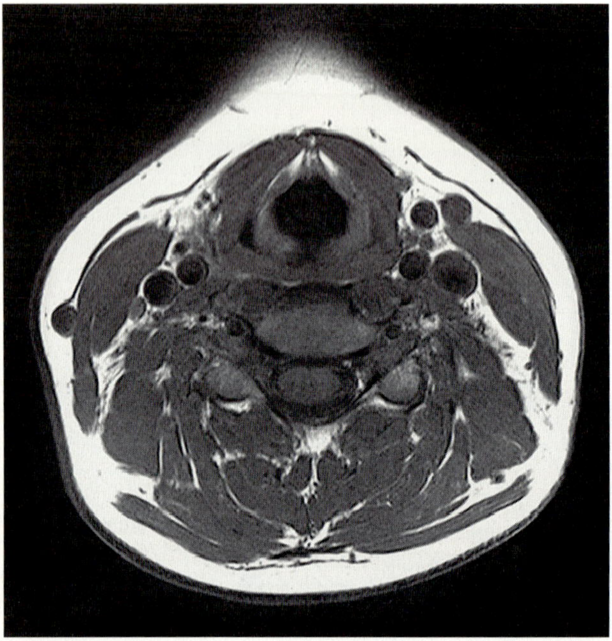

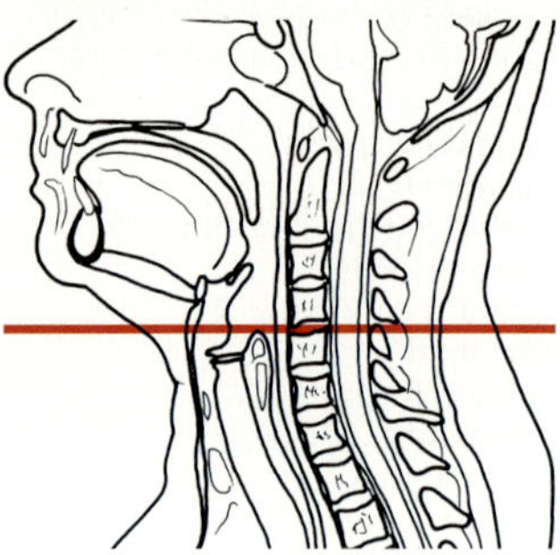

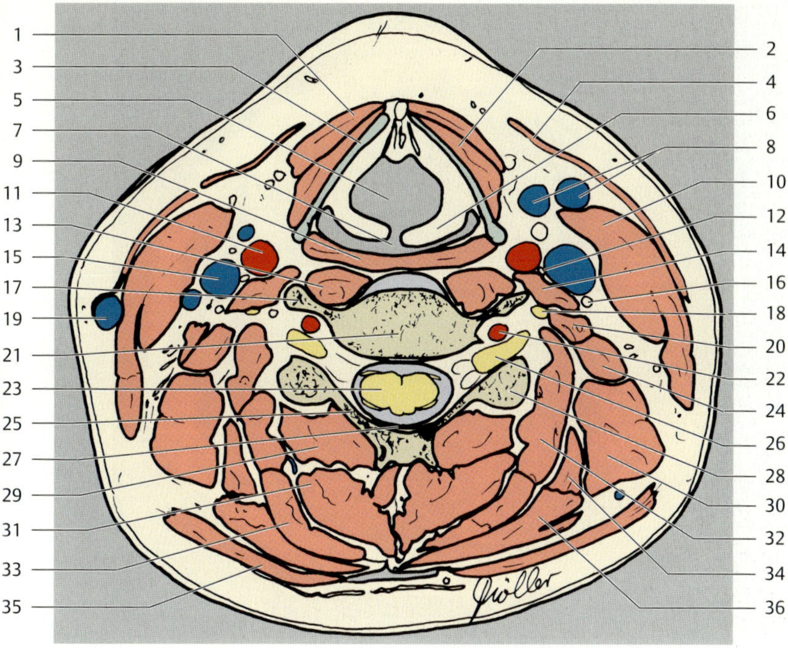

1 M. sternohyoideus
2 M. thyrohyoideus
3 Schildknorpel (Cartilago thyroidea, Lamina)
4 Platysma
5 Vestibulum laryngis
6 aryepiglottische Falte
7 Hypopharynx
8 V. jugularis anterior
9 M. constrictor pharyngis inferior
10 M. sternocleidomastoideus
11 A. carotis communis
12 N. vagus (X)
13 M. longus colli
14 M. longus capitis
15 V. jugularis interna
16 Spinalnerv (C4)
17 Processus transversus C5
18 Spinalnerv (C5)
19 V. jugularis externa
20 M. scalenus medius
21 Halswirbelkörper C5, Corpus
22 A. vertebralis
23 Medulla spinalis, Rückenmark
24 M. scalenus posterior
25 hinterer Wirbelbogen C6
26 Nervenwurzel (C6)
27 Lig. flavum
28 Processus articularis
29 M. spinalis cervicis und M. multifidus
30 M. levator scapulae
31 M. semispinalis cervicis
32 M. longissimus cervicis
33 M. semispinalis capitis
34 M. splenius cervicis
35 M. trapezius
36 M. splenius capitis

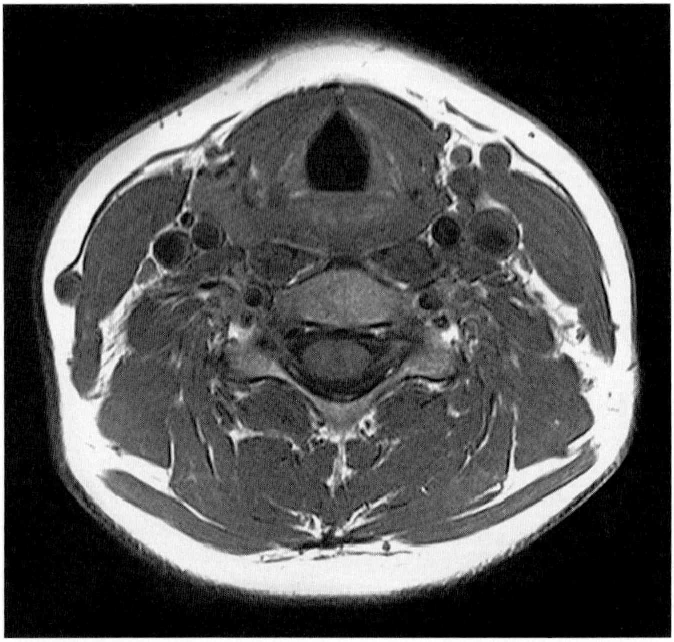

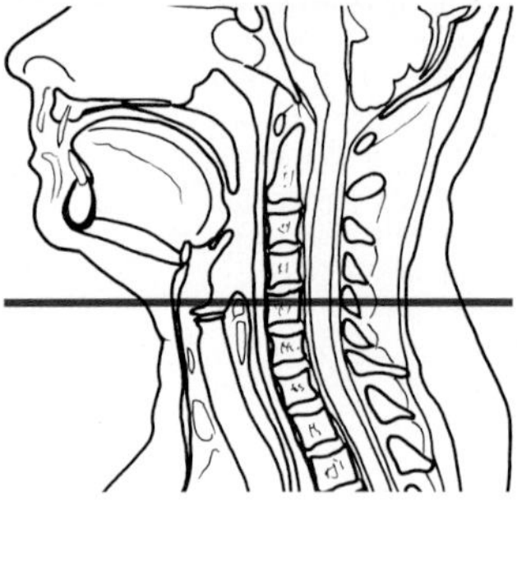

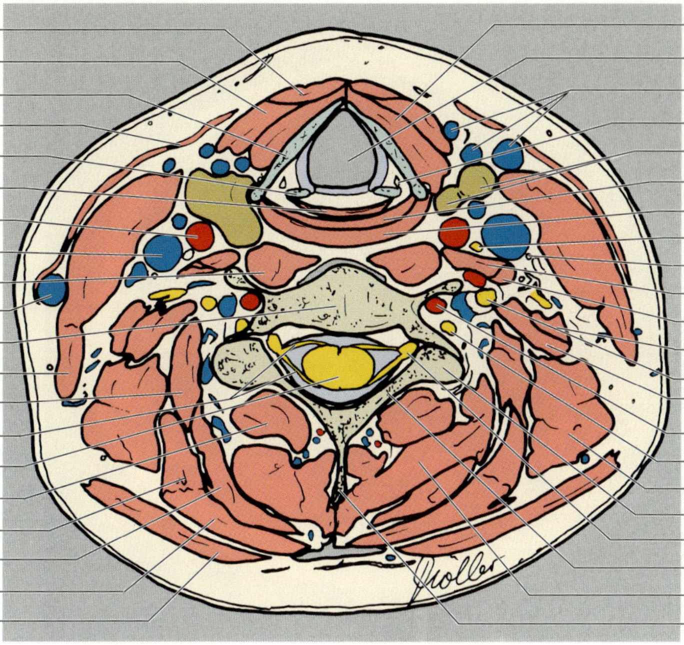

1 M. sternohyoideus
2 M. thyrohyoideus
3 M. omohyoideus
4 Larynx
5 Schildknorpel (Cartilago thyroidea, Lamina)
6 V. jugularis anterior
7 Platysma
8 Recessus piriformis
9 Aryknorpel (Cartilago arytaenoidea)
10 Thyroidea
11 Ringknorpel (Cartilago cricoidea)
12 Hypopharynx
13 A. carotis communis
14 M. constrictor pharyngis inferior
15 V. jugularis interna
16 N. vagus (X)
17 M. longus colli
18 N. phrenicus
19 V. jugularis externa
20 M. longus capitis
21 Halswirbelkörper C 5, Corpus
22 M. scalenus anterior
23 M. sternocleidomastoideus
24 M. scalenus posterior
25 M. longissimus cervicis
26 Spinalnerv (C 4)
27 Vordere und hintere Nervenwurzel
28 M. scalenus medius
29 Medulla spinalis, Rückenmark
30 A. vertebralis
31 M. spinalis cervicis und M. multifidus
32 Spinalnerv (C 5)
33 M. splenius cervicis
34 M. levator scapulae
35 M. semispinalis capitis
36 Processus articularis
37 M. splenius capitis
38 Nervenwurzel (C 6)
39 M. trapezius
40 hinterer Wirbelbogen C 6
41 M. semispinalis cervicis
42 Processus spinosus C 6

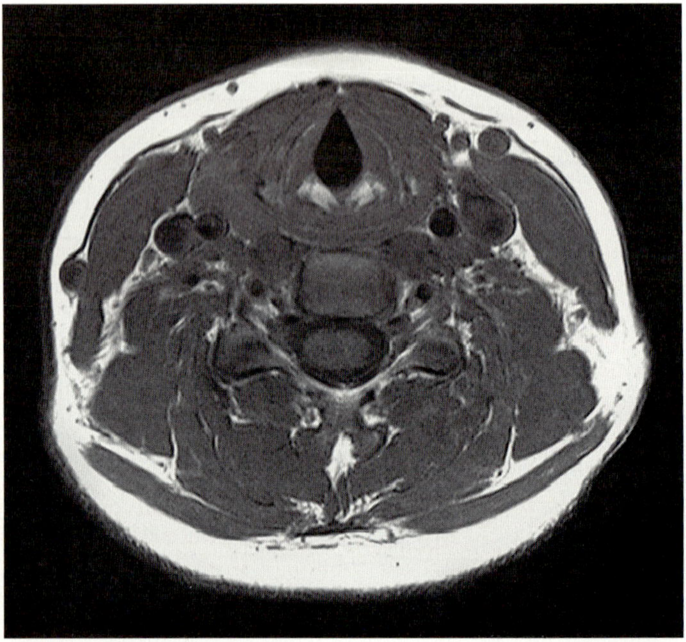

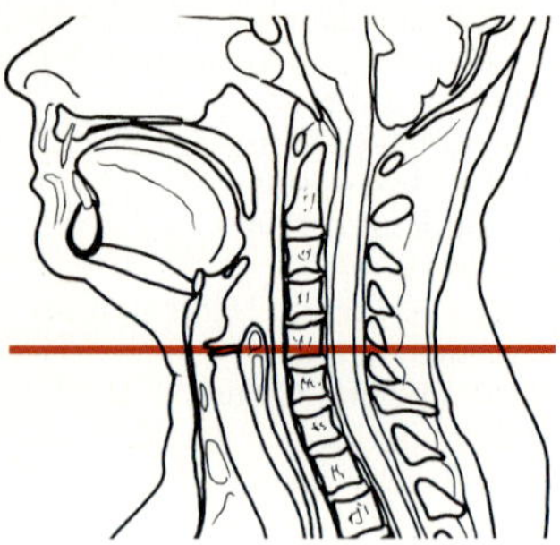

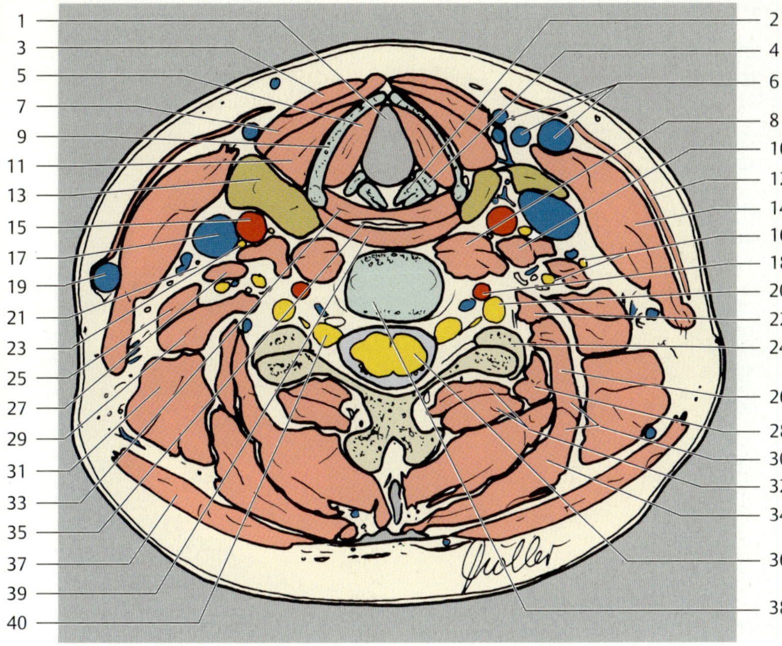

1 Glottis
2 Ringknorpel (Cartilago cricoidea)
3 M. sternohyoideus
4 Aryknorpel (Cartilago arytaenoidea)
5 M. vocalis
6 V. jugularis anterior
7 M. omohyoideus
8 M. longus colli
9 Schildknorpel (Cartilago thyroidea, Lamina)
10 M. longus capitis
11 M. thyrohyoideus
12 Platysma
13 Thyroidea
14 M. sternocleidomastoideus
15 A. carotis communis
16 Spinalnerv (C 4 und C 5)
17 V. jugularis interna
18 A. vertebralis
19 V. jugularis externa
20 Spinalnerv (C 6)
21 N. phrenicus
22 M. longissimus capitis
23 N. vagus (X)
24 Articulatio zygapophysialis (kleines Wirbelgelenk)
25 M. scalenus medius
26 M. longissimus cervicis
27 M. scalenus anterior
28 M. semispinalis capitis
29 M. scalenus posterior
30 M. splenius cervicis et capitis
31 M. levator scapulae
32 M. spinalis cervicis und M. multifidus
33 M. cricoarytaenoideus posterior
34 M. semispinalis cervicis
35 Hypopharynx/Ösophagus
36 Medulla spinalis, Rückenmark
37 M. trapezius
38 Halswirbelkörper (HWK) C 5
39 M. constrictor pharyngis inferior
40 Nervenwurzel (C 7)

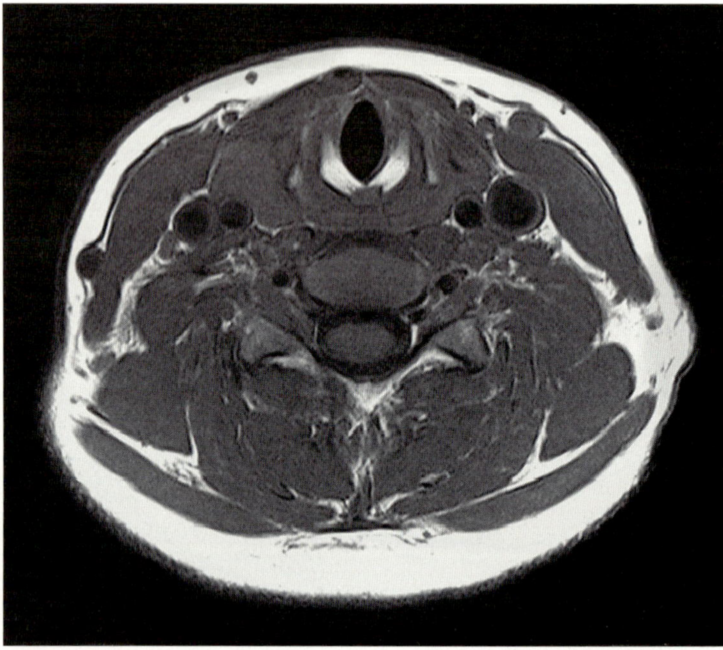

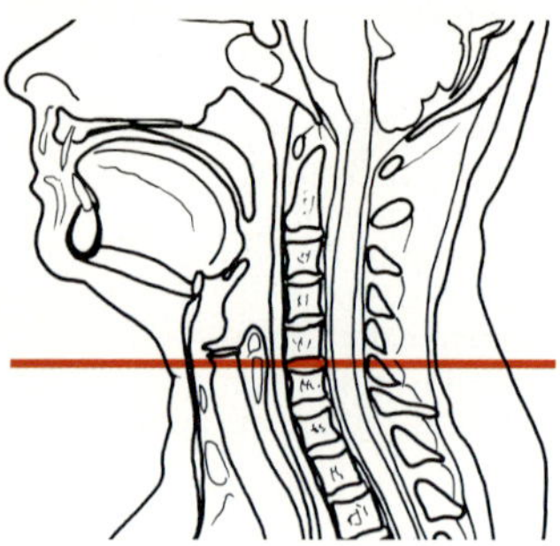

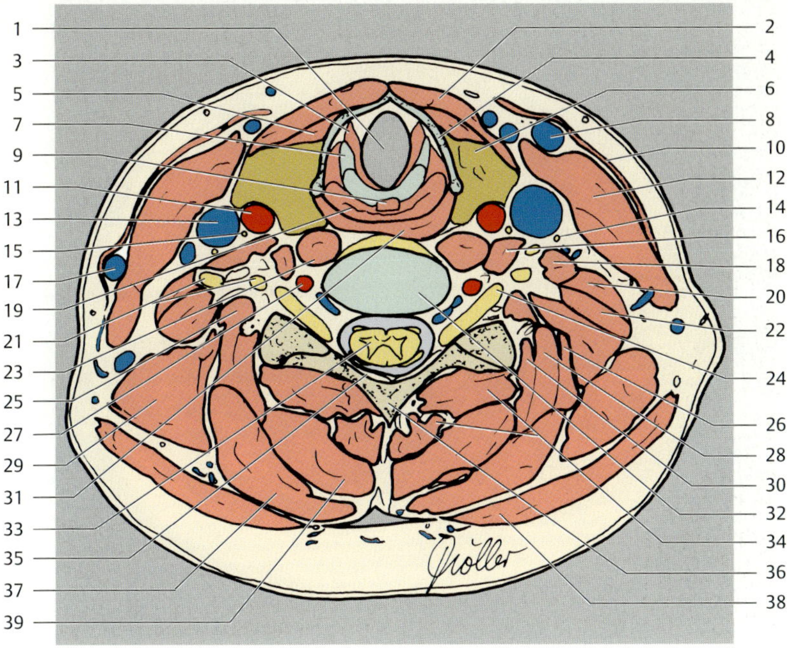

1 Larynx
2 M. sternohyoideus
3 Stimmlippe (M. vocalis)
4 Schildknorpel (Cartilago thyroidea, Lamina)
5 M. thyrohyoideus
6 Thyroidea
7 Aryknorpel (Cartilago arytaenoidea)
8 V. jugularis anterior
9 M. arytaenoideus transversus
10 Platysma
11 A. carotis communis
12 M. sternocleidomastoideus
13 V. jugularis interna
14 N. phrenicus
15 N. vagus (X)
16 M. longus capitis
17 V. jugularis externa
18 M. scalenus anterior
19 Hypopharynx / Ösophagus
20 M. scalenus medius
21 Spinalnerv (C 4 und C 5)
22 M. scalenus posterior
23 M. longus colli
24 Nervenwurzel (C 6)
25 M. longissimus capitis
26 M. longissimus cervicis
27 A. vertebralis
28 M. splenius cervicis
29 M. levator scapulae
30 M. semispinalis capitis
31 M. constrictor pharyngis inferior
32 Zwischenwirbelraum C 5/C 6
33 Medulla spinalis, Rückenmark
34 M. spinalis cervicis und M. multifidus
35 Lig. flavum
36 hinterer Wirbelkörperbogen
37 M. splenius capitis
38 M. trapezius
39 M. semispinalis cervicis

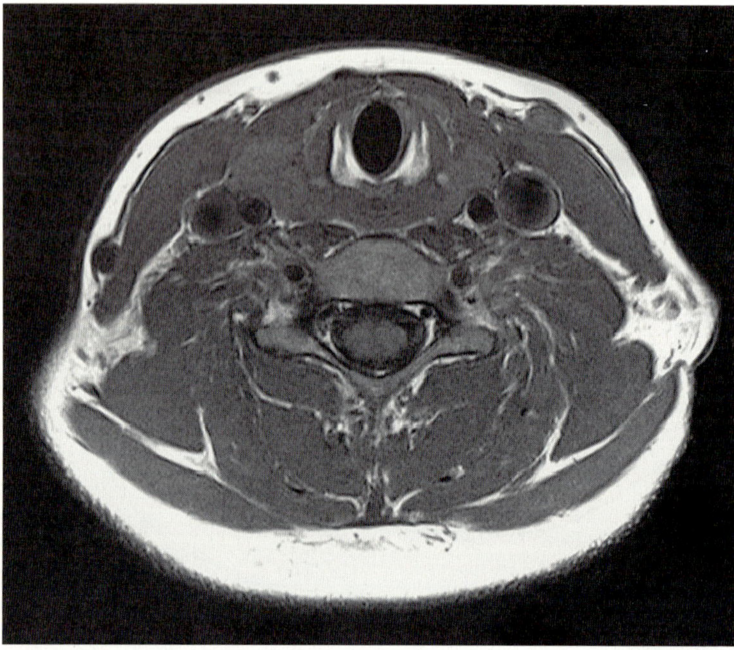

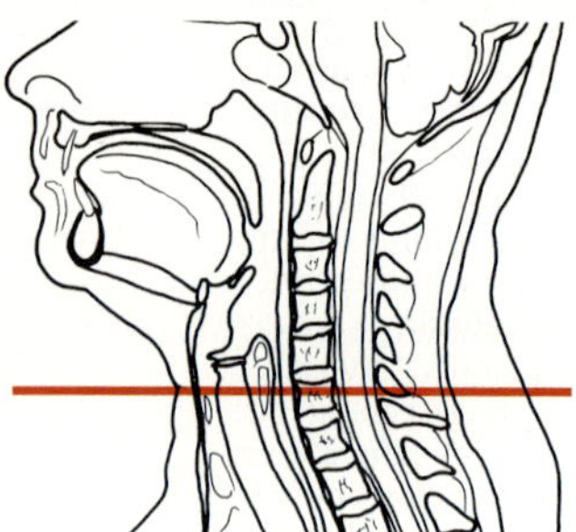

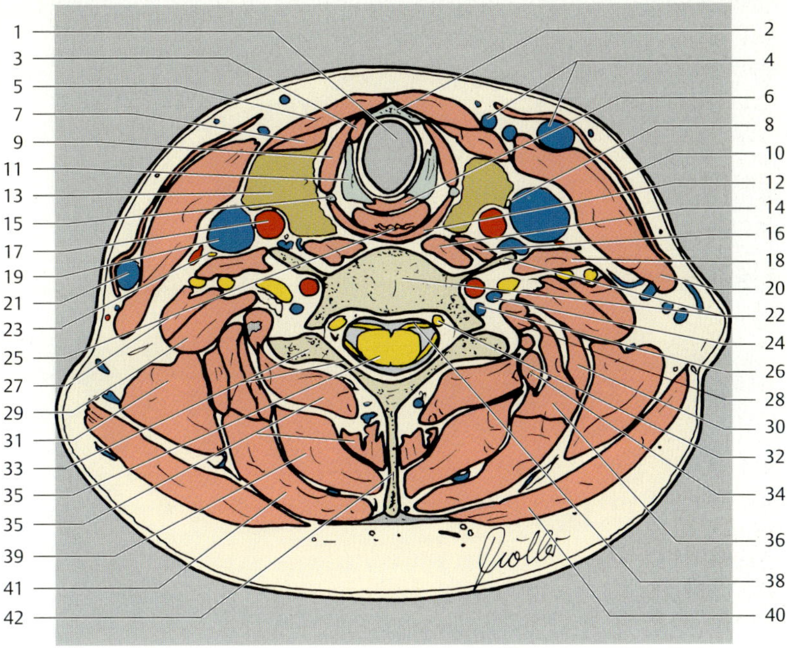

1 Larynx
2 Schildknorpel (Cartilago thyroidea)
3 M. thyroarytaenoideus
4 V. jugularis anterior
5 M. sternohyoideus
6 M. arytaenoideus transversus
7 M. thyrohyoideus
8 N. vagus (X)
9 M. sternothyroideus
10 Platysma
11 Ringknorpel (Cartilago cricoidea, Lamina)
12 M. constrictor pharyngis inferior
13 Thyroidea
14 M. longus colli
15 Schildknorpel (Cartilago thyroidea, Cornu inferius)
16 M. longus capitis
17 A. carotis communis
18 M. scalenus anterior
19 V. jugularis interna
20 M. sternocleidomastoideus
21 V. jugularis externa
22 Halswirbelkörper (HWK 6)
23 N. phrenicus
24 Spinalnerv (C 4, C 5 und C 6)
25 Ösophagus
26 A. vertebralis
27 M. scalenus medius
28 M. longissimus capitis
29 M. scalenus posterior
30 M. longissimus cervicis
31 M. levator scapulae
32 Nervenwurzel (C 7)
33 Processus articularis und hinterer Wirbelbogen C 7
34 M. semispinalis capitis
35 Medulla spinalis, Rückenmark
36 M. splenius cervicis
37 M. spinalis cervicis und M. multifidus
38 Vordere und hintere Nervenwurzel C 8
39 M. semispinalis cervicis
40 M. trapezius
41 M. splenius capitis
42 Processus spinosus

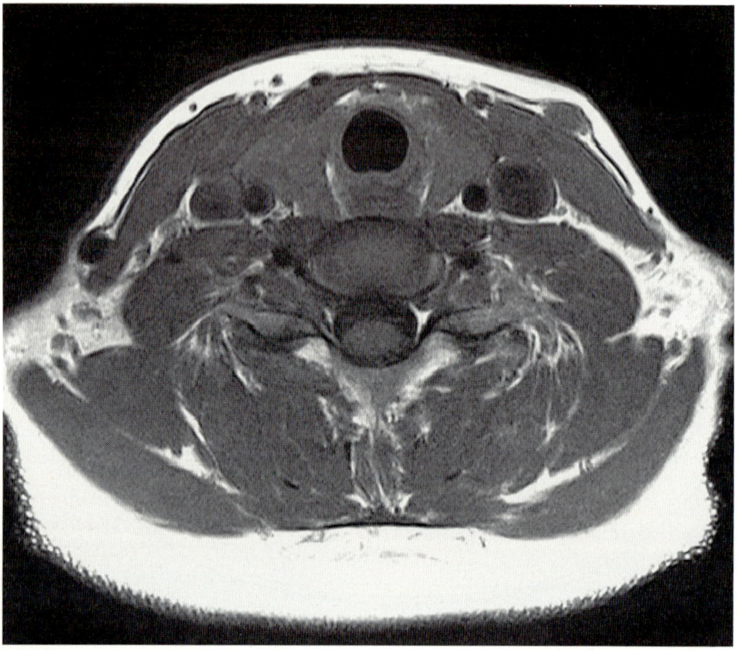

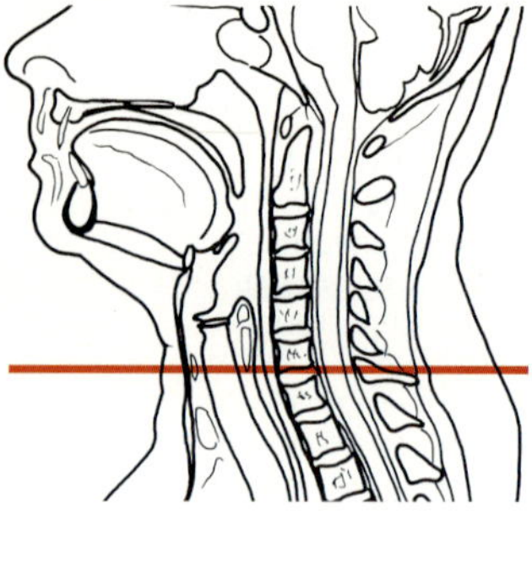

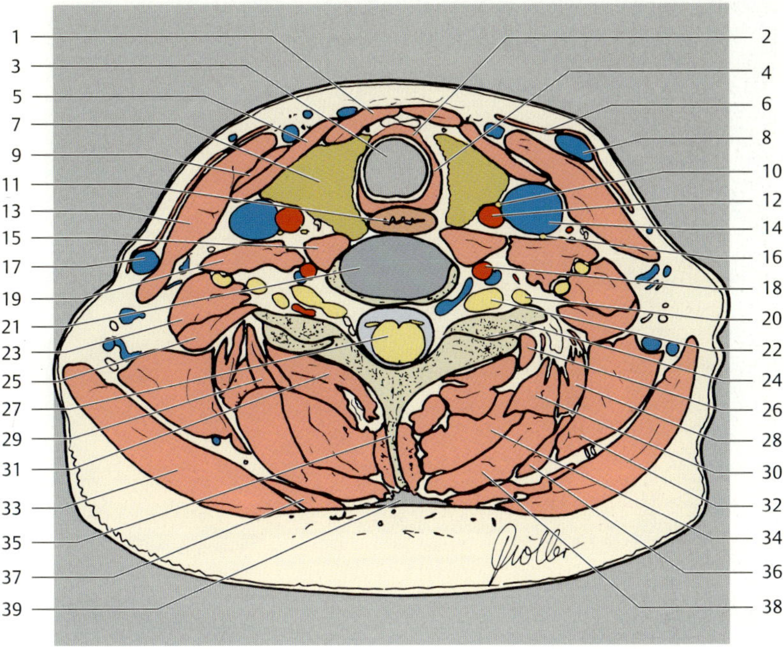

1 M. sternohyoideus
2 Ringknorpel (Cartilago cricoidea, Arcus)
3 Trachea
4 M. cricothyroideus
5 M. sternothyroideus
6 Platysma
7 Thyroidea
8 V. jugularis anterior
9 M. omohyoideus
10 N. vagus (X)
11 Ösophagus
12 A. carotis communis
13 M. sternocleidomastoideus
14 V. jugularis interna
15 M. longus colli
16 N. phrenicus
17 V. jugularis externa
18 A. vertebralis
19 M. scalenus anterior
20 Spinalnerv (C4, C5 und C6)
21 Zwischenwirbelraum C6/C7
22 Nervenwurzel (C7)
23 M. scalenus medius
24 Articulatio zygapophysealis C6/C7
25 M. scalenus posterior
26 M. longissimus capitis
27 Medulla spinalis, Rückenmark
28 M. longissimus cervicis
29 M. semispinalis capitis
30 M. splenius cervicis
31 M. spinalis cervicis und M. multifidus
32 M. levator scapulae
33 M. trapezius
34 M. semispinalis cervicis
35 Processus spinosus
36 M. serratus posterior superior
37 M. rhomboideus minor
38 M. splenius capitis
39 Lig. nuchae

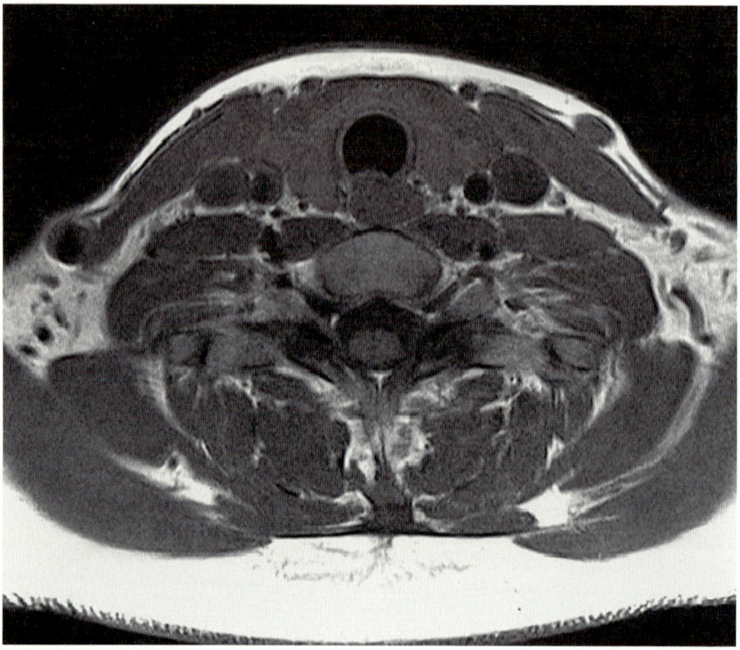

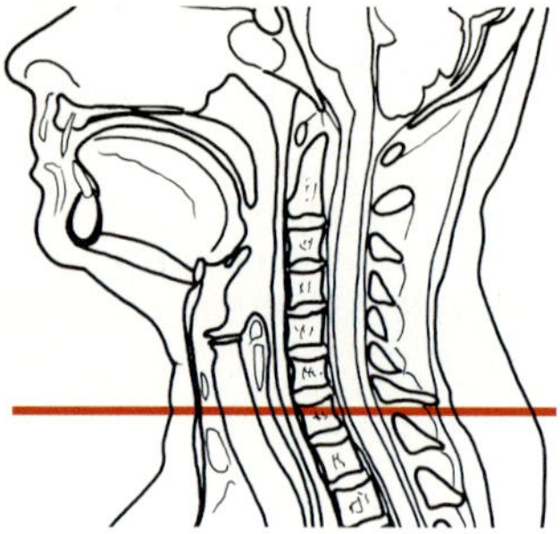

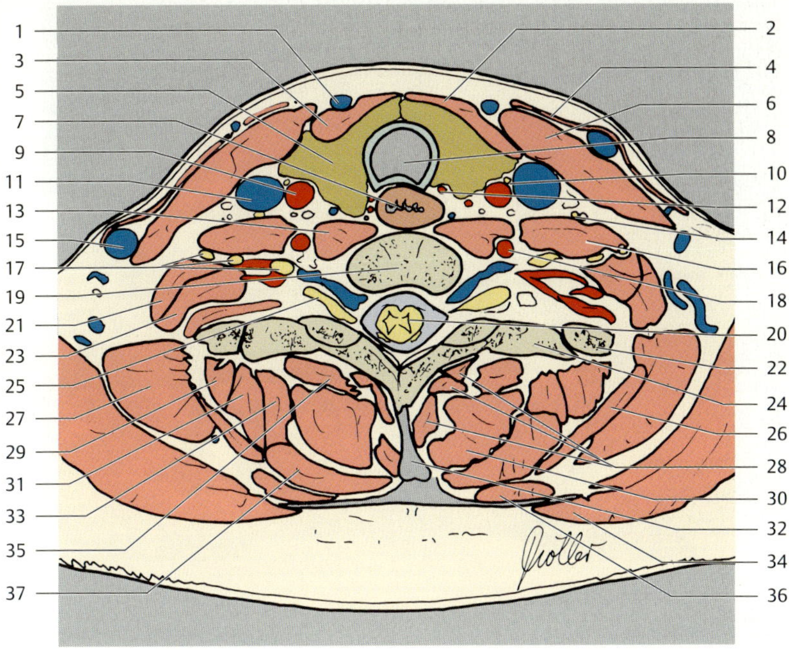

1 V. jugularis anterior
2 M. sternohyoideus
3 M. sternothyroideus
4 Platysma
5 Thyroidea
6 M. sternocleidomastoideus
7 Ösophagus
8 Trachea
9 A. carotis communis
10 N. vagus (X)
11 V. jugularis interna
12 A. thyroidea inferior
13 M. longus colli
14 N. phrenicus
15 V. jugularis externa
16 M. scalenus anterior
17 Spinalnerv (C5, C6 und C7)
18 A. vertebralis
19 Halswirbelkörper (HWK 7)
20 Medulla spinalis, Rückenmark
21 M. scalenus medius
22 Rippe (Costa 1)
23 M. scalenus posterior
24 Processus transversus
25 Nervenwurzel (C8)
26 M. serratus posterior superior
27 M. levator scapulae
28 M. spinalis cervicis und M. multifidus
29 M. iliocostalis cervicis
30 M. semispinalis cervicis
31 M. longissimus cervicis
32 Lig. interspinosum
33 M. splenius cervicis
34 M. trapezius
35 M. semispinalis capitis
36 M. rhomboideus minor
37 M. splenius capitis

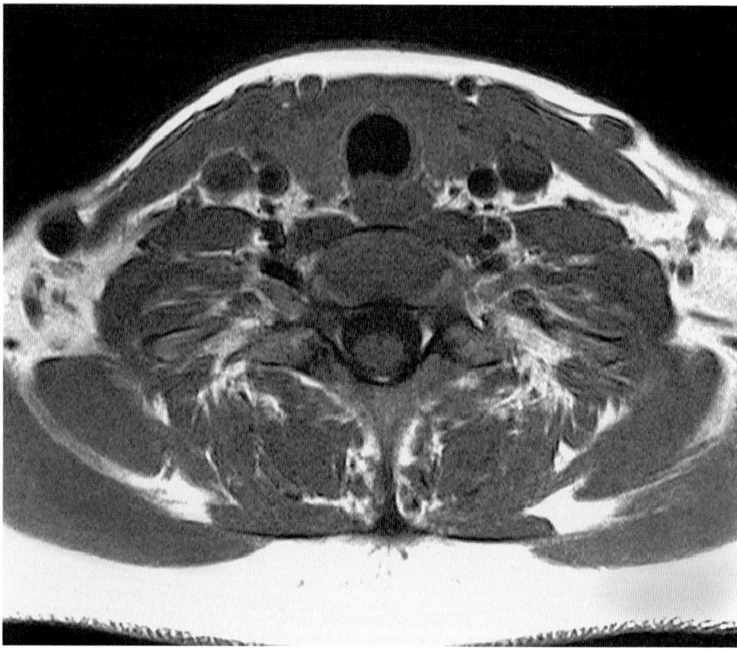

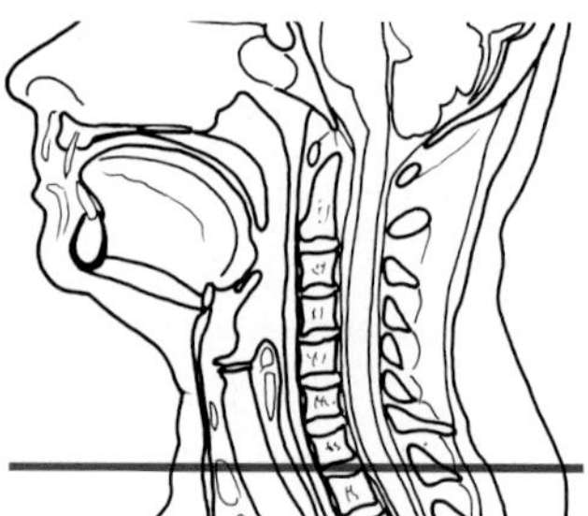

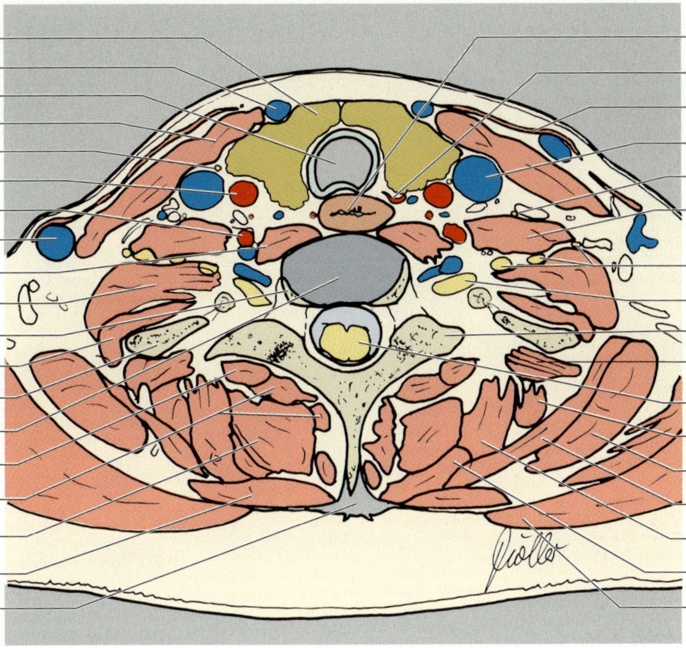

1 Thyroidea
2 Ösophagus
3 V. jugularis anterior
4 A. thyroidea inferior
5 Trachea
6 Platysma
7 M. sternocleidomastoideus
8 V. jugularis interna
9 N. vagus (X)
10 N. phrenicus
11 A. carotis communis
12 M. scalenus anterior
13 A. vertebralis
14 Spinalnerv (C 5, C 6 und C 7)
15 V. jugularis externa
16 Nervenwurzel (C 8)
17 M. longus colli
18 Processus transversus Th 1
19 M. scalenus medius
20 Mm. intercostales
21 hintere obere Wirbelkörperkante (Th 1)
22 Medulla spinalis, Rückenmark
23 M. scalenus posterior
24 M. iliocostalis cervicis
25 Rippe (Costa 1)
26 M. levator scapulae
27 Zwischenwirbelraum C 7/Th 1
28 M. serratus posterior superior
29 M. semispinalis capitis
30 M. splenius cervicis
31 M. spinalis cervicis und M. multifidus
32 M. splenius capitis
33 M. semispinalis cervicis
34 M. trapezius
35 M. rhomboideus minor
36 Lig. interspinosum

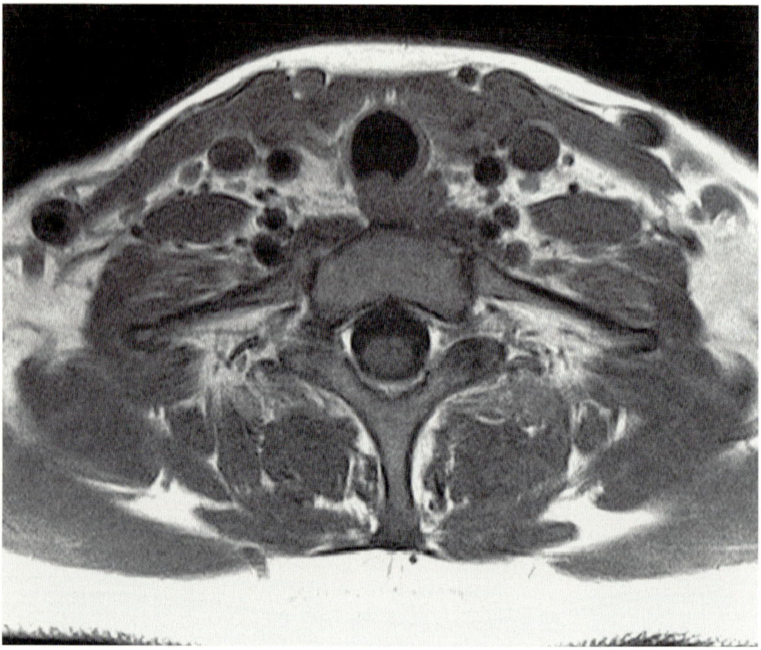

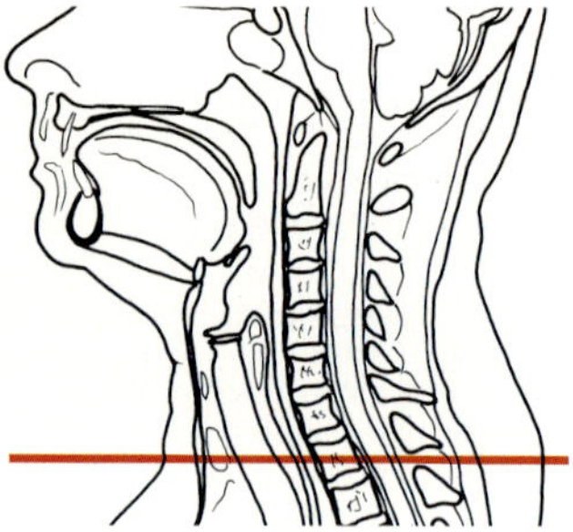

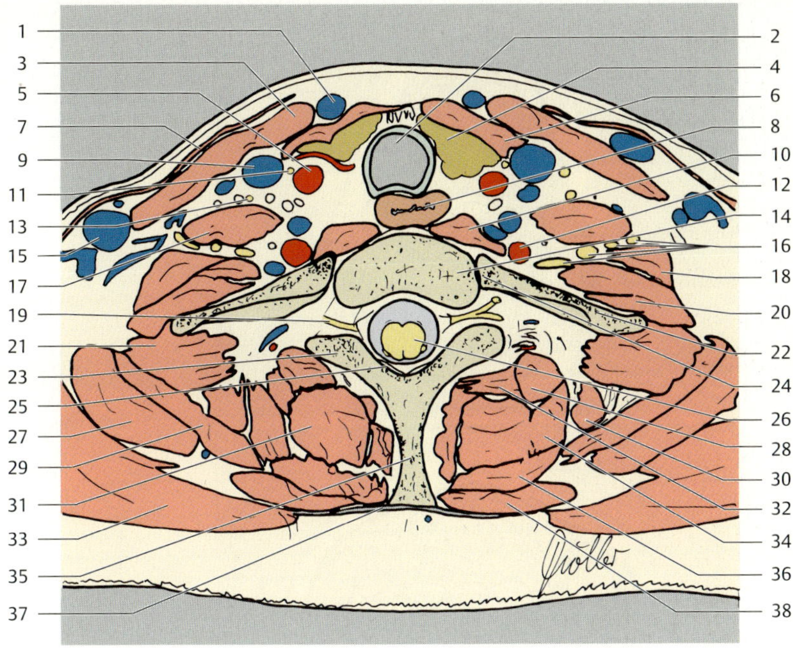

1 V. jugularis anterior
2 Trachea
3 M. sternocleidomastoideus
4 Thyroidea
5 A. carotis communis
6 M. sternohyoideus
7 Platysma
8 Ösophagus
9 V. jugularis interna
10 M. longus colli
11 N. vagus (X)
12 A. vertebralis
13 N. phrenicus
14 Brustwirbelkörper (Th 1)
15 V. jugularis externa
16 Plexus cervicalis (C 5 bis C 8)
17 M. scalenus anterior
18 M. scalenus medius
19 Nervenwurzel (Th 1)
20 M. scalenus posterior
21 Mm. intercostales
22 Rippe (Costa 1)
23 Processus transversus Th 1
24 Kostovertebralgelenk
25 Lig. flavum
26 Medulla spinalis, Rückenmark
27 M. levator scapulae
28 M. semispinalis capitis
29 M. serratus posterior superior
30 M. iliocostalis cervicis
31 M. semispinalis cervicis
32 M. spinalis cervicis und M. multifidus
33 M. trapezius
34 M. splenius cervicis
35 Processus spinosus
36 M. splenius capitis
37 Lig. interspinosum
38 M. rhomboideus minor

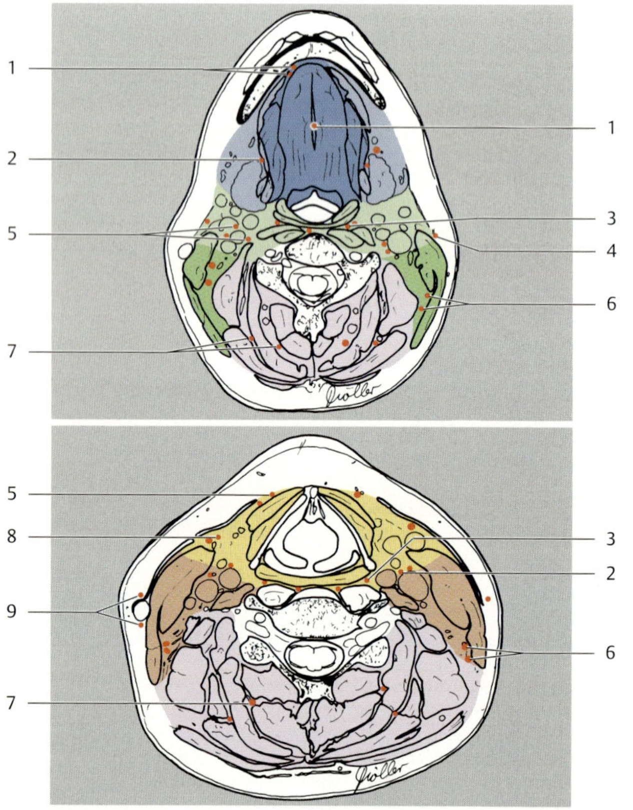

Halslymphknoten

1 submentale Lymphknoten
2 submandibuläre Lymphknoten
3 retropharyngeale Lymphknoten
4 präaurikuläre Lymphknoten
5 obere Jugularisgruppe
6 tiefe zervikale Lymphknoten
7 nuchale Lymphknoten
8 anteriore jugulare Lymphknoten
9 oberflächliche zervikale Lymphknoten

Lymphknoten (Einteilung nach Ebenen)

- Ebene 1a (submentale Lymphknoten = zwischen Mm. digastrici)
- Ebene 1b (submandibuläre Lymphknoten)
- Ebene 2a (Lymphknoten anterior, medial oder lateral der V. jugularis interna)
- Ebene 2b (Lymphknoten dorsal der V. jugularis interna, von der V. durch Fettlamelle getrennt)
- Ebene 3 (Lymphknoten entlang der V. jugularis)
- Ebene 5a (Lymphknoten des hinteren Dreiecks, obere Ebene = oberhalb Arcus cartilaginis cricoideae)
- Ebene 6 (obere viszerale Lymphknoten: ventral zwischen den Aa. carotides)

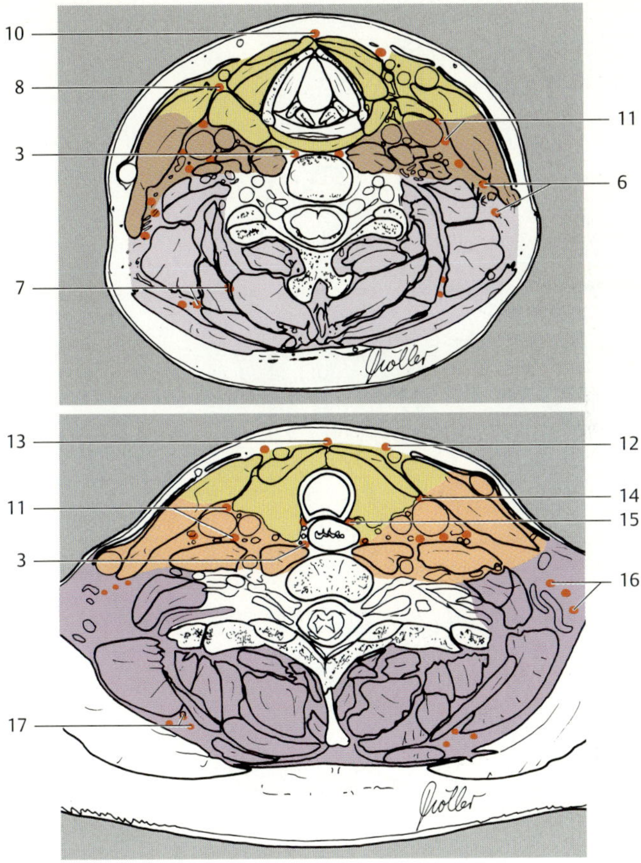

Halslymphknoten

3 retropharyngeale Lymphknoten
6 tiefe zervikale Lymphknoten
7 nuchale Lymphknoten
8 anteriore jugulare Lymphknoten
10 prälaryngeale Lymphknoten
11 untere Jugularisgruppe
12 anteriore zervikale Lymphknoten
13 prätracheale Lymphknoten
14 thyroidale Lymphknoten
15 paratracheale Lymphknoten
16 supraklavikuläre Lymphknoten
17 superfiziale zervikale Lymphknoten

Lymphknoten (Einteilung nach Ebenen)

- Ebene 3 (Lymphknoten entlang der V. jugularis)
- Ebene 4 (Lymphknoten der unteren V. jugularis)
- Ebene 5a (Lymphknoten des hinteren Dreiecks, obere Ebene = oberhalb Arcus cartilaginis cricoideae)
- Ebene 5b (Lymphknoten des hinteren Dreiecks, untere Ebene = unterhalb Arcus cartilaginis cricoideae)
- Ebene 6 (obere viszerale Lymphknoten: ventral zwischen den Aa. carotides)

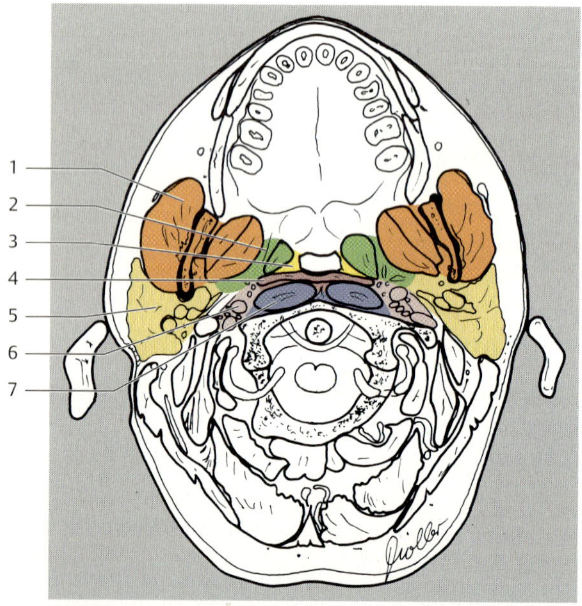
1
2
3
4
5
6
7

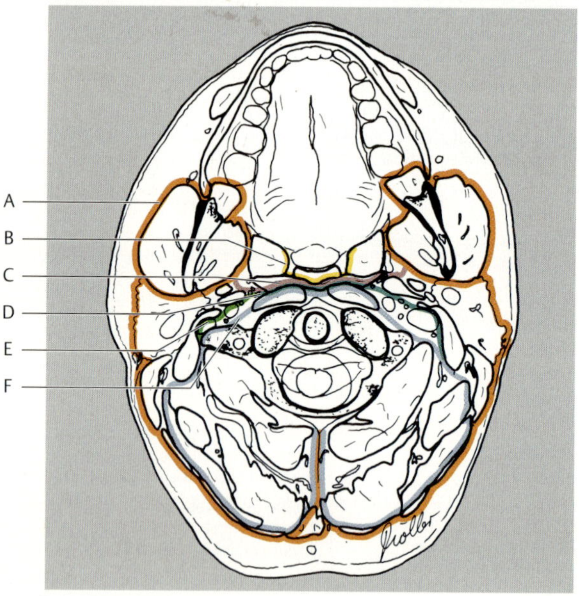
A
B
C
D
E
F

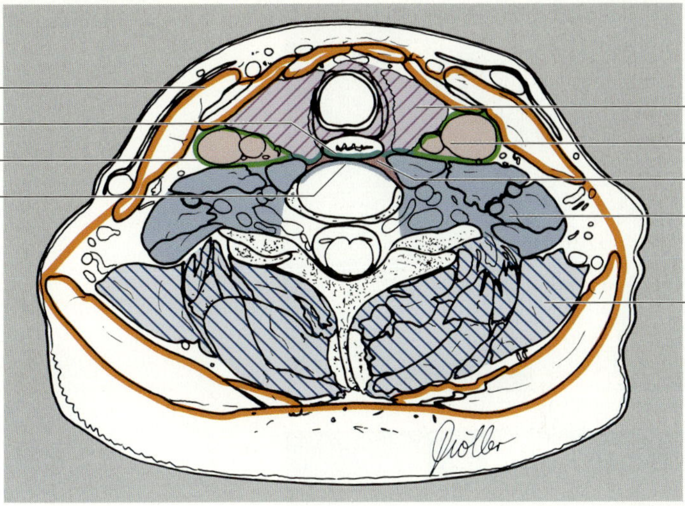

Halsräume

1 Mastikatorraum (Kaumuskulatur, Ramus und Corpus mandibulae, N. alveolaris inferior, A. maxillaris, Plexus pterygoideus, N. lingualis)

2 Parapharyngealraum (N. trigeminus, A. pharyngea)

3 oberflächlicher Mukosaraum (submuköse Speicheldrüsen, lymphatisches Gewebe)

4 Retropharyngealraum

5 Parotisraum (Glandula parotidea, N. facialis, A. carotis externa, V. retromandibularis)

6 Karotisraum (A. carotis, V. jugularis, Nn. craniales IX–XII, Truncus sympathicus)

7 Prävertebralraum (prävertebrale und paraspinale Muskeln, N. phrenicus)

8 Viszeralraum (Thyroidea, Paratrachealraum)

9 Perivertebralraum (prävertebraler Anteil)

10 Perivertebralraum (paraspinaler Anteil)

Halsfaszien

A oberflächliche Halzfaszie (Fascia colli superficialis)

B Fascia pharyngobasilaris

C mittlere Schicht der tiefen Halsfaszie (Fascia colli media)

D Fascia intercarotica

E Vagina carotica

F tiefe Halzfaszie (Fascia colli profunda)

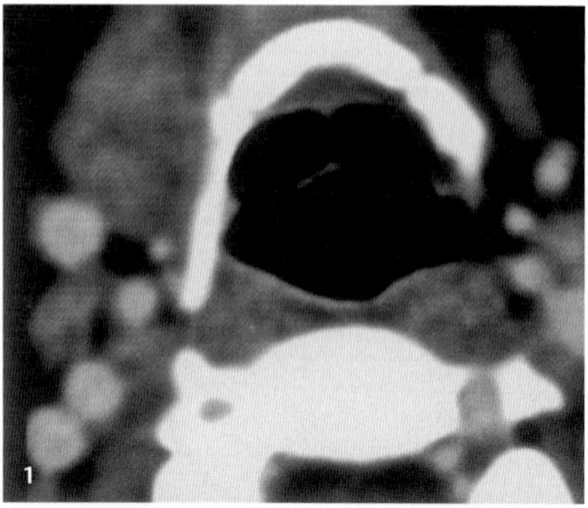
1

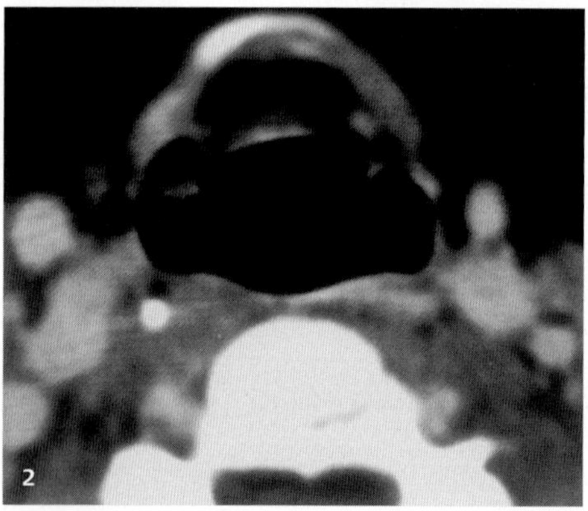
2

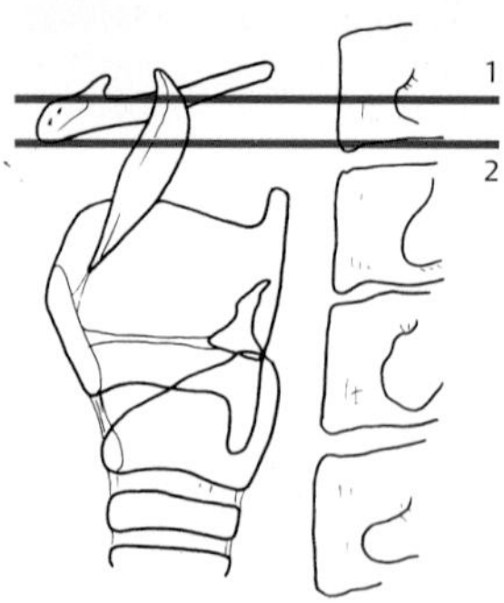
1
2

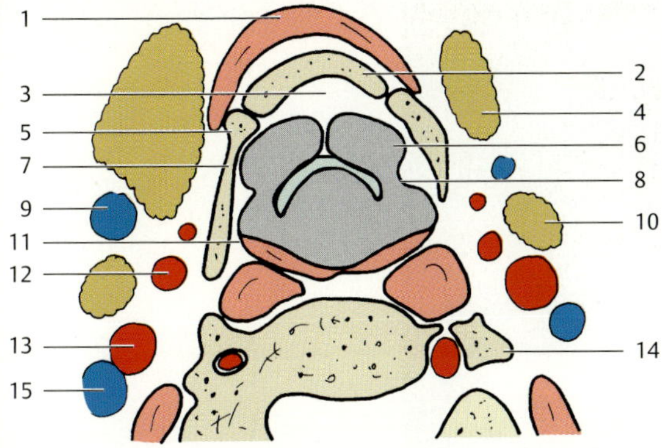

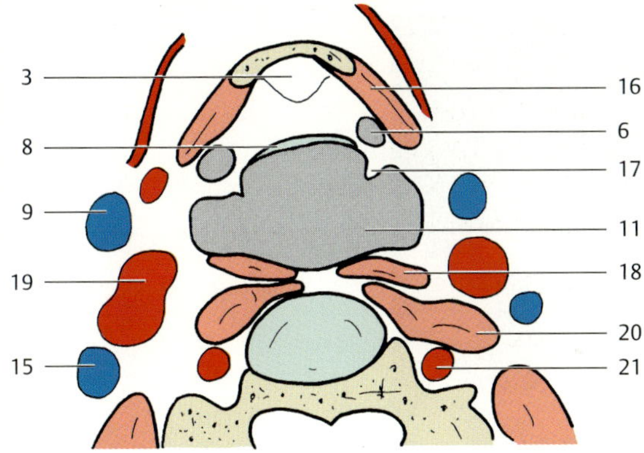

1 suprahyoidale Muskulatur (Mm. mylo- und geniohyoideus, M. hyoglossus)
2 Os hyoideum (Corpus)
3 Präepiglottischer Raum
4 Glandula submandibularis
5 Plica glossoepiglottica
6 Vallecula epiglottica
7 Os hyoideum (Cornu majus)
8 Epiglottis
9 V. jugularis anterior
10 Glandula parotidea
11 Hypopharynx
12 A. carotis externa
13 A. carotis interna
14 Halswirbelkörper 3
15 V. jugularis interna
16 infrahyoidale Muskulatur (Mm. sternohyoideus, sternothyroideus)
17 Plica pharyngoepiglottica
18 M. constrictor pharyngis inferior
19 Karotisbifurkation
20 M. longus colli
21 A. vertebralis

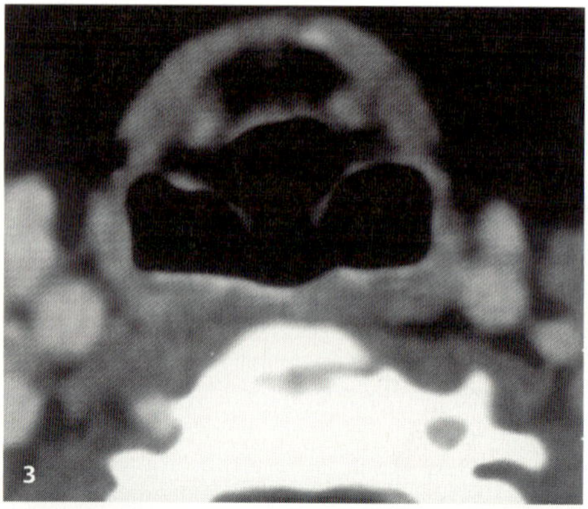
3

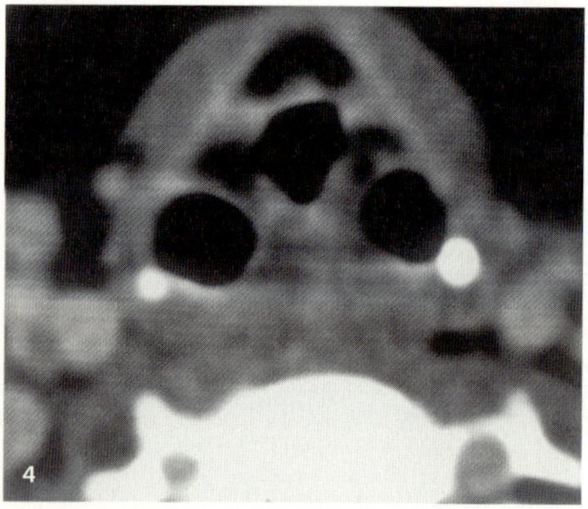
4

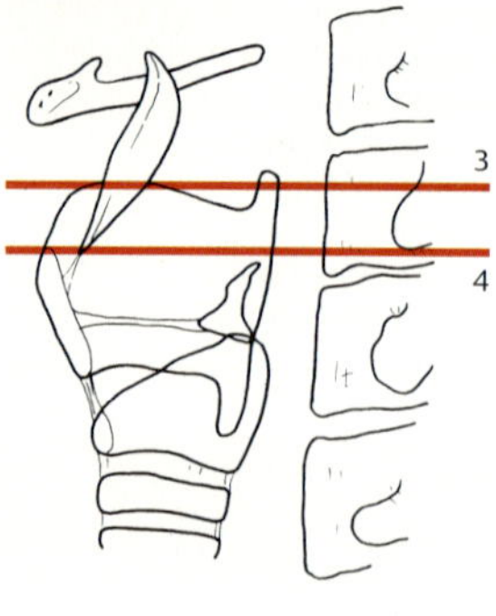
3
4

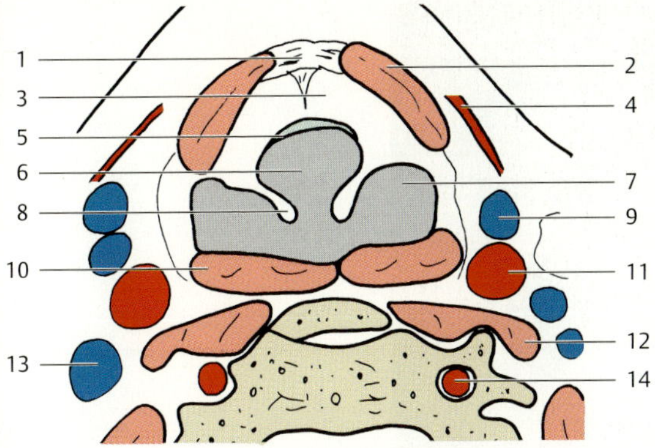

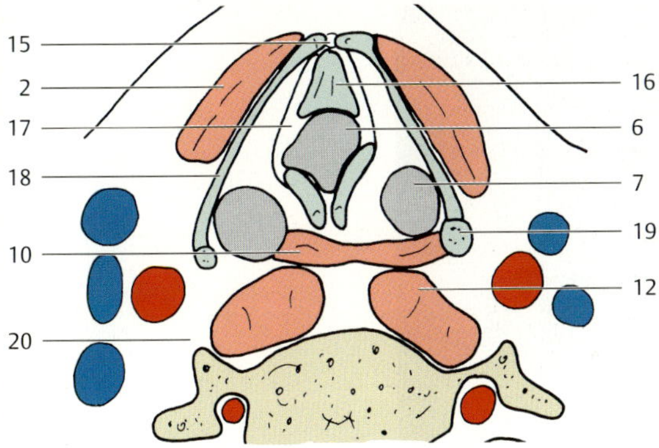

1 Membrana thyrohyoidea
2 infrahyoidale Muskulatur (Mm. sterno-, omo- und thyrohyoideus)
3 präepiglottischer Raum
4 Platysma
5 Epiglottis
6 Larynx
7 Recessus piriformis
8 Plica ary-epiglottica
9 V. jugularis anterior
10 M. constrictor pharyngis inferior
11 A. carotis communis
12 M. longus colli
13 V. jugularis interna
14 A. vertebralis
15 Incisura thyroidea superior
16 Petiolus epiglottidis
17 Plicae vestibulares
18 Cartilago thyroidea (Lamina)
19 Cartilago thyroidea (Cornu superior)
20 Halswirbelkörper 4

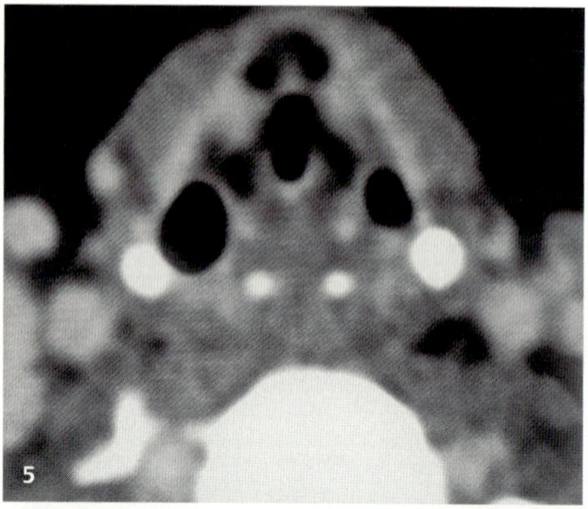
5

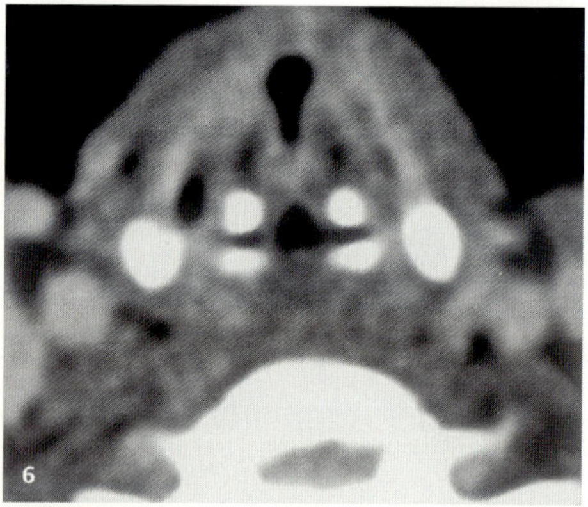
6

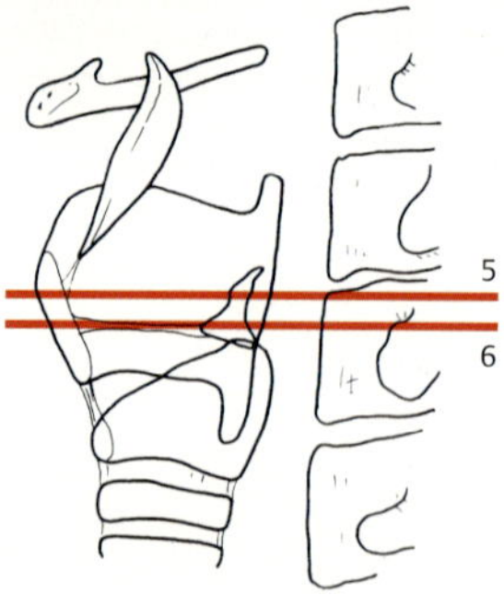
5
6

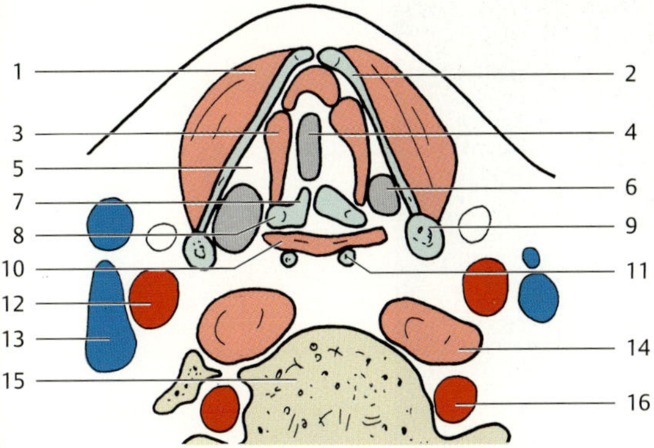

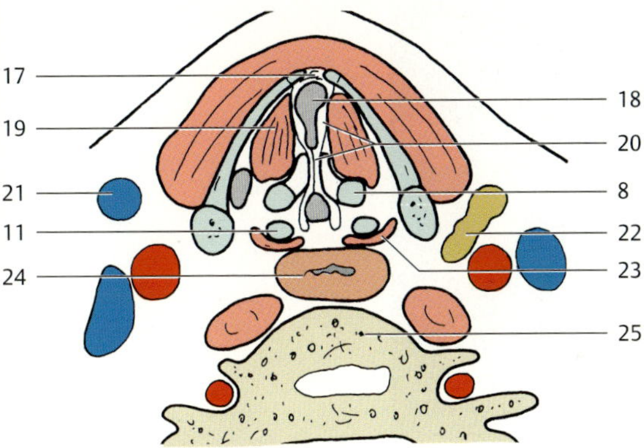

1 Infrahyoidale Muskulatur (Mm. sterno-, omo- und thyrohyoideus)
2 Cartilago thyroidea
3 M. thyroarytaenoideus
4 Larynx (Vestibulum)
5 Paralaryngealraum
6 Recessus piriformis
7 Cartilago arytaenoidea (Processus vocalis)
8 Cartilago arytaenoidea (Corpus)
9 Cartilago thyroidea (Cornu superior)
10 M. arytaenoideus transversus
11 Cartilago cricoidea
12 A. carotis communis
13 V. jugularis interna
14 M. longus colli
15 Halswirbelkörper 4
16 A. vertebralis
17 Prominentia laryngea
18 Rima glottidis
19 M. vocalis
20 Stimmband (Plica vocalis)
21 V. jugularis anterior
22 Glandula thyroidea
23 M. arytaenoideus obliquus
24 Ösophagus
25 Halswirbelkörper 5

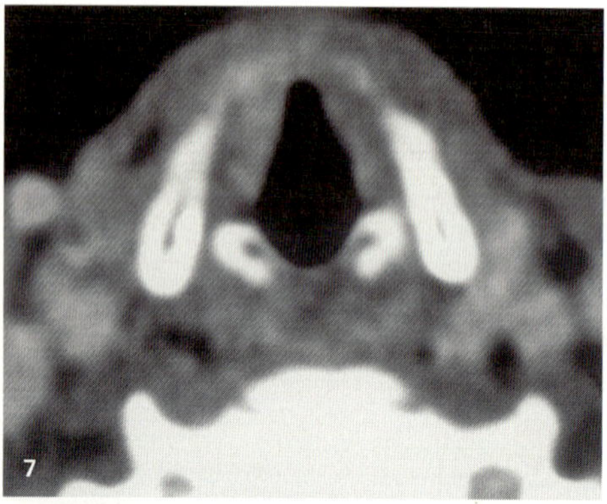
7

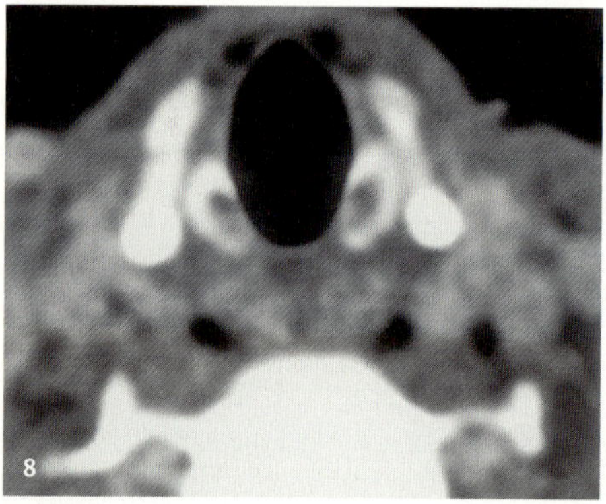
8

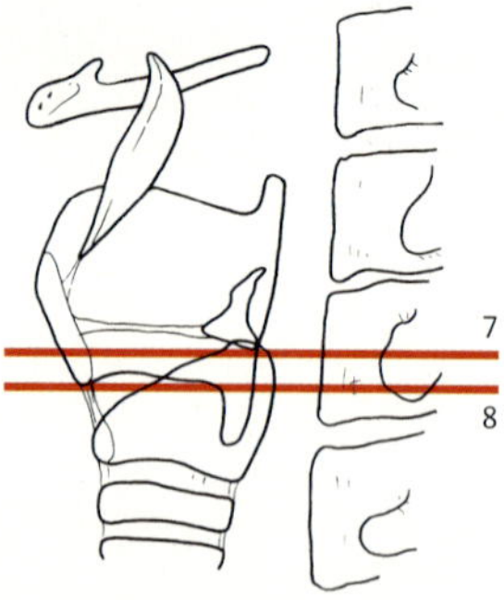
7
8

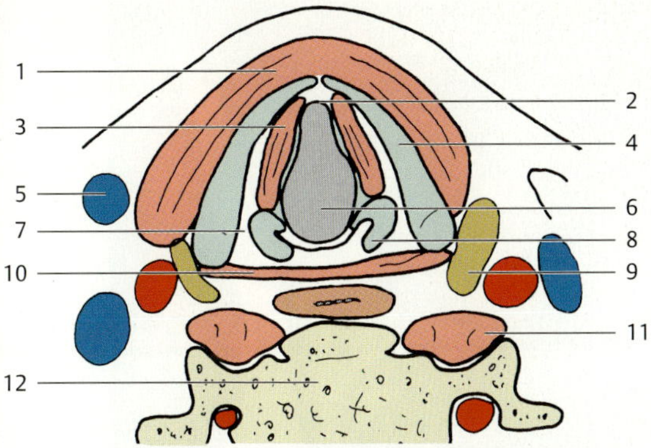

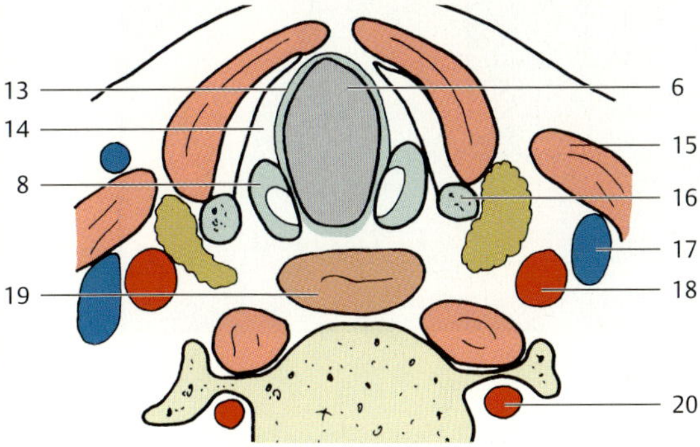

1 infrahyoidale Muskulatur (Mm. sterno- und omohyoideus, sternothyroideus))
2 Commissura anterior laryngis
3 M. vocalis
4 Cartilago thyroidea
5 V. jugularis anterior
6 subglottischer Raum
7 Articulatio cricothyroidea
8 Cartilago cricoidea (Lamina)
9 Glandula thyroidea
10 M. constrictor pharyngis inferior
11 M. longus colli
12 Halswirbelkörper 6
13 Conus elasticus
14 Paralaryngealraum
15 M. sternocleidomastoideus
16 Cartilago thyroidea (Cornu inferior)
17 V. jugularis interna
18 A. carotis communis
19 Ösophagus
20 A. vertebralis

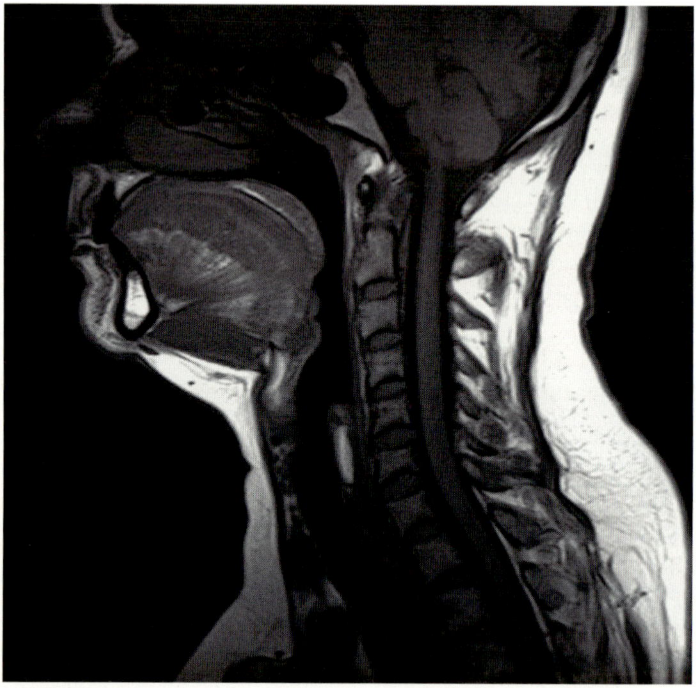

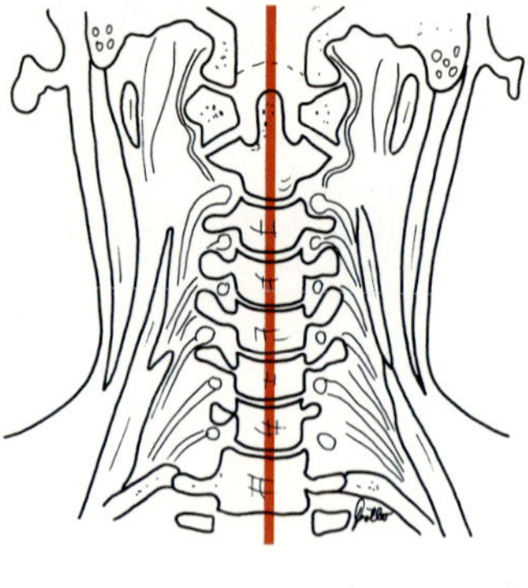

1 Tonsilla palatina
2 Foramen magnum
3 Vomer
4 Lig. longitudinale anterius
5 Nasopharynx und M. longus colli
6 Lig. apicis dentis
7 Palatum durum
8 Membrana tectoria
9 Canalis incisivus
10 Membrana atlantooccipitalis posterior
11 M. orbicularis oris

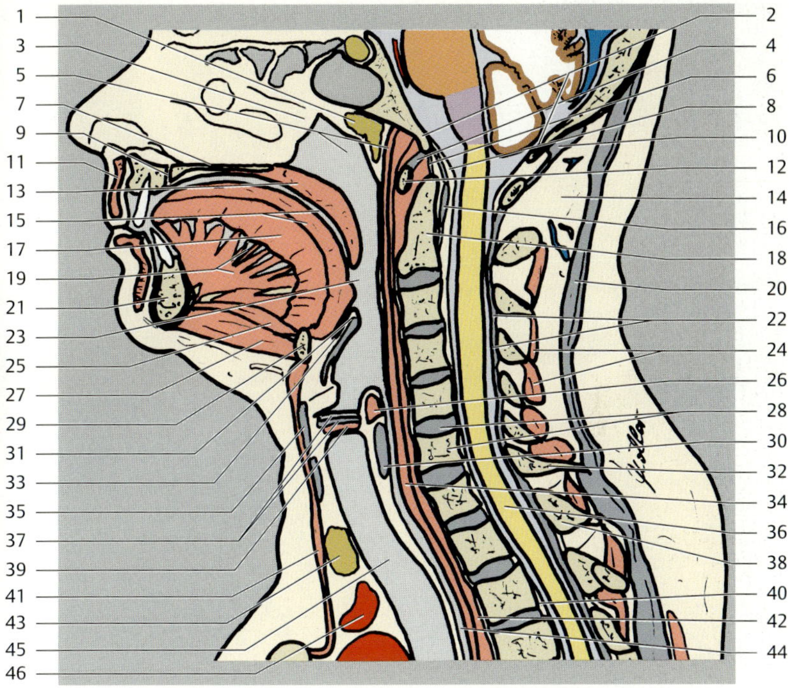

12 vorderer Atlasbogen (Arcus anterior atlantis)
13 Palatum molle (weicher Gaumen)
14 subokzipitales Fett
15 M. longitudinalis superior und Mundhöhle
16 Lig. transversum atlantis (des Lig. cruciforme atlantis)
17 M. transversus linguae
18 Dens axis (HWK 2)
19 M. genioglossus und Septum lingualis
20 Lig. nuchae
21 Mandibula (Unterkiefer)
22 Lig. flavum
23 Oropharynx
24 Mm. interspinales
25 M. geniohyoideus
26 Mm. arytenoideus transversus und obliquus
27 M. mylohyoideus
28 Vertebra VI und Bandscheibe
29 Os hyoideum
30 Larynx (Lamina)
31 Epiglottis
32 Processus spinosus C 7
33 Vallecula epiglottica
34 M. constrictor pharyngis inferior
35 Cartilago thyroidea
36 Myelon
37 Lig. vestibulare (Taschenband) und Ventriculus laryngis (Morgagni)
38 Dornfortsatz (Processus spinosus)
39 Stimmband (Lig. vocale)
40 hinteres Längsband
41 M. sternothyroideus
42 vorderes Längsband (Lig. longitudinale anterius)
43 Thyroidea (Schilddrüse)
44 Ösophagus (Speiseröhre)
45 Trachea (Luftröhre)
46 A. brachiocephalica

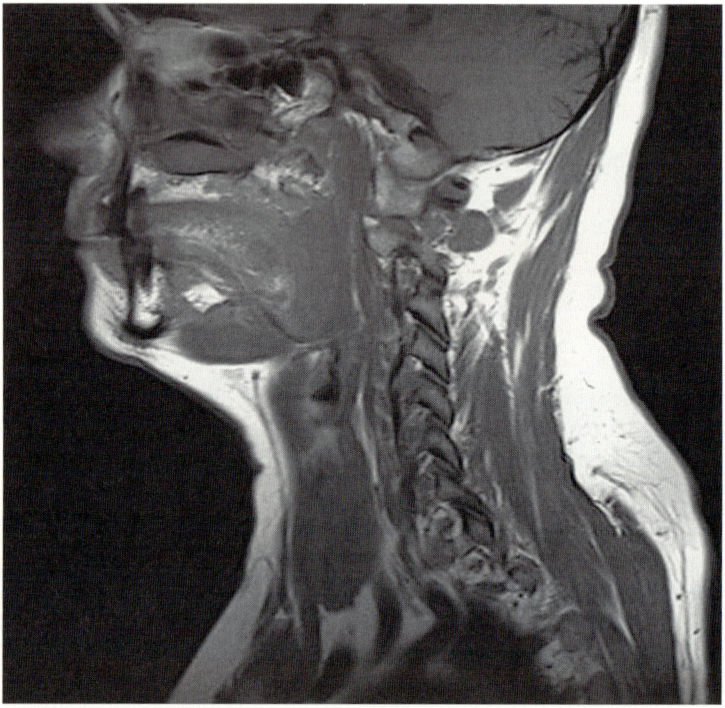

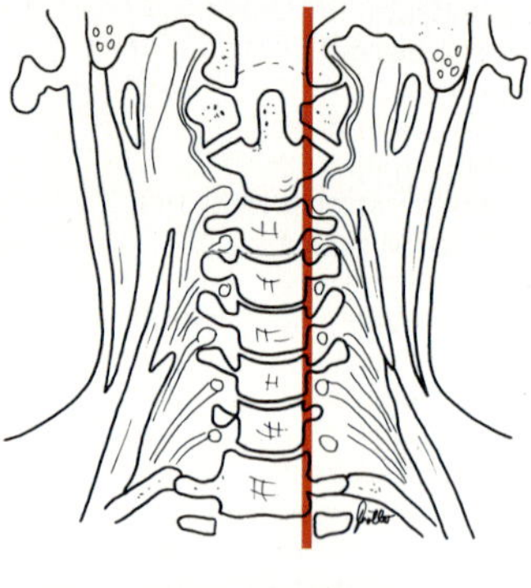

1 M. levator veli palatini
2 M. semispinalis capitis
3 M. pterygoideus medialis
4 Atlas (Massa lateralis)
5 M. longus capitis
6 M. rectus capitis posterior minor
7 Maxilla (Oberkiefer)
8 M. rectus capitis posterior major

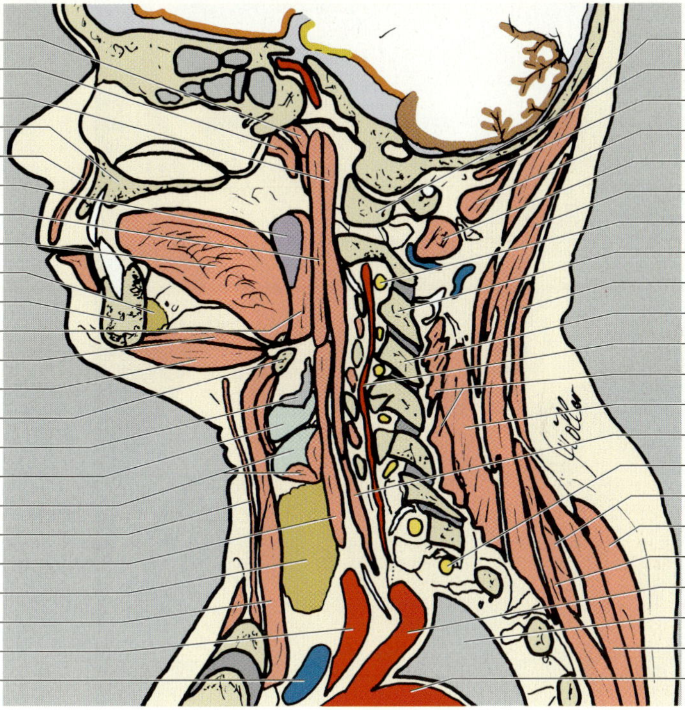

9 M. orbicularis oris
10 M. obliquus inferior
11 Tonsilla palatina
12 M. splenius capitis
13 M. constrictor pharyngis superior
14 Nervenwurzel C3
15 Zunge
16 Processus articularis inferior
17 Glandula sublingualis
18 M. trapezius (Pars descendens)
19 Mandibula
20 Processus articularis superior
21 M. palatopharyngeus
22 A. vertebralis
23 M. mylohyoideus
24 M. multifidus
25 M. digastricus, Venter anterior
26 M. semispinalis cervicis
27 Os hyoideum
28 M. longus colli
29 Pharynx und Vallecula epiglottica
30 Nervenwurzel Th1
31 Schildknorpel (Cartilago thyroidea)
32 M. serratus posterior superior
33 Ringknorpel (Cartilago cricoidea) und M. crico-arytaenoideus (post. et lat.)
34 M. trapezius, Pars ascendens
35 Platysma
36 M. splenius cervicis
37 M. constrictor pharyngis inferior
38 A. subclavia sinistra
39 Thyroidea (Schilddrüse)
40 Lunge (Pulmo sinister)
41 M. sternohyoideus
42 M. rhomboideus
43 A. carotis communis
44 Aortenbogen
45 V. brachiocephalica sinistra

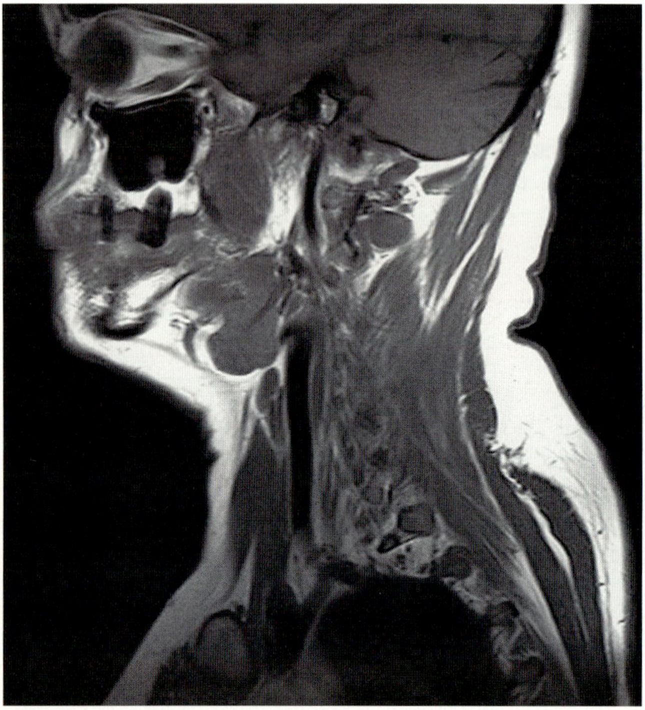

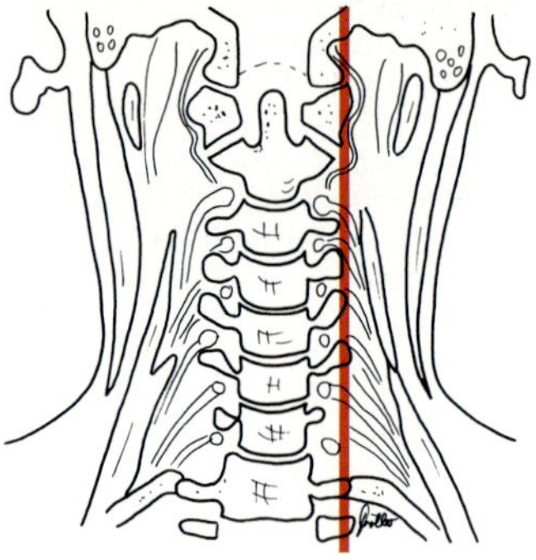

1 Oberkieferhöhle (Sinus maxillaris)
2 A. carotis interna (Syphon)
3 M. pterygoideus medialis
4 N. mandibularis
5 M. levator labii superioris
6 Tuba auditiva
7 M. digastricus

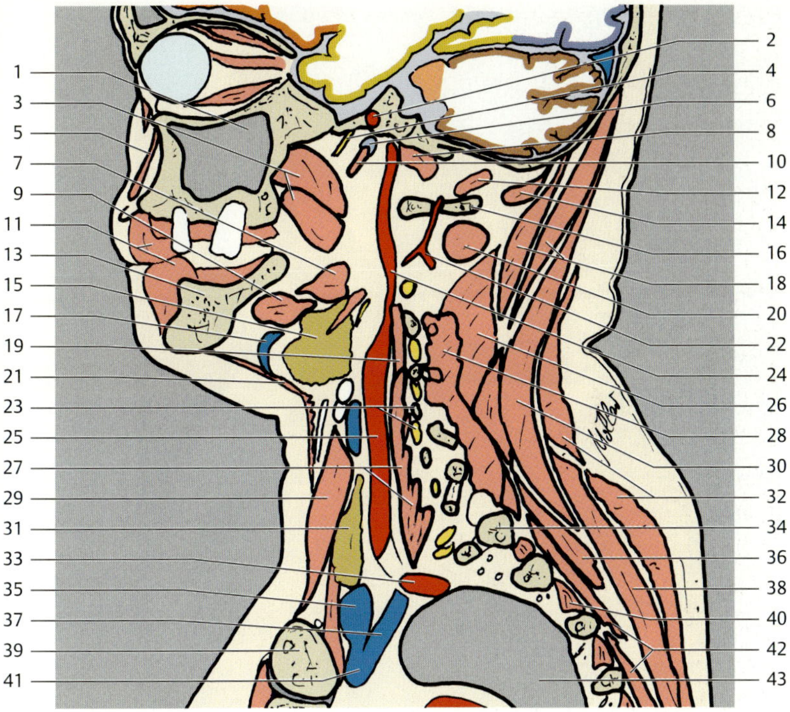

8 M. rectus capitis lateralis
9 M. mylohyoideus
10 M. tensor veli palatini
11 M. orbicularis oris
12 M. obliquus capitis superior
13 Mandibula
14 M. rectus capitis posterior major
15 Glandula submandibularis
16 Atlas, Processus transversus
17 V. facialis
18 M. semispinalis capitis
19 M. longus colli
20 M. obliquus capitis inferior
21 Platysma
22 A. vertebralis
23 Processus transversi und Nervenwurzeln
24 A. carotis interna
25 A. carotis communis
26 M. semispinalis cervicis
27 M. scalenus anterior
28 M. scalenus posterior
29 M. sternocleidomastoideus
30 M. splenius capitis
31 Schilddrüse (Glandula thyroidea)
32 M. trapezius
33 A. subclavia
34 Costa I
35 V. jugularis interna
36 M. semispinalis cervicis
37 V. subclavia sinistra
38 M. rhomboideus
39 Clavicula (Schlüsselbein)
40 M. interspinalis
41 V. brachiocephalica sinistra
42 M. serratus anterior
43 Lunge (Pulmo sinister)

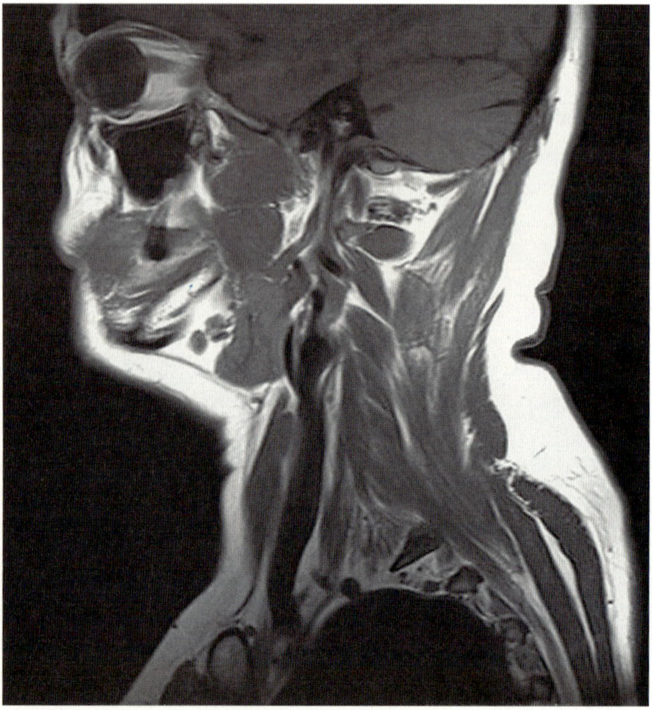

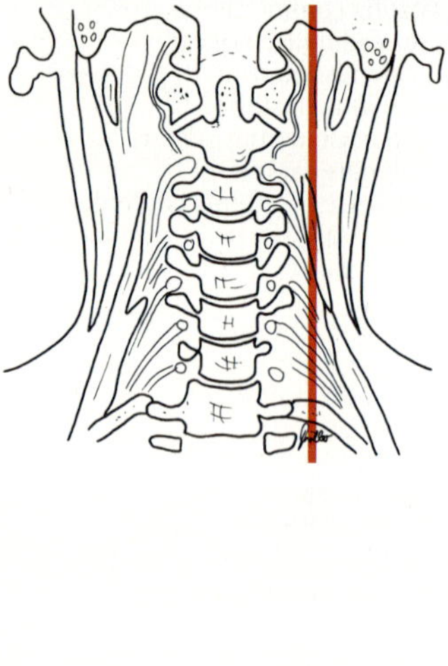

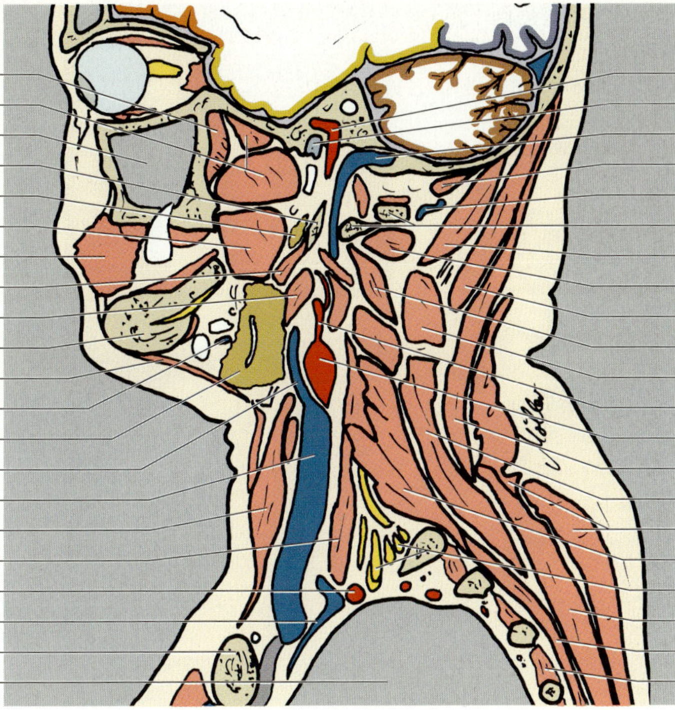

1 M. temporalis
2 A. carotis interna (Syphon)
3 M. pterygoideus lateralis
4 Tuba auditiva
5 Oberkieferhöhle (Sinus maxillaris)
6 V. jugularis interna
7 Processus styloideus
8 M. rectus capitis posterior minor
9 Glandula parotis
10 tiefe Zervikalvenen
11 M. pterygoideus medialis
12 Atlas, Processus transversus
13 M. buccinator
14 M. rectus capitis posterior major
15 M. stylohyoideus
16 M. obliquus capitis
17 M. digastricus
18 M. semispinalis capitis
19 Mandibula
20 M. levator scapulae
21 Platysma
22 M. semispinalis cervicis
23 V. facialis
24 A. carotis externa
25 Glandula submandibularis
26 A. carotis communis
27 V. jugularis externa
28 M. splenius capitis
29 M. sternocleidomastoideus
30 M. semispinalis cervicis
31 M. scalenus medius
32 M. trapezius
33 A. subclavia (sinistra)
34 M. scalenus posterior
35 V. subclavia (sinistra)
36 Plexus brachialis
37 Clavicula
38 M. rhomboideus
39 Lunge (Pulmo sinister)
40 M. multifidus
41 M. interspinalis

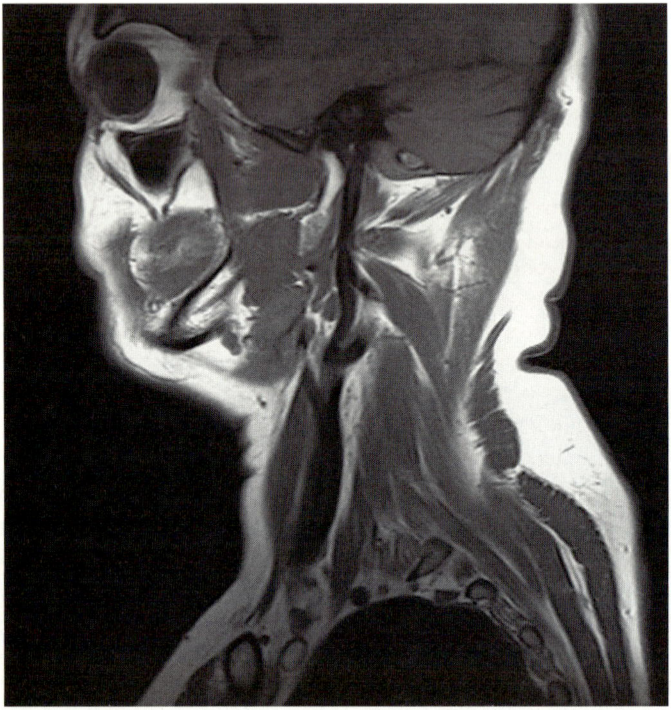

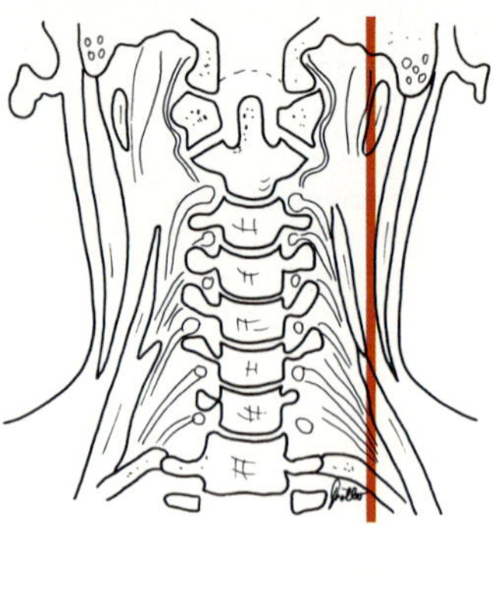

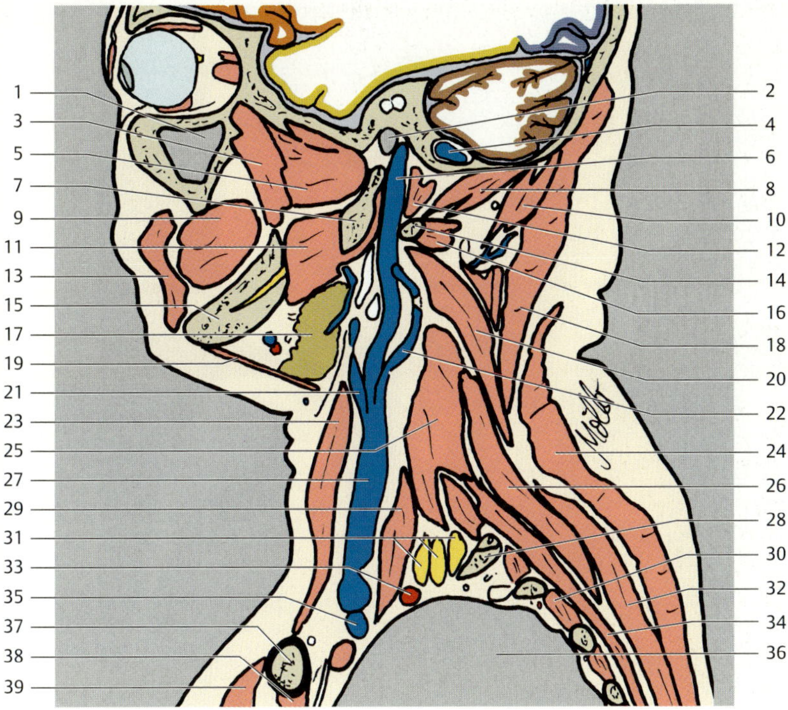

1 Oberkieferhöhle (Sinus maxillaris)
2 Meatus acusticus externus
3 M. temporalis
4 Sinus sigmoideus
5 M. pterygoideus lateralis
6 V. jugularis interna
7 Unterkieferast
8 M. obliquus capitis posterior major und minor
9 M. buccinator
10 M. semispinalis capitis
11 M. pterygoideus medialis
12 M. rectus capitis lateralis
13 M. orbicularis oris
14 Processus transversus C 1
15 Mandibula
16 M. obliquus capitis superior
17 Glandula submandibularis
18 M. splenius capitis
19 Platysma
20 M. levator scapulae
21 V. facialis communis
22 Zervikalvenen
23 M. sternocleidomastoideus
24 M. trapezius
25 M. scalenus medius
26 M. semispinalis cervicis
27 V. jugularis interna
28 1. Rippe
29 M. scalenus anterior
30 M. interspinalis
31 Plexus brachialis
32 M. rhomboideus
33 A. subclavia (sinistra)
34 M. serratus anterior
35 V. subclavia (sinistra)
36 Lunge
37 Clavicula
38 M. subclavius
39 M. pectoralis major

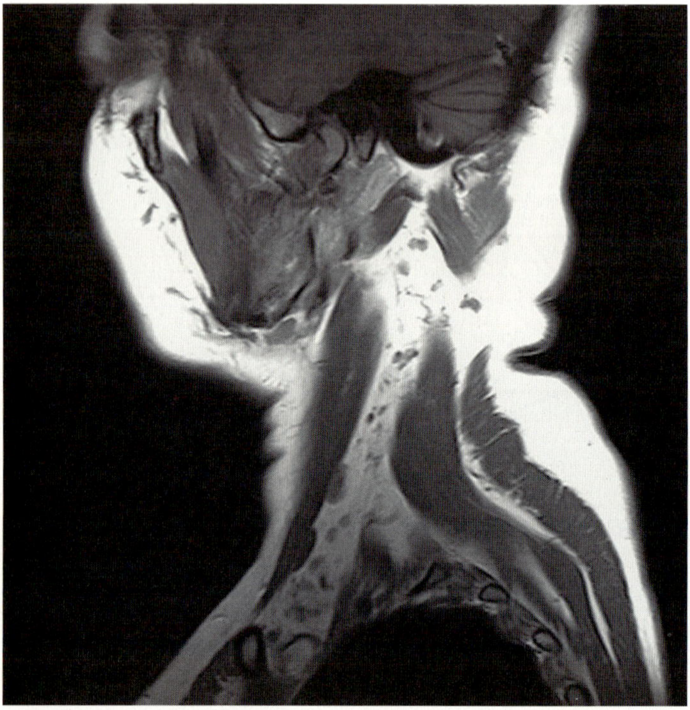

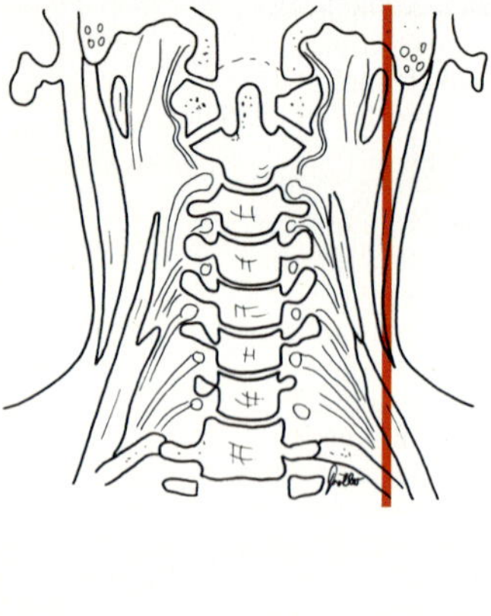

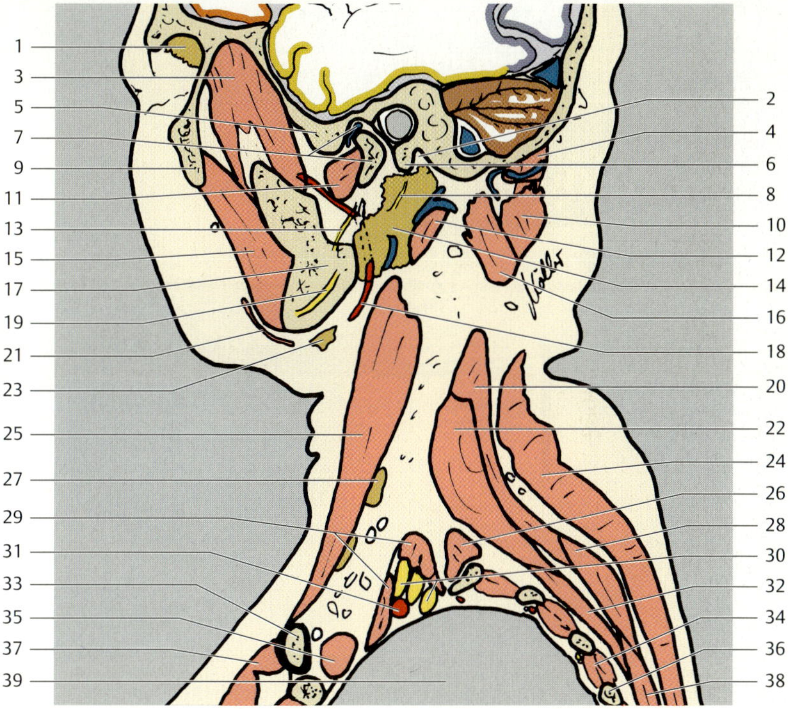

1 Glandula lacrimalis
2 Foramen stylomastoideum
3 M. temporalis
4 M. obliquus capitis superior
5 Tuberculum articulare
6 Processus styloideus
7 Kieferköpfchen und Discus articularis
8 N. facialis
9 Os zygomaticum
10 M. splenius capitis
11 M. pterygoideus lateralis
12 M. digastricus, Venter posterior
13 N. alveolaris inferior
14 Glandula parotis
15 M. masseter
16 M. semispinalis capitis
17 Mandibula
18 A. carotis externa
19 Canalis mandibulae
20 M. levator scapulae
21 Platysma
22 M. scalenus posterior
23 Glandula submandibularis
24 M. trapezius
25 M. sternocleidomastoideus
26 M. scalenus medius
27 Lymphknoten
28 M. rhomboideus minor
29 M. scalenus anterior
30 Plexus brachialis
31 A. subclavia (sinistra)
32 M. serratus anterior
33 Clavicula
34 M. interspinalis
35 M. subclavius
36 Costa IV
37 M. pectoralis major
38 M. rhomboideus major
39 Lunge (Pulmo sinister)

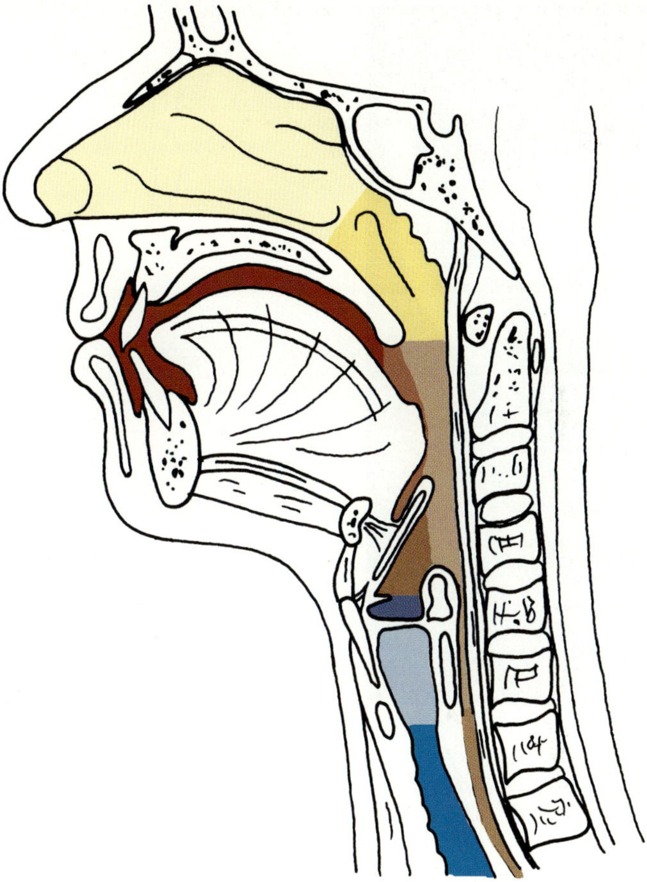

Vestibulum nasi (Nasenhaupthöhle)	Pars laryngea pharyngis
Pars nasalis pharyngis (Nasopharynx)	Ösophagus
Cavitas oris propria (Mundhöhle)	Vestibulum laryngis
Isthmus faucium	Ventriculus laryngis
Pars oralis pharyngis (Oropharynx)	Cavum infraglottica
	Trachea

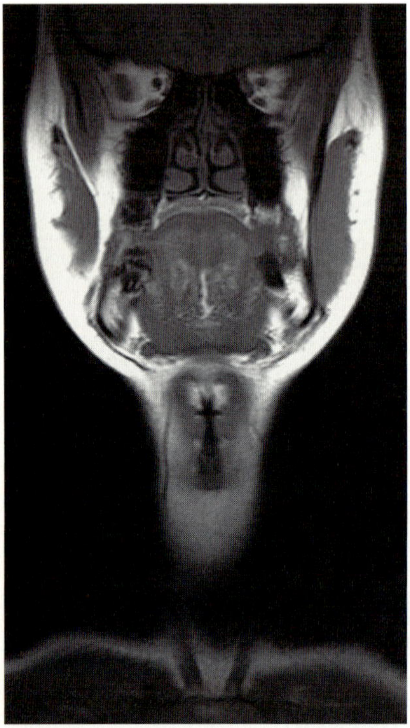

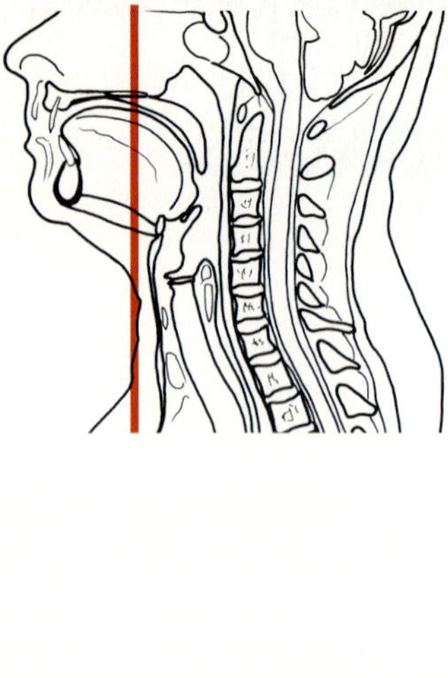

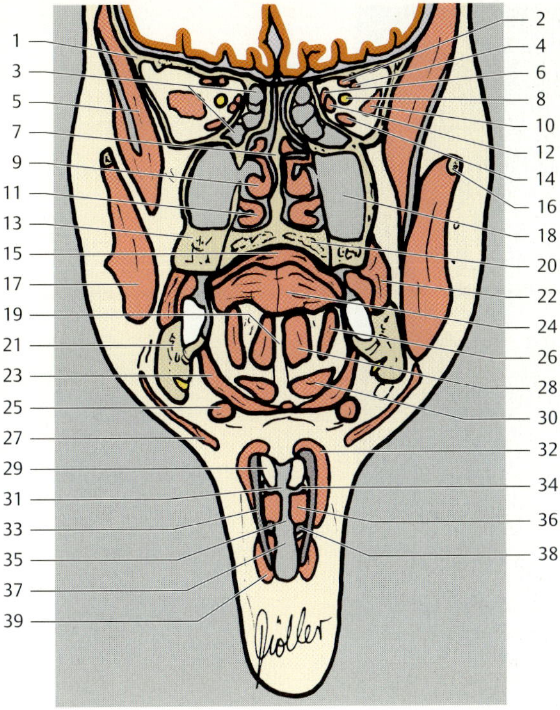

1 Os sphenoidale (Ala minor)
2 M. levator palpebrae superioris
3 Cellulae ethmoidales (anteriores)
4 M. rectus superior
5 M. temporalis
6 M. obliquus superior
7 Septum nasi
8 N. opticus (II)
9 Concha nasalis media
10 M. rectus lateralis
11 Concha nasalis inferior
12 M. rectus medialis
13 Mandibula
14 M. rectus inferior
15 M. longitudinalis linguae
16 Os zygomaticum (Proc. temporalis)
17 M. masseter
18 Sinus maxillaris (Oberkieferhöhle)
19 Septum linguae (Mundbodenseptum)
20 Palatum durum
21 Mandibula
22 M. buccinator
23 M. mylohyoideus
24 M. transversus linguae
25 M. digastricus (Venter anterior)
26 M. hyoglossus
27 Platysma
28 M. genioglossus
29 Plica vestibularis
30 M. geniohyoideus
31 Glottis
32 M. thyrohyoideus
33 Cartilago thyroidea
34 Ventriculus laryngis
35 infraglottischer Raum
36 M. vocalis
37 Trachea
38 Cartilago cricoidea
39 M. sternohyoideus

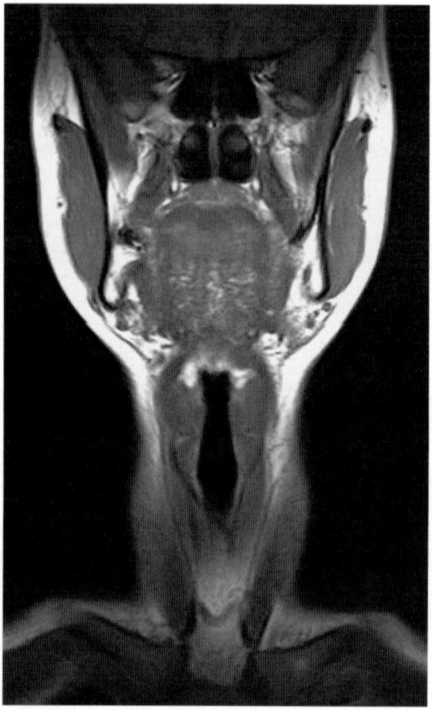

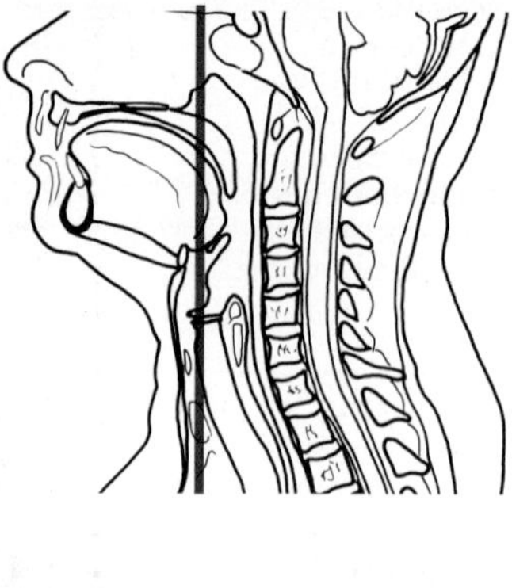

1 Fissura orbitalis superior
2 N. opticus (II)
3 Os sphenoidale (Ala minor)
4 N. trochlearis (IV)
5 Os temporale
6 N. frontalis (Vd)
7 Foramen rotundum mit N. maxillaris (V2)
8 V. ophthalmica superior

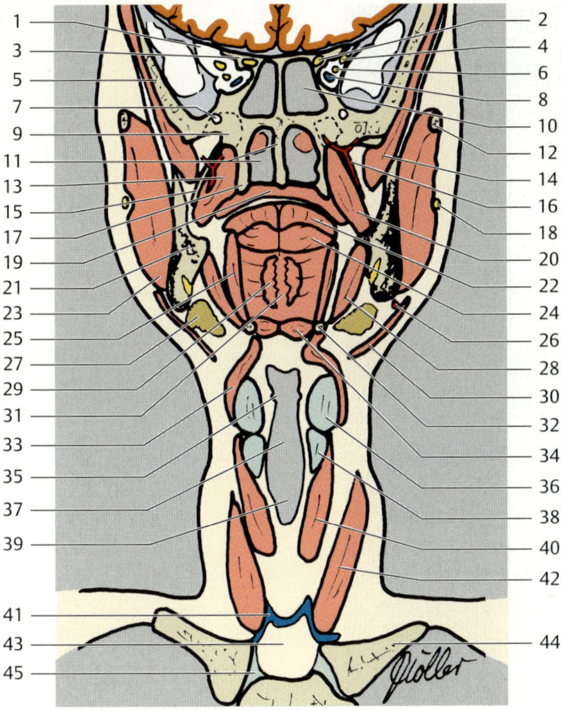

9 Fossa pterygopalatina
10 Sinus sphenoidalis
11 Dorsales Cavum nasi und Nasenseptum
12 Os zygomaticum (Processus temporalis)
13 Fossa pterygoidea
14 M. temporalis
15 Proc. pterygoideus lateralis
16 A. maxillaris
17 Processus pterygoideus medialis
18 N. facialis (VII)
19 Palatum molle
20 M. pterygoideus medialis
21 Mandibula (aufsteigender Ast)
22 M. longitudinalis linguae
23 M. masseter
24 M. transversus linguae
25 M. hyoglossus
26 A. facialis
27 Glandula submandibularis
28 M. mylohyoideus
29 M. verticalis linguae
30 Platysma
31 Septum linguae (Mundbodenseptum)
32 Os hyoideum
33 M. thyrohyoideus
34 M. geniohyoideus
35 Ventriculus laryngis
36 Cartilago thyroidea
37 Cavitas infraglottica (infraglottischer Raum)
38 Cartilago cricoidea
39 Larynx
40 M. cricothyroideus
41 V. jugularis anterior
42 M. sternohyoideus
43 Spatium suprasternale (Suprasternalraum)
44 Clavicula
45 Sternoklavikulargelenk

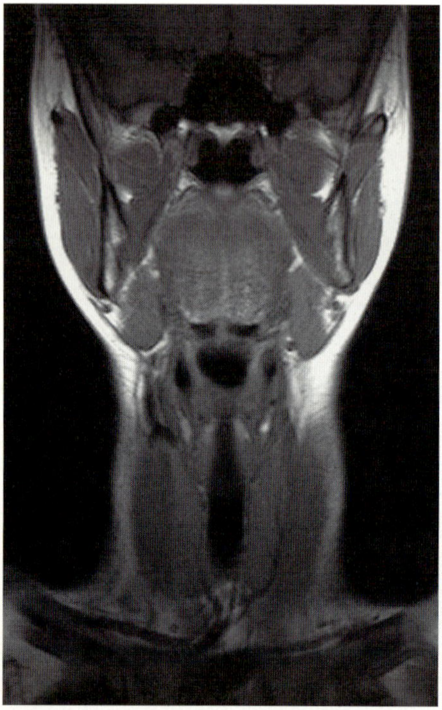

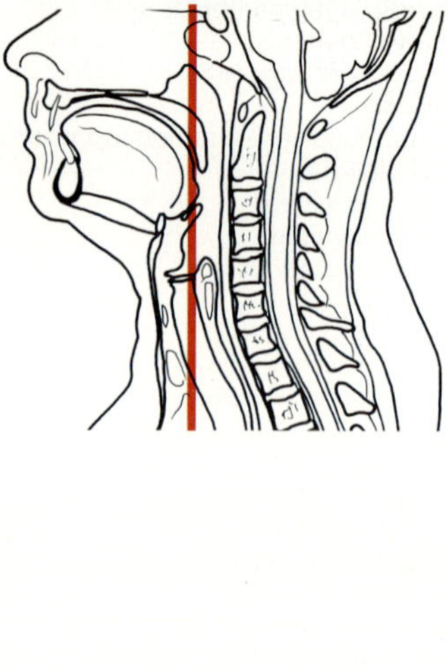

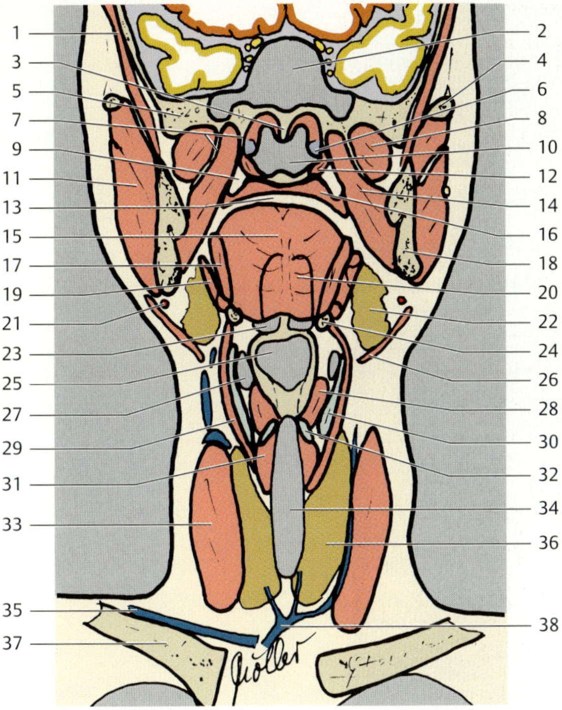

1 M. temporalis
2 Sinus sphenoidalis
3 Vomer
4 Os zygomaticum (Processus temporalis)
5 Os sphenoidale (Ala major)
6 Tuba auditiva (Cartilago)
7 Processus pterygoideus lateralis und medialis
8 M. pterygoideus lateralis
9 Spatium peripharyngeum
10 Nasopharynx
11 M. masseter
12 M. levator veli palatini
13 Oropharynx
14 M. pterygoideus medialis
15 M. transversus linguae
16 Palatum molle
17 M. hyoglossus
18 Mandibula
19 M. digastricus
20 M. genioglossus
21 A. facialis
22 Glandula submandibularis
23 Valleculae epiglotticae
24 Os hyoideum (Cornu majus)
25 Vestibulum laryngis
26 Platysma
27 Recessus piriformis
28 M. aryepiglotticus mit Plica aryepiglottica
29 M. omohyoideus
30 Cartilago thyroidea
31 M. thyroarytenoideus
32 Cartilago arytenoidea
33 M. sternocleidomastoideus
34 Trachea
35 V. jugularis anterior
36 Glandula thyroidea
37 Clavicula
38 Vv. thyroideae inferiores

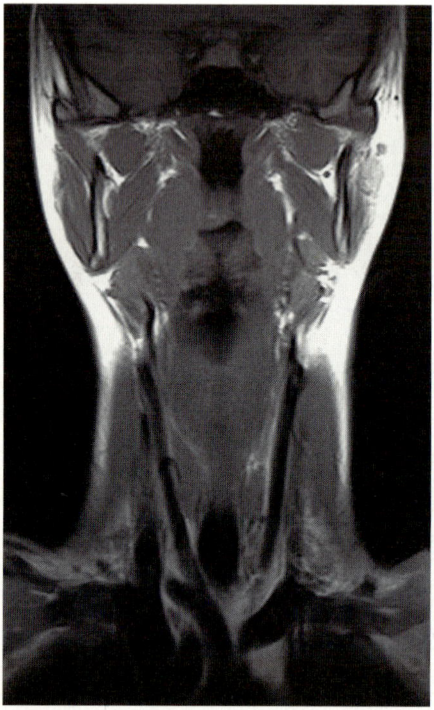

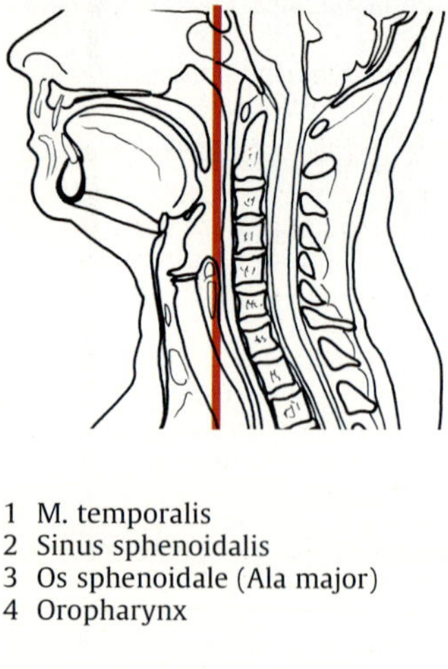

1 M. temporalis
2 Sinus sphenoidalis
3 Os sphenoidale (Ala major)
4 Oropharynx
5 Os zygomaticum
6 Tuba auditiva (Cartilago)
7 Tonsilla pharyngea
8 M. pterygoideus lateralis

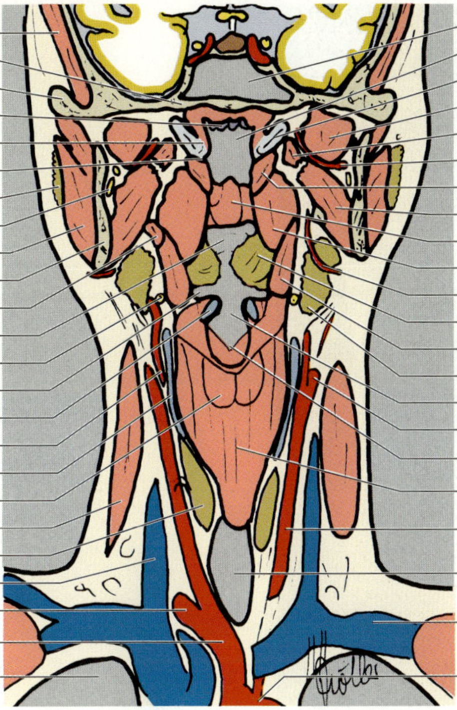

9 Torus tubarius
10 M. tensor veli palatini
11 Ostium pharyngeum tubae auditiva
12 A. maxillaris
13 Glandula parotis
14 M. levator veli palatini
15 N. alveolaris inferior
16 M. pterygoideus medialis
17 M. masseter
18 Palatum molle und Uvula
19 Mandibula (Ramus)
20 M. palatopharyngeus
21 M. styloglossus
22 A. facialis
23 Mesopharynx
24 Tonsilla palatina
25 Os hyoideum
26 M. digastricus
27 Valleculae epiglotticae
28 Glandula submandibularis
29 Epiglottis
30 Aditus laryngis
31 A. carotis externa
32 A. carotis interna
33 Cartilago thyroidea
34 Incisura interarytenoidea
35 M. cricoarytaenoideus posterior
36 M. constrictor pharyngis medius
37 M. sternocleidomastoideus
38 A. carotis communis
39 Glandula thyroidea
40 Trachea
41 V. jugularis interna
42 V. subclavia
43 A. subclavia dextra
44 Aorta
45 Truncus brachiocephalicus
46 Lunge (Pulmo dexter)

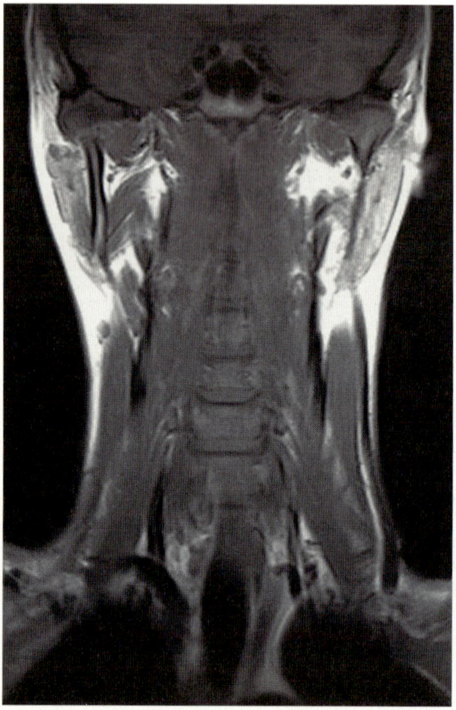

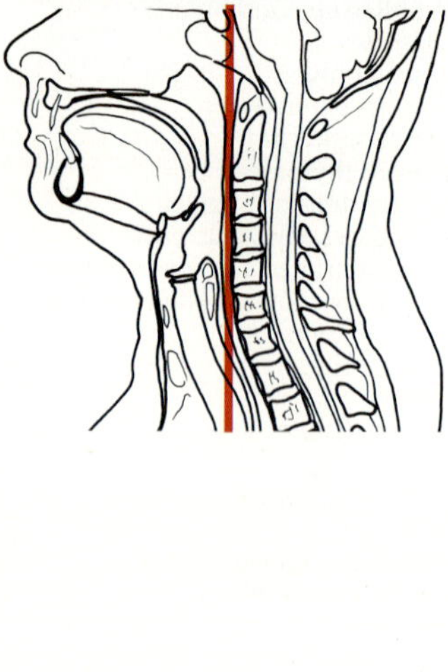

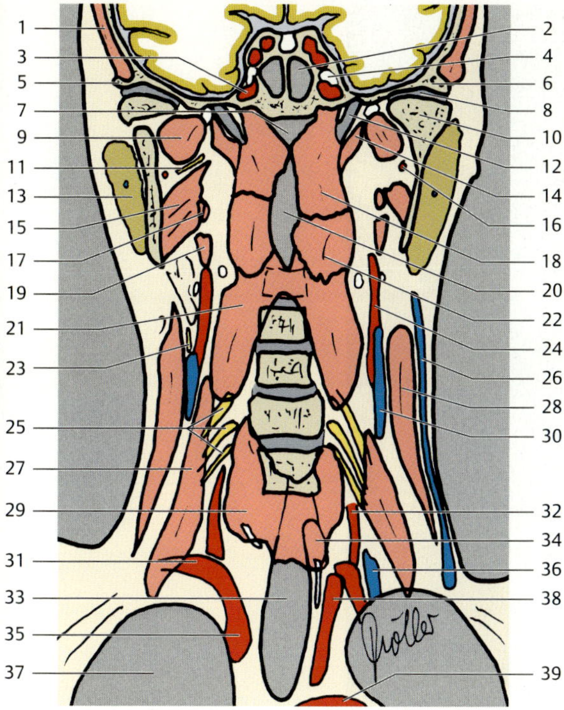

1 M. temporalis
2 Sinus sphenoidalis (Keilbeinhöhle)
3 A. carotis interna (Syphon)
4 Cavum trigeminale
5 Processus zygomaticus
6 Gelenkpfanne des Kiefergelenkes (Os temporale)
7 Nasopharynx
8 Discus articularis
9 M. pterygoideus lateralis
10 Kieferköpfchen
11 N. lingualis
12 Tuba auditiva
13 Glandula parotis
14 M. levator veli palatini
15 M. pterygoideus medialis
16 A. maxillaris
17 M. stylopharyngeus
18 M. longus capitis
19 M. digastricus
20 Mesopharynx
21 M. longus colli
22 M. longus capitis
23 N. vagus (X)
24 A. carotis interna
25 Nervenwurzeln (Plexus cervicalis)
26 V. jugularis externa
27 M. scalenus anterior
28 M. sternocleidomastoideus
29 M. constrictor pharyngis inferior
30 V. jugularis interna
31 A. subclavia
32 A. vertebralis
33 Trachea
34 Ösophagus
35 Truncus brachiocephalicus
36 V. vertebralis
37 Lunge (Pulmo dexter)
38 A. carotis communis
39 Aortenbogen

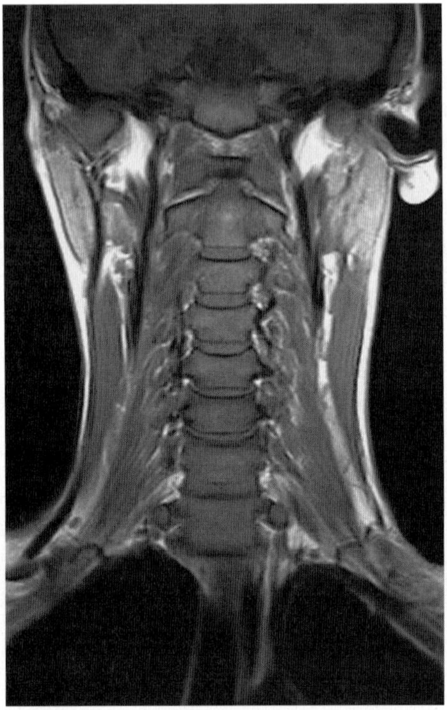

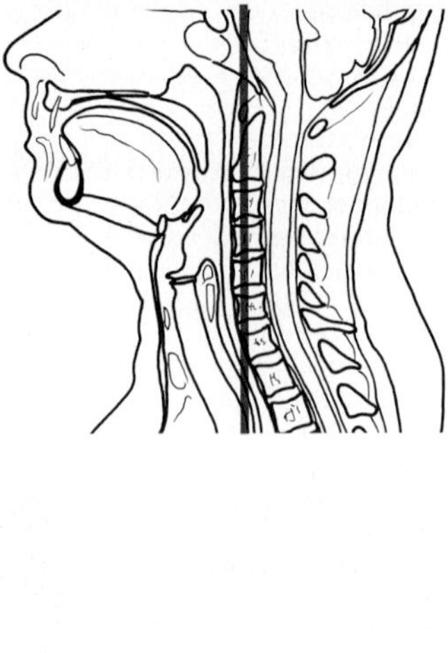

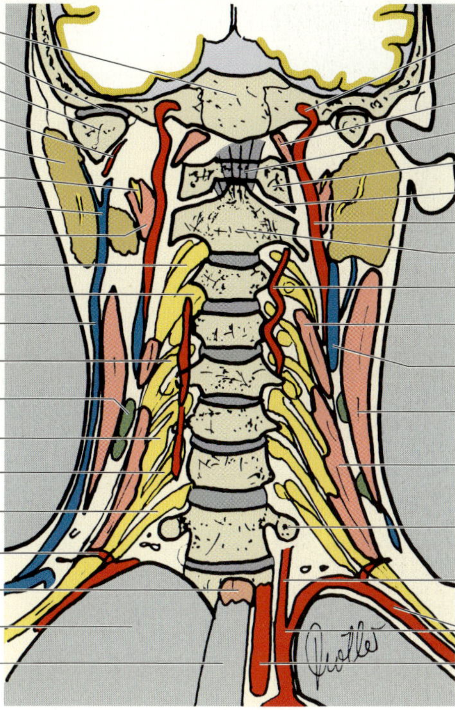

1 Clivus
2 A. carotis interna (Syphon)
3 Discus articularis
4 Os petrosum
5 Kieferköpfchen
6 M. rectus capitis anterior
7 A. maxillaris
8 Membrana atlantooccipitalis anterior
9 Glandula parotis
10 Atlas, Massa lateralis
11 Processus styloideus
12 Articulatio atlantoaxialis
13 V. retromandibularis
14 A. carotis interna
15 M. digastricus
16 Axis
17 Nervenwurzel C3
18 A. vertebralis
19 Nervenwurzel C4
20 M. longus colli
21 V. jugularis externa
22 V. jugularis interna
23 Nervenwurzel C5
24 M. sternocleidomastoideus
25 Lymphknoten
26 M. scalenus anterior
27 Nervenwurzel C6
28 Processus costarius
29 Nervenwurzel C7
30 A. vertebralis (sinistra)
31 Nervenwurzel C8
32 A. subclavia
33 A. suprascapularis
34 A. carotis interna
35 Ösophagus
36 Lunge (Pulmo dexter)
37 Trachea

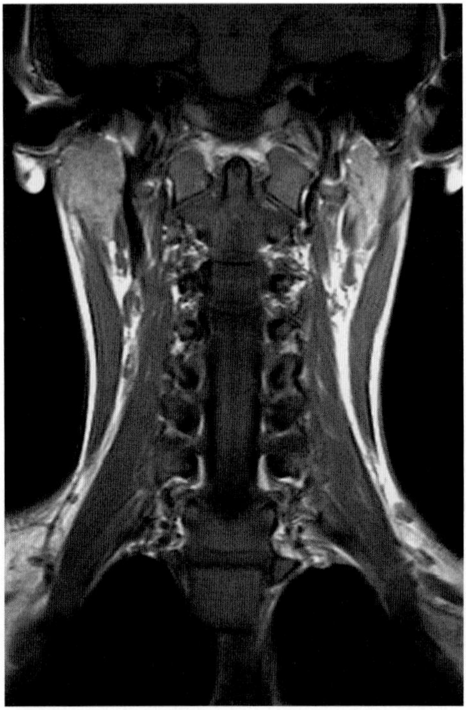

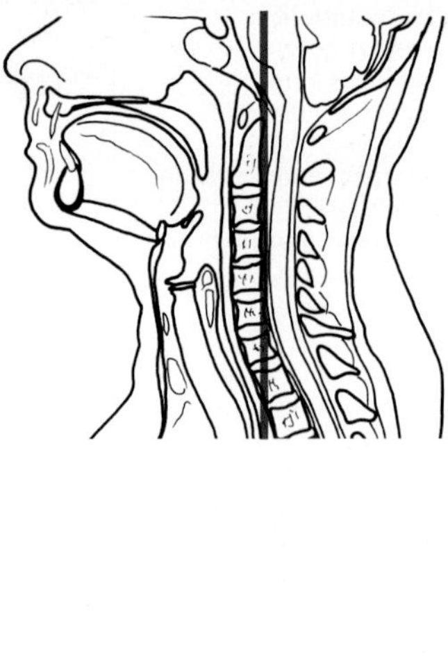

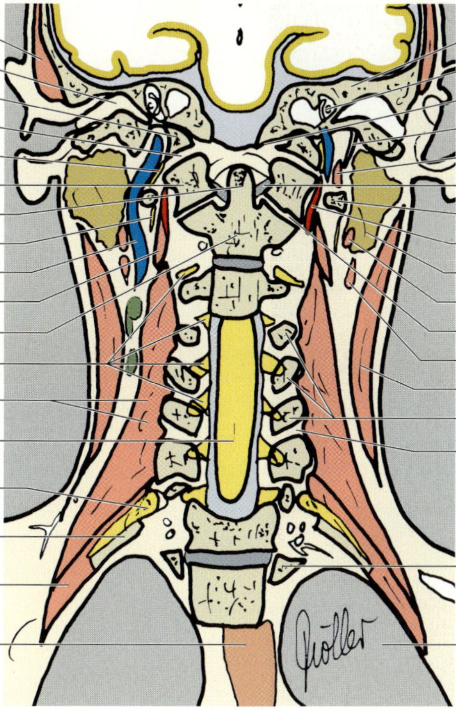

1 M. temporalis
2 Os petrosum (Felsenbein)
3 Meatus acusticus externus
4 Cavum tympani
5 Condylus occipitalis
6 Clivus
7 Articulatio atlantooccipitalis
8 Processus styloideus
9 N. accessorius (XI) und N. hypoglossus (XII)
10 M. stylopharyngeus
11 Atlas, Massa lateralis
12 Ligg. alaria
13 Dens axis
14 Atlas, Processus transversus
15 N. vagus (X)
16 A. vertebralis
17 V. jugularis interna
18 Glandula parotis
19 M. obliquus capitis inferior
20 M. stylohyoideus
21 Axis (Corpus)
22 Articulatio atlantoaxialis
23 Nervenwurzeln C 3–6
24 M. digastricus
25 M. scalenus medius
26 M. sternocleidomastoideus
27 Myelon
28 Processus articularis C 4–6
29 Nervenwurzel C 8
30 Articulatio zygapophysialis
31 Rippe (Costa 1)
32 Rippe (Costa 2)
33 M. scalenus posterior
34 Lunge (Pumo sinister)
35 Ösophagus

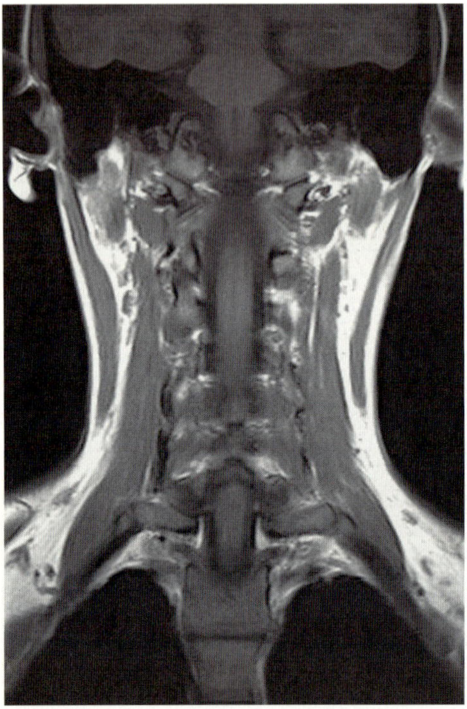

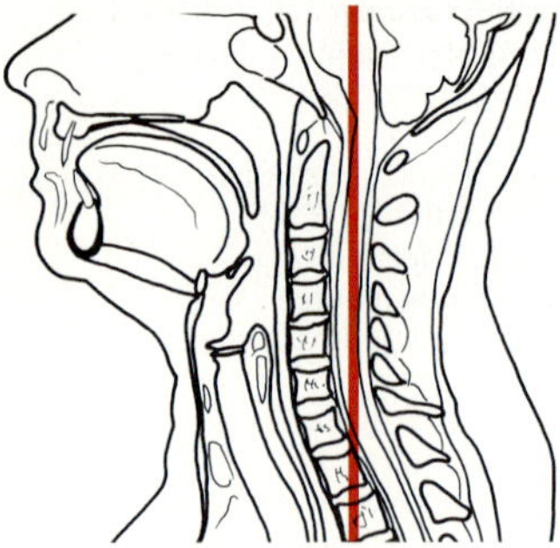

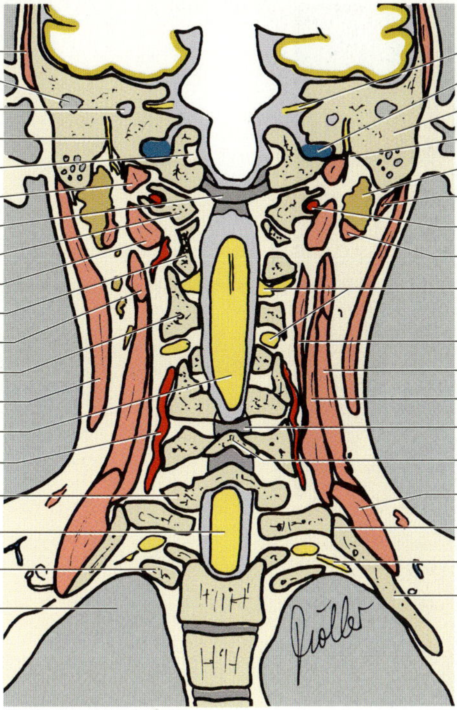

1 M. temporalis	19 Processus articularis inferior (C 2)
2 Meatus acusticus internus	20 M. spinalis cervicis
3 Antrum mastoideum	21 M. longissimus capitis
4 Foramen jugulare	22 M. scalenus anterior
5 Vestibulum	23 Processus articularis superior (C 3)
6 Processus mastoideus	24 M. levator scapulae
7 Canalis facialis	25 M. sternocleidomastoideus
8 Foramen stylomastoideum	26 Lig. flavum
9 Canalis hypoglossus	27 Myelon
10 Glandula parotis	28 hinterer Wirbelkörperbogen (C 6)
11 M. rectus capitis lateralis	29 A. vertebralis
12 M. splenius capitis	30 M. scalenus medius
13 Lig. transversum	31 Processus transversus (C 7)
14 A. vertebralis	32 Articulatio costotransversaria (Th 1)
15 Atlas, hinterer Bogen	33 Rippe (Caput costae 2)
16 M. digastricus, Venter posterior	34 Nervus (Th 1)
17 M. obliquus capitis inferior	35 Lunge (Pulmo dexter)
18 Nervenwurzeln	36 Rippe (Costa 1)

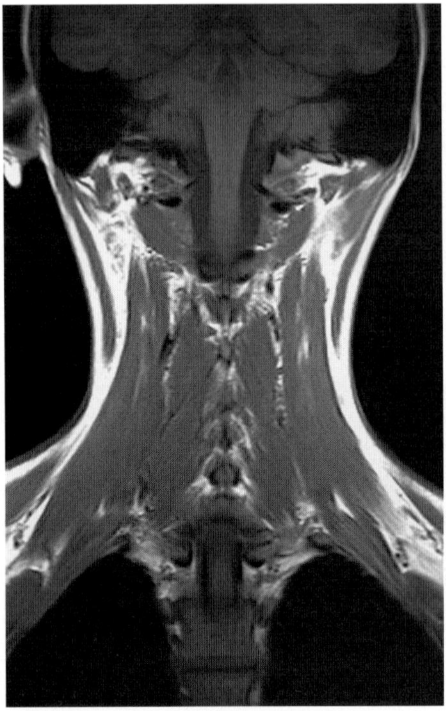

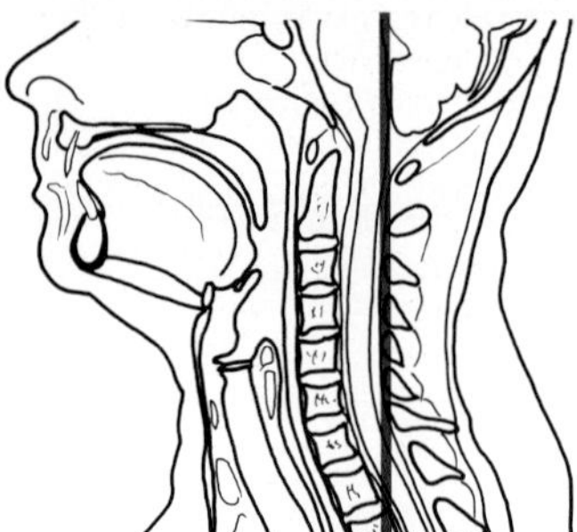

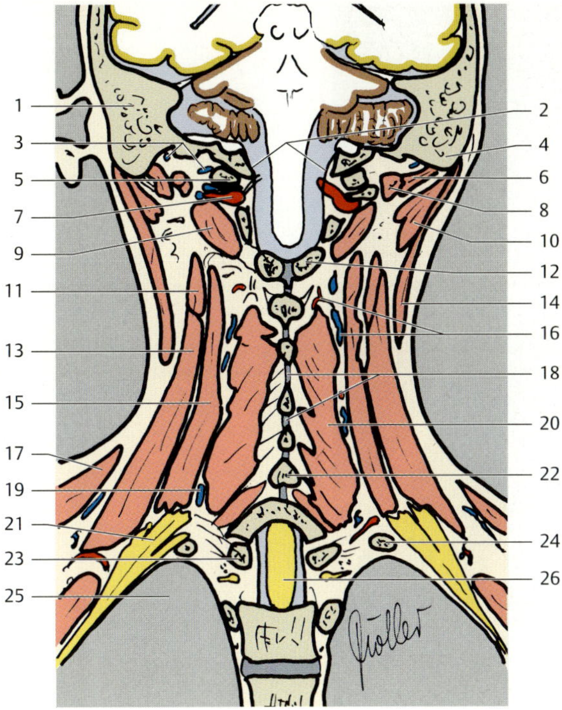

1 Mastoid (Felsenbein)
2 Foramen magnum
3 subokzipitaler Venenplexus
4 Processus mastoideus
5 Atlas, hinterer Bogen
6 M. digastricus, Venter posterior
7 A. vertebralis
8 M. obliquus capitis superior
9 M. obliquus capitis inferior
10 M. splenius capitis
11 M. longissimus capitis
12 Processus spinosus (C 2)
13 M. levator scapulae
14 M. sternocleidomastoideus
15 M. splenius cervicis
16 A. und V. cervicalis profunda
17 M. trapezius
18 Lig. interspinosum
19 V. cervicalis profunda
20 M. multifidus
21 Plexus brachialis
22 Processus spinosus (C 7)
23 Processus costarius
24 Rippe (Costa 1)
25 Lunge (Pulmo dexter)
26 Myelon

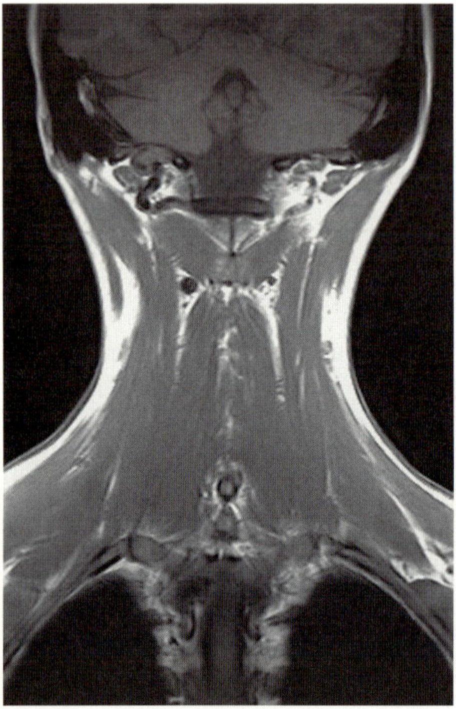

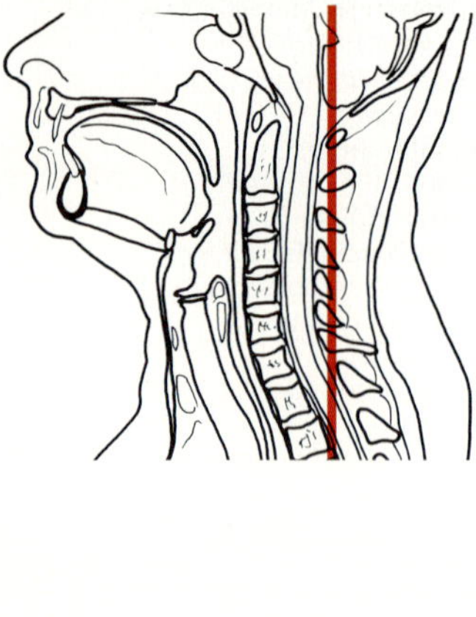

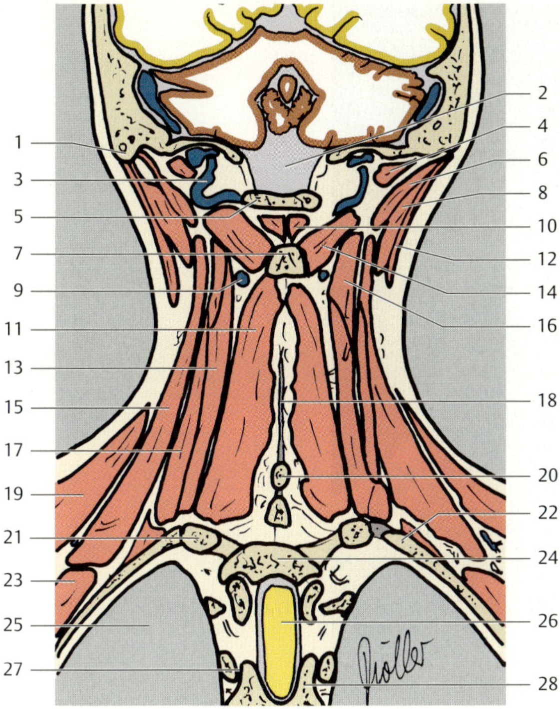

1 Processus mastoideus
2 Cisterna magna
3 V. cervicalis profunda
4 M. obliquus capitis superior
5 Atlas, hinterer Bogen
6 M. longissimus capitis
7 Processus spinosus axis (C 2)
8 M. splenius capitis
9 V. cervicalis profunda
10 M. rectus capitis posterior major
11 M. semispinalis cervicis
12 M. sternocleidomastoideus
13 M. longissimus cervicis
14 M. obliquus capitis inferior
15 M. levator scapulae
16 M. semispinalis capitis
17 M. splenius cervicis
18 Lig. supraspinale und Lig. interspinosum
19 M. trapezius
20 Processus spinosus (C 7)
21 Processus transversus (Th 2)
22 Rippe (Costa 2)
23 M. supraspinatus
24 Vertebra (Th 2)
25 Lunge (Pulmo dexter)
26 Myelon
27 Processus transversus (Th 4)
28 Vertebra (Th 4)

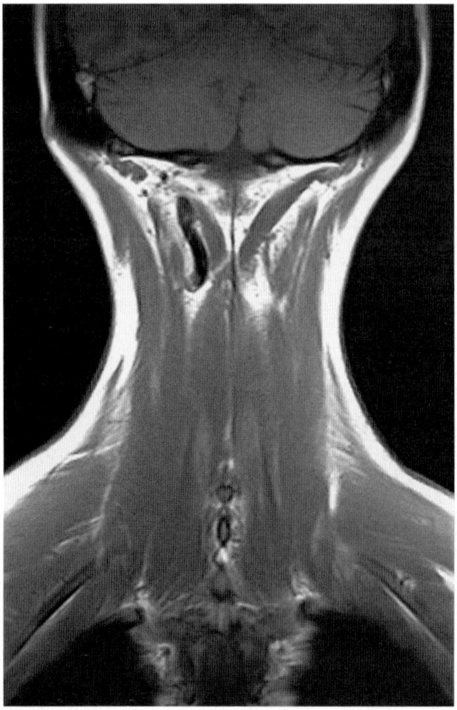

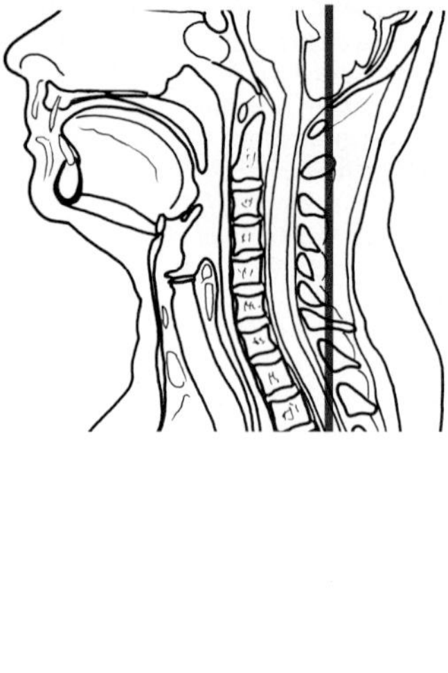

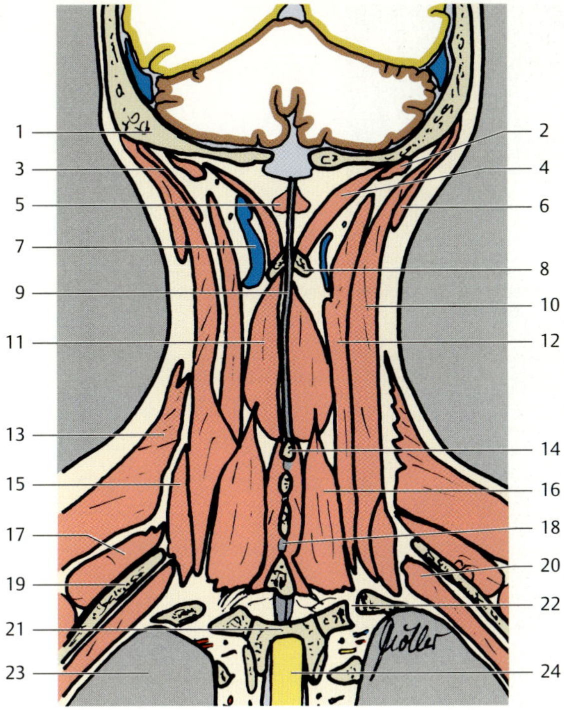

1 Os occipitale
2 M. obliquus capitis superior
3 M. longissimus capitis
4 M. rectus capitis posterior major
5 M. rectus capitis posterior minor
6 M. sternocleidomastoideus
7 V. cervicalis profunda
8 Processus spinosus axis (C 2)
9 Lig. nuchae
10 M. splenius capitis
11 M. semispinalis cervicis
12 M. semispinalis capitis
13 M. trapezius
14 Processus spinosus
15 M. rhomboideus
16 M. multifidus
17 M. levator scapulae
18 Lig. interspinosum
19 Rippe (Costa 2)
20 M. intercostalis
21 Hinterer Wirbelkörperbogen (Th 3)
22 Articulatio costotransversaria (Th 3)
23 Lunge (Pulmo dexter)
24 Myelon

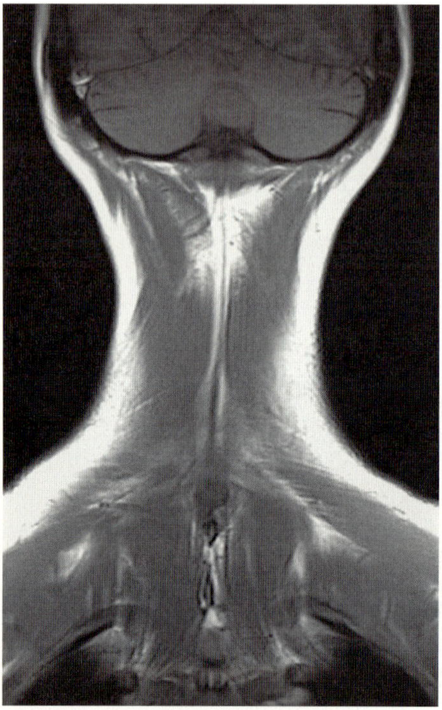

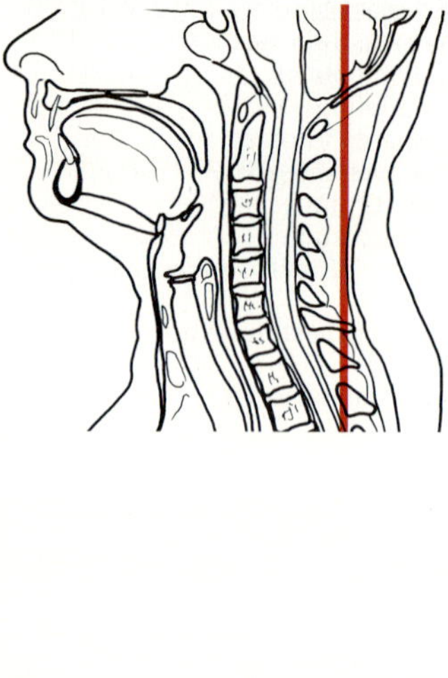

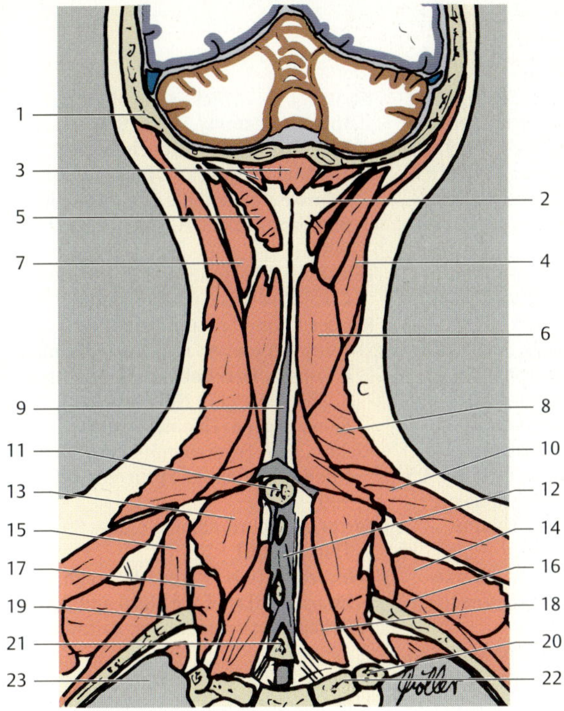

1 Os occipitale
2 subokzipitales Fettgewebe
3 M. rectus capitis posterior minor
4 M. semispinalis capitis
5 M. rectus capitis posterior major
6 M. semispinalis cervicis
7 M. semispinalis capitis
8 M. trapezius, Pars descendens
9 Lig. nuchae
10 M. trapezius, Pars transversa
11 Processus spinosus (C 7)
12 Lig. interspinosum
13 M. splenius cervicis
14 M. levator scapulae
15 M. rhomboideus
16 M. intercostalis
17 M. serratus posterior superior
18 M. multifidus
19 Rippe (Costa 3)
20 Articulatio costotransversaria (Th 4)
21 Processus spinosus (Th 3)
22 Processus costarius (Th 4)
23 Lunge (Pulmo dexter)

Literatur

Basset, L. W., R. H. Gold, L. L. Seeger: MRI Atlas of the Musculoskelettal System. Deutscher Ärzte-Verlag, Köln 1989

Beyer-Enke, S. A., K. Tiedemann, J. Görich, A. Gamroth: Dünnschichtcomputertomographie der Schädelbasis, Radiologie 27 1987: 438–488

Cahill, D. R., M. J. Orland, G. M. Miller: Atlas of Human Cross-Sectional Anatomy, 3rd ed. Wiley 1995

Chacko, A. K., R. W. Katzberg, A. Mac Kay: MRI Atlas of Normal Anatomy. Mc Graw-Hill Inc., New York 1991

El-Khoury, G. Y., R. A. Bergman, E. J. Montgomery: Sectional Anatomy by MRI, 2nd ed. Churchill, Livingstone 1995

Feneis, H., W. Dauber: Pocket Atlas of Human Anatomy, 4th ed., Thieme, Stuttgart 2000

Fischbein, N. J., W. P. Dillon, A. J. Barkovich: Teaching Atlas of Brain Imaging. Stuttgart, Thieme 2000

Han-Kim: Sectional Human Anatomy. Ilchokak, Seoul; Igaku-Shoin, New York-Tokio 1989

Huk, W. J., G. Gademann, G. Freidmann: MRI of Central Nervous System Diseases. Springer, Berlin 1990

Kahle, W., M. Frotscher: Taschenatlas der Anatomie Band 3: Nervensystem und Sinnesorgane, 8. Aufl. Thieme, Stuttgart, 2002

Koritke, J. G., H. Sick: Atlas of Sectional Human Anatomy. Urban & Schwarzenberg, Baltimore – München 1988

Kretschmann, H.-J., W. Weinrich: Klinische Neuroanatomie und kranielle Bilddiagnostik, 3. A, Thieme, Stuttgart 2002

Leblanc, A.: Anatomy and Imaging of the Cranial Nerves, Springer, Berlin 1992

Rauber/Kopsch: Anatomie des Menschen. Lehrbuch und Atlas. (Hrsg. A. Rauber, F. Kopsch, H. Leonhardt, G. Töndury, K. Zilles). Band III Nervensystem, Sinnesorgane. Thieme, Stuttgart 1987

Richter, E., T. Feyerabend: Normal Lymph Node Topographie. Springer, Berlin 1991

Sartor, K.: Neuroradiologie, 2. A. Stuttgart, Thieme 2001

Schnitzlein, H. N., F. Reed Murtagh: Imaging Atlas of the Head and Spine. Urban & Schwarzenberg, Baltimore 1990

Stark, D. D., W. G. Bradley: Magnetic Resonance Imaging, 3rd ed. Mosby, St. Louis 1998

von Hagens, G., L. J. Romrell, M. H. Ross, K. Tiedemann: The Visible Human Body. Lea & Febinger, Philadelphia 1991

Wegener, O. H.: Ganzkörpercomputertomographie. Blackwell, Berlin 1992

Witzig, H.: Punkt-Punkt-Komma-Strich. Bassermann, München 2003

Abkürzungen

A. = Arteria
Aa. = Arteriae
HWK = Halswirbelkörper
lat. = lateral
Lig. = Ligamentum
Ligg. = Ligamenta
M. = Musculus
Mm. = Musculi
N. = Nervus
Nn. = Nervi
post. = posterior
Proc. = Processus
R. = Ramus
Rr. = Rami
S. = Sinus
V. = Vena
Vv. = Venae

Sachverzeichnis

A

B

C

D

E

F

G

H

I

K

L

M

N

R

S

T

U

V

W

Z